护理综合知识导学精编

主　审　蒋淑昆　龙雨霏　董　丽　田　莹　杨明莹　毕怀梅
　　　　李保刚　蔡德芳　卢玉林
主　编　戚　蓉　李云飞　杞成金
副主编　王　莉　余　荣　崔水峰　刘小艳　杨丽萍　唐　瑜
编　者（按姓氏汉语拼音排序）
　　　　蔡天富　陈　萍　郭　芳　郭丽娜　何　毓　洪可心
　　　　黄　江　李　婧　李佳杰　李剑梅

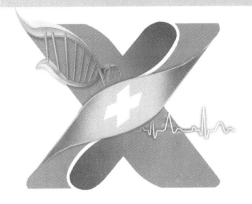

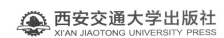

西安交通大学出版社
XI'AN JIAOTONG UNIVERSITY PRESS

图书在版编目(CIP)数据

护理综合知识导学精编／戚蓉,李云飞,杞成金主编.—西安:西安交通大学出版社,2022.8(2023.8重印)

ISBN 978-7-5693-2682-6

Ⅰ.①护… Ⅱ.①戚…②李…③杞… Ⅲ.①护理学

Ⅳ.①R47

中国版本图书馆 CIP 数据核字(2022)第 118570 号

书　　名	护理综合知识导学精编
主　　编	戚　蓉　李云飞　杞成金
责任编辑	李　晶
责任校对	秦金霞
装帧设计	伍　胜

出版发行	西安交通大学出版社
	(西安市兴庆南路 1 号　邮政编码 710048)
网　　址	http://www.xjtupress.com
电　　话	(029)82668357　82667874(市场营销中心)
	(029)82668315(总编办)
传　　真	(029)82668280
印　　刷	陕西思维印务有限公司

开　　本	889mm×1194mm　1/16　**印张**　17.25　**字数**　517 千字
版次印次	2022 年 8 月第 1 版　2023 年 8 月第 2 次印刷
书　　号	ISBN 978-7-5693-2682-6
定　　价	72.00 元

前　　言

护理学是综合自然、社会及人文的一门有关生命的学科。随着社会的进步和现代护理学的发展,病人对护理工作有了更高的要求,护理人员在提供护理服务时不仅要有精湛的护理技能,而且要有扎实的专业知识。护理专业教材版本较多,涉及知识内容繁杂,难于记忆和掌握,加之高职院校护理、助产专业学生具有基础知识薄弱、自主学习能力不足、学习方法单一,但背记能力较强、兴趣广泛的特点,为帮助学生轻松学习、科学复习,提升学习效果,我们编写了适用于护理、助产专业学生复习使用的教材——《护理综合知识导学精编》。

本教材依据课程标准,结合护士执业资格考试大纲,高度浓缩护理专业知识点,重点内容突出标记,活用图表条理归纳,利用口诀总结记忆,将抽象内容具体化、形象化,将繁琐笼统的知识简单化,易于学生记忆。

本教材可作为学生理论达标的过程性评价,也可作为学生毕业达标考核依据。具体考核及达标要求如下。

1.校内常规理论教学阶段:校内常规理论教学过程中采用线上、线下相结合的过程性考核和期末终结性考核,要求学生对章节知识点逐项过关,每章节考核总分为100分,60分合格,不合格者安排一次补考,补考不合格者不能参加期末理论考试,所涉及课程成绩计为"0"。

2.毕业考核:学生毕业前,开展综合理论知识考核,考核形式贴近护士执业资格考试,试卷分为专业实务和实践能力,两卷要求全部合格,未达标的学生安排一次补考,补考不合格者当年不颁发毕业证,顺延与下一届毕业生同考,合格当年给予颁发毕业证。

感谢所有参与本教材编写的教师!

目　　录

第一章　基础护理知识和技能 ································· 001

第一节　护理程序 ··· 001

第二节　护士职业防护 ··· 004

第三节　医院和住院环境 ······································· 005

第四节　入院和出院病人的护理 ································· 007

第五节　卧位和安全的护理 ····································· 009

第六节　医院感染的预防与控制 ································· 010

第七节　病人的清洁护理 ······································· 014

第八节　生命体征的评估 ······································· 017

第九节　饮食护理 ··· 021

第十节　冷、热疗法 ··· 023

第十一节　排泄护理 ··· 026

第十二节　药物疗法和过敏试验法 ······························· 029

第十三节　静脉输液和输血法 ··································· 033

第十四节　标本采集 ··· 036

第十五节　病情观察和危重病人的管理 ··························· 037

第十六节　水、电解质、酸碱平衡失调病人的护理 ················· 039

第十七节　临终病人的护理 ····································· 040

第十八节　医疗和护理文件的书写 ······························· 042

第二章　循环系统疾病病人的护理 ························· 045

第一节　循环系统解剖生理 ····································· 045

第二节　心功能不全病人的护理 ································· 046

第三节　心律失常病人的护理 ··································· 048

第四节　先天性心脏病病人的护理 ······························· 053

第五节　高血压病人的护理 ····································· 055

第六节　冠状动脉粥样硬化性心脏病病人的护理 ··················· 057

第七节　心脏瓣膜病病人的护理 ································· 059

第八节　感染性心内膜炎病人的护理 ····························· 060

第九节　心肌疾病病人的护理 ……………………………………………………………… 061

第十节　心包疾病病人的护理 ……………………………………………………………… 063

第十一节　周围血管疾病病人的护理 ……………………………………………………… 065

第十二节　心脏骤停病人的护理 …………………………………………………………… 066

第三章　消化系统疾病病人的护理 ………………………………………………………… 067

第一节　消化系统解剖生理 ………………………………………………………………… 067

第二节　口炎病人的护理 …………………………………………………………………… 068

第三节　慢性胃炎病人的护理 ……………………………………………………………… 068

第四节　消化性溃疡病人的护理 …………………………………………………………… 069

第五节　溃疡性结肠炎病人的护理 ………………………………………………………… 071

第六节　小儿腹泻的护理 …………………………………………………………………… 072

第七节　肠梗阻病人的护理 ………………………………………………………………… 076

第八节　急性阑尾炎病人的护理 …………………………………………………………… 076

第九节　腹外疝病人的护理 ………………………………………………………………… 077

第十节　痔病人的护理 ……………………………………………………………………… 077

第十一节　肛瘘病人的护理 ………………………………………………………………… 078

第十二节　直肠肛管周围脓肿病人的护理 ………………………………………………… 078

第十三节　肝硬化病人的护理 ……………………………………………………………… 079

第十四节　细菌性肝脓肿病人的护理 ……………………………………………………… 081

第十五节　肝性脑病病人的护理 …………………………………………………………… 081

第十六节　胆道感染病人的护理 …………………………………………………………… 083

第十七节　胆道蛔虫病病人的护理 ………………………………………………………… 083

第十八节　胆石症病人的护理 ……………………………………………………………… 084

第十九节　急性胰腺炎病人的护理 ………………………………………………………… 084

第二十节　上消化道大出血病人的护理 …………………………………………………… 085

第二十一节　慢性便秘病人的护理 ………………………………………………………… 087

第二十二节　急腹症病人的护理 …………………………………………………………… 087

第四章　呼吸系统疾病病人的护理 ………………………………………………………… 088

第一节　呼吸系统的解剖生理 ……………………………………………………………… 088

第二节　急性感染性喉炎病人的护理 ……………………………………………………… 089

第三节　急性支气管炎病人的护理 ………………………………………………………… 089

第四节　肺炎病人的护理 …………………………………………………………………… 090

第五节　支气管扩张症病人的护理 ………………………………………………………… 093

第六节　慢性支气管炎和慢性阻塞性肺疾病病人的护理 ………………………………… 094

第七节　支气管哮喘病人的护理 …………………………………………………………… 095

第八节　慢性肺源性心脏病病人的护理 …………………………………………………… 097

第九节　血气胸病人的护理 ………………………………………………………………… 098

第十节　呼吸衰竭病人的护理 ……………………………………………………………… 099

第十一节　急性呼吸窘迫综合征病人的护理 ……………………………………………… 099

第五章 传染病病人的护理 ……………………………………………………………………… 101
　　第一节 传染病概述 ………………………………………………………………………… 101
　　第二节 流行性感冒病人的护理 …………………………………………………………… 101
　　第三节 麻疹、水痘、流行性腮腺炎等几种传染病病人的护理 ……………………………… 102
　　第四节 病毒性肝炎病人的护理 …………………………………………………………… 104
　　第五节 艾滋病病人的护理 ………………………………………………………………… 105
　　第六节 结核病病人的护理 ………………………………………………………………… 106

第六章 皮肤及皮下组织疾病病人的护理 ……………………………………………………… 109
　　第一节 皮肤及皮下组织化脓性感染病人的护理 ………………………………………… 109
　　第二节 手部急性化脓性感染病人的护理 ………………………………………………… 109

第七章 妊娠、分娩和产褥期疾病病人的护理 ………………………………………………… 111
　　第一节 女性生殖系统解剖生理 …………………………………………………………… 111
　　第二节 妊娠期妇女的护理 ………………………………………………………………… 112
　　第三节 分娩期妇女的护理 ………………………………………………………………… 114
　　第四节 产褥期妇女的护理 ………………………………………………………………… 115
　　第五节 流产病人的护理 …………………………………………………………………… 115
　　第六节 早产病人的护理 …………………………………………………………………… 115
　　第七节 过期妊娠病人的护理 ……………………………………………………………… 115
　　第八节 妊娠期高血压疾病病人的护理 …………………………………………………… 116
　　第九节 异位妊娠病人的护理 ……………………………………………………………… 116
　　第十节 胎盘早剥病人的护理 ……………………………………………………………… 116
　　第十一节 前置胎盘病人的护理 …………………………………………………………… 117
　　第十二节 羊水量异常病人的护理 ………………………………………………………… 117
　　第十三节 多胎妊娠及巨大胎儿病人的护理 ……………………………………………… 117
　　第十四节 胎儿窘迫病人的护理 …………………………………………………………… 117
　　第十五节 胎膜早破病人的护理 …………………………………………………………… 118
　　第十六节 妊娠期合并症病人的护理 ……………………………………………………… 118
　　第十七节 产力异常病人的护理 …………………………………………………………… 120
　　第十八节 产道异常病人的护理 …………………………………………………………… 121
　　第十九节 胎位异常病人的护理 …………………………………………………………… 122
　　第二十节 产后出血病人的护理 …………………………………………………………… 122
　　第二十一节 羊水栓塞病人的护理 ………………………………………………………… 123
　　第二十二节 子宫破裂病人的护理 ………………………………………………………… 123
　　第二十三节 产褥感染病人的护理 ………………………………………………………… 123
　　第二十四节 晚期产后出血病人的护理 …………………………………………………… 124

第八章 新生儿和新生儿疾病的护理 …………………………………………………………… 125
　　第一节 正常新生儿的护理 ………………………………………………………………… 125

第二节 早产儿的护理 ……………………………………………… 127

第三节 新生儿窒息的护理 ………………………………………… 127

第四节 新生儿缺氧缺血性脑病的护理 …………………………… 128

第五节 新生儿颅内出血的护理 …………………………………… 130

第六节 新生儿黄疸的护理 ………………………………………… 131

第七节 新生儿寒冷损伤综合征的护理 …………………………… 132

第八节 新生儿脐炎的护理 ………………………………………… 133

第九节 新生儿低血糖的护理 ……………………………………… 133

第十节 新生儿低钙血症的护理 …………………………………… 134

第九章 泌尿生殖系统疾病病人的护理 …………………………… 135

第一节 泌尿系统解剖生理 ………………………………………… 135

第二节 肾小球肾炎病人的护理 …………………………………… 135

第三节 肾病综合征病人的护理 …………………………………… 138

第四节 慢性肾衰竭病人的护理 …………………………………… 140

第五节 急性肾衰竭病人的护理 …………………………………… 141

第六节 尿石症病人的护理 ………………………………………… 143

第七节 泌尿系统损伤病人的护理 ………………………………… 143

第八节 尿路感染病人的护理 ……………………………………… 144

第九节 前列腺增生病人的护理 …………………………………… 145

第十节 外阴炎病人的护理 ………………………………………… 145

第十一节 阴道炎病人的护理 ……………………………………… 146

第十二节 子宫颈炎和盆腔炎性疾病病人的护理 ………………… 150

第十三节 功能失调性子宫出血病人的护理 ……………………… 152

第十四节 痛经病人的护理 ………………………………………… 153

第十五节 围绝经期综合征病人的护理 …………………………… 154

第十六节 子宫内膜异位症病人的护理 …………………………… 155

第十七节 子宫脱垂病人的护理 …………………………………… 155

第十八节 急性乳腺炎病人的护理 ………………………………… 157

第十章 精神障碍病人的护理 ……………………………………… 158

第一节 精神障碍症状学 …………………………………………… 158

第二节 精神分裂症病人的护理 …………………………………… 160

第三节 抑郁症病人的护理 ………………………………………… 161

第四节 焦虑症病人的护理 ………………………………………… 162

第五节 强迫症病人的护理 ………………………………………… 162

第六节 癔症病人的护理 …………………………………………… 163

第七节 睡眠障碍病人的护理 ……………………………………… 164

第八节 阿尔茨海默病病人的护理 ………………………………… 164

第十一章 损伤、中毒病人的护理 ·· 166

第一节 创伤病人的护理 ·· 166

第二节 烧伤病人的护理 ·· 167

第三节 咬伤病人的护理 ·· 168

第四节 腹部损伤病人的护理 ·· 169

第五节 一氧化碳中毒病人的护理 ·· 170

第六节 有机磷中毒病人的护理 ·· 171

第七节 镇静催眠药中毒病人的护理 ·· 171

第八节 酒精中毒病人的护理 ·· 172

第九节 中暑病人的护理 ·· 172

第十节 淹溺病人的护理 ·· 173

第十一节 细菌性食物中毒病人的护理 ·· 174

第十二节 小儿气管异物的护理 ·· 174

第十三节 破伤风病人的护理 ·· 175

第十四节 骨折概述 ·· 176

第十五节 肋骨骨折病人的护理 ·· 177

第十六节 四肢骨折病人的护理 ·· 177

第十七节 骨盆骨折病人的护理 ·· 178

第十八节 颅骨骨折病人的护理 ·· 179

第十二章 肌肉骨骼系统和结缔组织疾病病人的护理 ·· 180

第一节 腰腿痛和颈肩痛病人的护理 ·· 180

第二节 骨和关节化脓性感染病人的护理 ·· 181

第三节 脊柱及脊髓损伤病人的护理 ·· 181

第四节 关节脱位病人的护理 ·· 182

第五节 风湿热病人的护理 ·· 182

第六节 类风湿关节炎病人的护理 ·· 183

第七节 系统性红斑狼疮病人的护理 ·· 184

第八节 骨质疏松症病人的护理 ·· 185

第十三章 肿瘤病人的护理 ·· 186

第一节 甲状腺癌病人的护理 ·· 186

第二节 食管癌病人的护理 ·· 186

第三节 胃癌病人的护理 ·· 187

第四节 原发性肝癌病人的护理 ·· 187

第五节 胰腺癌病人的护理 ·· 187

第六节 大肠癌病人的护理 ·· 187

第七节 肾癌病人的护理 ·· 188

第八节 膀胱癌病人的护理 ·· 189

第九节 子宫颈癌病人的护理 ·· 189

第十节　子宫肌瘤病人的护理 ··· 190

第十一节　卵巢癌病人的护理 ··· 192

第十二节　绒毛膜癌病人的护理 ·· 193

第十三节　葡萄胎及侵蚀性葡萄胎病人的护理 ······························· 194

第十四节　白血病病人的护理 ··· 196

第十五节　骨肉瘤病人的护理 ··· 197

第十六节　颅内肿瘤病人的护理 ·· 198

第十七节　乳腺癌病人的护理 ··· 198

第十八节　子宫内膜癌病人的护理 ··· 199

第十九节　原发性支气管肺癌病人的护理 ······································· 199

第十四章　血液、造血器官及免疫疾病病人的护理 ····················· 201

第一节　血液及造血系统的解剖生理 ··· 201

第二节　缺铁性贫血病人的护理 ·· 201

第三节　营养性巨幼细胞贫血病人的护理 ······································· 203

第四节　再生障碍性贫血病人的护理 ··· 204

第五节　血友病病人的护理 ·· 205

第六节　特发性血小板减少性紫癜病人的护理 ······························· 206

第七节　过敏性紫癜病人的护理 ·· 207

第八节　弥散性血管内凝血病人的护理 ·· 208

第十五章　内分泌、营养及代谢疾病病人的护理 ························· 209

第一节　内分泌系统的解剖生理 ·· 209

第二节　非毒性甲状腺肿病人的护理 ··· 209

第三节　甲状腺功能亢进症病人的护理 ·· 210

第四节　甲状腺功能减退症病人的护理 ·· 211

第五节　库欣综合征病人的护理 ·· 212

第六节　糖尿病病人的护理 ·· 213

第七节　痛风病人的护理 ··· 214

第八节　营养不良病人的护理 ··· 216

第九节　小儿维生素 D 缺乏性佝偻病的护理 ··································· 217

第十节　小儿维生素 D 缺乏性手足搐搦症的护理 ····························· 218

第十六章　神经系统疾病病人的护理 ··· 220

第一节　神经系统解剖生理 ·· 220

第二节　颅内压增高与脑疝病人的护理 ·· 220

第三节　头皮损伤病人的护理 ··· 221

第四节　脑损伤病人的护理 ·· 221

第五节　脑血管疾病病人的护理 ·· 222

第六节　三叉神经痛病人的护理 ·· 225

第七节 急性炎症性脱髓鞘性多发性神经病病人的护理 …………………………… 225
第八节 帕金森病病人的护理 ……………………………………………………… 226
第九节 癫痫病人的护理 …………………………………………………………… 227
第十节 化脓性脑膜炎病人的护理 ………………………………………………… 229
第十一节 病毒性脑膜炎病人的护理 ……………………………………………… 231
第十二节 小儿惊厥的护理 ………………………………………………………… 232

第十七章 生命发展保健 ………………………………………………………………… 234
第一节 计划生育 …………………………………………………………………… 234
第二节 孕期保健 …………………………………………………………………… 236
第三节 生长发育 …………………………………………………………………… 237
第四节 小儿保健 …………………………………………………………………… 239
第五节 青春期保健 ………………………………………………………………… 240
第六节 妇女保健 …………………………………………………………………… 242
第七节 老年保健 …………………………………………………………………… 243

第十八章 中医基础知识 ………………………………………………………………… 245

第十九章 法规与护理管理 ……………………………………………………………… 249
第一节 与护士执业注册相关的法律法规 ………………………………………… 249
第二节 与护士临床护理工作相关的法律法规 …………………………………… 250
第三节 医院护理管理的组织原则 ………………………………………………… 251
第四节 临床护理工作组织结构 …………………………………………………… 251
第五节 医院常用的护理质量标准 ………………………………………………… 252
第六节 医院护理质量缺陷及管理 ………………………………………………… 253

第二十章 护理伦理 ……………………………………………………………………… 255
第一节 护士执业中的伦理和行为准则 …………………………………………… 255
第二节 护士的权利与义务 ………………………………………………………… 255
第三节 病人的权利与义务 ………………………………………………………… 256

第二十一章 人际沟通 …………………………………………………………………… 257
第一节 人际沟通的类型及影响因素 ……………………………………………… 257
第二节 护理工作中的人际关系 …………………………………………………… 257
第三节 护理工作中的语言沟通 …………………………………………………… 259
第四节 护理工作中的非语言沟通 ………………………………………………… 260
第五节 护理工作中的礼仪要求 …………………………………………………… 261

第一章 基础护理知识和技能

第一节 护理程序

一、护理程序的概念

系统论组成了护理程序的框架。

二、护理程序的五个步骤

护理程序的五个步骤包括:护理评估、护理诊断、护理计划、护理实施、护理评价。

(一)护理评估

评估是护理程序的开始,评估和评价贯穿于整个护理过程之中。

1. 资料的类型、来源及内容

项目	要点
资料的类型	主观资料是病人的主诉,包括病人所感觉的、所经历的及看到的、听到的、想到的内容描述,如头晕、麻木、乏力、瘙痒、恶心、疼痛等
	客观资料是护士经观察体检、借助其他仪器检查或实验室检查等所获得的病人的健康资料,如黄疸、发绀、呼吸困难、颈项强直、心脏杂音、体温 39.0℃ 等
资料来源	资料的直接来源是病人本人(也是主要来源)
资料的内容	包括一般资料、过去健康状况、生活状况和自理程度、护理体检和心理社会状况

2. 收集资料的方法

(1)观察法:观察是一个连续的过程,病人一入院就意味着观察的开始。

方法	含义	考点巧记
视觉观察	护士通过视觉观察病人的精神状态、营养发育状况、面容与表情等	护士用眼睛看到的
触觉观察	护士通过手的感觉来判断病人某些器官、组织物理特征的一种检查方法,如脉搏的跳动、皮肤的温度与湿度、脏器的形状与大小,以及肿块的位置	护士用手摸到的
嗅觉观察	护士运用嗅觉来辨别来自病人的各种气味	护士用鼻子闻到的
听觉观察	护士运用耳朵辨别病人的各种声音,也可借助听诊器听诊心音、肠鸣音及血管杂音等	护士用耳朵或听诊器听到的

(2)护理体验:护士通过视、触、叩、听和嗅等方法进行全面的体格检查。

(3)交谈:通过交谈可以取得各种资料和病人的信息。交谈法的注意事项如下。

不同时段	注意事项
交谈前	针对交谈主题要有准备、有计划地进行,护士应事先了解病人的资料,准备交谈提纲,按顺序引导病人交谈,一般先从主诉、一般资料开始

不同时段	注意事项
交谈中	病人叙述时,要注意倾听,不要随意打断或提出新的话题;要有意识地引导病人抓住主题;对病人的陈述或提出的问题,应给予合理的解释和适当的反应,如点头、微笑等
交谈毕	交谈完毕,应对所交谈内容进行小结,并征求病人的意见,向病人致谢

(4)查阅:包括病人的医疗与护理病历及各种辅助检查结果等。

3.资料的记录

类型	内容
主观资料	记录应尽量用病人自己的语言
客观资料	记录应使用医学术语,所描述的词语应准确,应正确反映病人的问题,避免护士的主观判断和结论

(二)护理诊断

护理诊断是护士对健康问题或生命过程反应的一种临床判断,随病人的反应变化而变化。医疗诊断是医生对个体病理生理变化的临床判断,如肺炎、脑出血等疾病。

1.护理诊断

项目	要点
陈诉方式	P 即护理诊断的名称。 E 相关因素,多用"与……有关"来陈述。 S 症状或体征
类型	1.现存的　常用三部分陈述,即 PES 公式,陈述方式为"体温过高:40.2℃:与肺部感染有关"。 2.危险的　常用两部分陈述,即 PE 公式,陈述方式为"有……的危险,与……有关"。 3.健康的　常用一部分陈述,只有 P,健康护理诊断,陈述方式为"执行……有效"
医护合作性问题	由护士与医生共同合作才能解决的问题,陈述方式为"潜在的并发症:……"

2.护理诊断与医疗诊断的区别与联系

项目	护理诊断	医疗诊断
临床研究对象	对个体现存的或潜在的健康问题或生命过程反应的临床判断	对个体病理生理变化的临床判断
描述内容	个体对健康问题的反应,并随病人的反应变化而变化	病程中保持不变
决策者	护理人员	医疗人员
职责范围	护士职责范围	医疗职责范围

(三)护理计划

1.护理计划

项目	要点
排序原则	1.优先解决直接危及生命的问题。 2.按马斯洛人类基本需要层次论,优先解决低层次需要,再解决高层次需要。 3.在不违反治疗、护理原则的基础上,可优先解决病人主观上认为重要的问题。 4.优先解决现存的问题,但不要忽视潜在的问题

续表

项目	要点
排列顺序	1. 首优问题 直接威胁护理对象的生命,需要立即采取行动的问题。 2. 中优问题 不直接威胁护理对象的生命,但能造成躯体或精神上的损害的问题。 3. 次优问题 个人在应对发展和生活变化时所产生的问题,在护理过程中可稍后解决
目标陈述	护理目标陈述由五个部分组成 主语、谓语、行为标准、条件状语、评价时间
目标分类	1. 远期目标 指需较长时间才能实现的目标。 2. 近期目标 只需较短时间就能实现的目标,一般少于 7 天
设定护理计划	1. 护理措施的内容 包括饮食护理、病情观察、基础护理、体检及手术前后护理、心理护理、功能锻炼、健康教育、医嘱执行、对症护理等。 2. 护理措施的类型

2. 护理措施的类型

类型	内涵	考点巧记
依赖性	护士遵医嘱执行的具体措施	依赖医生的医嘱
独立性	护士在职责范围内,根据所收集的资料,经过独立思考、判断所决定的措施	护士独立做决定,如健康教育、病情观察等
合作性	护士与其他医务人员之间合作完成的护理活动	护士与其他医务人员合作,如饮食护理、康复护理等

(四)护理实施

步骤	要点
准备	分析实施所需要的护理知识和技术,预测可能发生的并发症及其预防措施
执行计划	护理活动应与医疗密切配合,与医疗工作保持协调一致
记录	将各项护理活动的内容、时间、结果及病人的反应及时进行完整、准确的记录
实施方法	分管护士直接为病人提供护理;与其他医务人员之间合作完成

(五)护理评价

项目	要点
评价方式	护士进行自我评价;护士长、护理教师、护理专家的检查评定;护理查房
评价内容	护理过程的评价、护理效果的评价、评价目标实现程度
评价步骤	收集资料、判断护理效果、分析原因、修订计划

三、护理病案的书写

项目	要点
P	病人的健康问题
I	针对病人的健康问题所采取的护理措施
O	护理后的效果

第二节　护士职业防护

一、职业损伤危险因素

项目	要点
生物性因素	常见的危险因素包括艾滋病病毒、乙型肝炎病毒和丙型肝炎病毒
化学性因素	长期接触化学药物可导致白细胞数量减少、流产、胎儿畸形、肿瘤等
物理性因素	以锐器伤最常见，也是导致血源性传播疾病的最主要因素
心理、社会因素	护士职业损伤不仅影响护士身心健康，而且会影响社会群体对护士职业的选择

二、护士职业损伤的防护措施

（一）洗手

（1）护士在接触血液、体液、分泌物、排泄物及污染物品后，必须洗手；摘下手套及接触另一名病人前，必须洗手。

（2）常规洗手应使用肥皂或洗手液（肥皂应保持干燥）。如感染或传染病流行期间，应使用消毒液洗手。

（二）防护用物的使用

（1）隔离衣污染后，应尽快脱下，立即洗手，避免把微生物带给其他病人或带到其他地方。

（2）戴手套：①有伤口时应戴手套操作，加强防护；②操作中，手套破损后应立即更换，脱手套后仍需立即彻底洗手；③接触血液、体液、分泌物、排泄物及污染物品时，必须戴上清洁手套。

（三）锐器伤的防护

1. 防护措施

防护措施	内容
操作时的防护措施	1.侵袭性操作过程中光线要充足，防止被各种针具、刀片、破裂安瓿瓶等医用锐器刺伤或划伤。 2.抽吸后立即单手操作套上针帽。 3.手持针头或锐器时勿将针尖或锐器面对他人
使用相关医用器材的防护措施	1.使用安瓿制剂时，用砂轮先划再掰安瓿。 2.使用后的锐器须放入耐刺、防渗漏的锐器盒内，锐器盒要有明显标志。 3.选用带保护性针头护套的注射器及安全性静脉留置针等
禁止性的相关防护措施	1.禁止用手直接接触使用后的针头、刀片等锐器；禁止直接用手传递锐器。 2.禁止将使用后的针头重新套上针帽；禁止用双手分离污染的针头和注射器，禁止用手折弯或弄直针头
建立相关制度	发生锐器伤后做好局部处理；建立档案，定期体检，接种相应疫苗。建立损伤后登记上报制度、处理流程、监控系统，追踪伤者的健康状况

2. 紧急处理方法

（1）发生针刺伤时，立即用手从伤口的近心端向远心端挤压。

（2）禁止按压伤口，以免产生虹吸现象，将污染血液吸入血管。

（3）用肥皂水、流动水反复冲洗皮肤；用等渗盐水冲洗黏膜。

（4）用0.5%碘伏或75%乙醇消毒伤口并包扎。

（5）向主管部门报告并及时填写锐器伤登记表。

（四）化疗药物损害的防护

项目	内容
配制化疗药物环境要求	设化疗药物配药间,操作台面应覆以一次性防渗透防护垫
配制化疗药物准备要求	1.洗手、戴帽子、口罩、护目镜,穿防渗透隔离衣,戴聚氯乙烯手套。 2.轻弹安瓿颈部,掰安瓿时应垫纱布
执行化疗药物操作要求	1.溶解药物时,溶媒应沿瓶壁缓慢注入瓶底。 2.瓶装药液稀释后抽出瓶内气体。 3.抽取药液后,不要将药液排于空气中。 4.抽取的药液以不超过注射器容量的 3/4 为宜。 5.操作结束后擦洗操作台,洗手、沐浴。 6.静脉给药时戴手套;加药速度不宜过快
化疗药物外溢和人员暴露处理要求	1.若化疗药物外溢,用吸水纱布吸附溢洒在桌面或地面上的水剂药物,用湿纱布垫擦拭粉剂药物,用肥皂水擦拭污染表面。 2.药液溅到工作服或口罩上,应立即更换;药液溅到皮肤上,可用肥皂水和清水清洗污染部位的皮肤;眼睛污染时,立即用清水或等渗洁眼液冲洗眼睛
污染废弃物的处置要求	1.凡与化疗药物接触过的物品,须放置在专用的容器中。 2.一次性物品须焚烧处理;非一次性物品高温处理。 3.处理48小时内接受过化疗的病人的分泌物、排泄物、血液等时,须穿隔离衣、戴手套;被化疗药物或病人体液污染的床单等应单独洗涤。 4.病人使用过的洗手池、马桶用清洁剂清洗。 5.经医院污水处理系统专门处理后再排入城市污水系统

（五）负重伤的防护

　　加强身体锻炼,保持正确的工作姿势,使用劳动保护用品,养成良好生活习惯,避免过重工作负荷。

第三节　医院和住院环境

一、概述

（一）医院的任务

　　医院是以医疗工作为中心,在提高医疗质量的基础上,保证教学和科研任务的完成,在提供医疗和护理服务的同时做好扩大预防、指导基层和计划生育的技术等工作。

（二）医院的种类

种类	医院
一级医院	农村乡、镇卫生院,城市街道卫生院等
二级医院	一般市、县医院,省、直辖市的区级医院和一定规模的厂矿、企事业单位的职工医院
三级医院	国家、省、市直属的市级大医院,医学院的附属医院

二、门诊部

（一）门诊的护理工作

工作	内容	
预检分诊	护士按照一问、二看、三检查、四分诊的顺序	
安排候诊和就诊	1. 开诊前,检查候诊、就诊环境,备齐用物等。 2. 开诊后,按挂号先后顺序安排就诊。 3. 测量体温、脉搏、呼吸等,并记录。 4. 观察候诊病人的病情,如遇高热、剧痛、呼吸困难、出血、休克等病人,应立即采取措施,安排提前就诊或送急诊室处理。 5. 门诊结束后,回收门诊病案,清洁,消毒	
健康教育	充分利用候诊时间对病人进行健康教育	
实施治疗	各种注射、换药、灌肠、导尿、穿刺等护理操作	
消毒隔离	对传染病或疑似传染病病人,应分诊到隔离门诊并做好疫情报告	
做好保健门诊护理工作	健康体检、疾病普查、预防接种、健康教育等保健工作	

（二）急诊的护理工作

处理要点		内容	
急救物品准备		包括一般用物、无菌物品和急救包、急救设备、急救药品和通信设备	
预检分诊		遇危重病人应立即通知值班医生和抢救室护士;遇法律纠纷、交通事故、刑事案件等应立即通知医院的保卫部门或公安部门;遇灾难性事件应立即通知护士长和有关科室	
抢救工作（物品准备）		急救物品应做到"五定",即定数量品种、定点安置、定人保管、定期消毒灭菌及定期检查维修,使急救物品完好率达到100%	
抢救工作（配合抢救）	实施抢救措施	1. 医生到达前,护士应根据病情快速做出分析、判断,进行紧急处理,如测血压、止血、给氧、吸痰、建立静脉通道、进行胸外心脏按压和人工呼吸等。 2. 医生到达后,立即汇报抢救情况,积极配合抢救,正确执行医嘱	
	做好抢救记录	记录内容包括时间(病人和医生到达的时间、抢救措施落实的时间)、执行医嘱的内容和病情的动态变化	
	严格执行查对制度	1. 在抢救过程中,如为口头医嘱,护士必须向医生复述一遍,当双方确认无误后方可执行 2. 各种急救药品的空安瓿要经两人查对,记录后再弃去;输液瓶、输血袋等用后要统一放置,以便查对	

（三）留观室

急诊科应设急诊留观室,主要收治一些需要进一步观察、治疗的病人。留观时间一般为 3~7 天。

三、病区

（一）病区的设置和布局

每个病区设病床 30~40 张,每间病室设 1~6 张床。两床之间应设隔帘,有利于治疗、护理及维护病人的隐私权,两床之间的距离不少于 1m。

（二）病区的环境管理

1.物理环境

项目	环境要求
安静	白天病区较理想的声音强度应维持在 35～40dB；做到"四轻"：说话轻、走路轻、操作轻、开关门轻
整洁	共同创造良好的休养环境
温度和湿度	1.一般病室适宜的温度为 18～22℃；婴儿室、手术室、产房等室温调高至 22～24℃为宜。室温过高，病人感到烦躁，呼吸、消化功能均受干扰；室温过低，病人肌肉紧张，易受凉。 2.病室相对湿度以 50%～60% 为宜，湿度过高病人感觉闷热，湿度过低可致口干舌燥、咽痛、烦渴
通风	病室应定时开窗通风，每次 30 分钟左右
光线	室内的光线可影响病人的舒适度

2.社会环境

（1）建立良好的护患关系。

（2）建立良好的群体关系。

（三）铺床法

项目	备用床	暂空床	麻醉床
目的	1.保持病室整洁、美观。 2.准备接收新病人	1.保持病室整洁；迎接新病人。 2.供暂时离床的病人使用	1.便于接收、护理麻醉手术后病人。 2.保护床上用物不被血渍或呕吐物等污染
要点与说明	1.枕头开口背门。 2.移开床旁桌，距床约 20cm。 3.遵循节力原则：上身保持直立，两膝稍弯曲以降低重心，操作中使用肘部力量，动作要平稳连续 4.套好被套，上端距床头 15cm	1.床头盖被向内反折 1/4 2.呈扇形三折于床尾，使之平齐	1.备齐麻醉护理盘 2.根据病情铺同侧橡胶单、中单，盖被纵向呈扇形三折于床的一侧，开口向门，枕头横立于床头

第四节　入院和出院病人的护理

一、入院、出院病人的护理

协助病人了解和熟悉环境，消除紧张、焦虑等不良心理情绪。

项目	内容
普通病人入院护理	1.对危重病人应先入院抢救再补入院手续。 2.为病人进行卫生处置，如理发、沐浴、更衣、修剪指（趾）甲等。 3.急危重症病人与即将分娩者可免沐浴。 4.护送病人过程中，输液、吸氧等不可中断。 5.病人入病区后首先应准备床单位，对急危重症病人应备好抢救器材和药品。 6.用红笔在体温单 40～42℃横线之间相应时间栏内，纵行填写入院时间。 7.排列住院病历：体温单放在最前，然后是住院病历首页、门诊或急诊病历

续表

项目	内容
普通病人 出院护理	1. 用红笔在体温单 40～42℃横线之间相应时间栏内,纵行填写出院时间。 2. 出院归档时把住院病历首页放在最前,最后是体温单;门诊或急诊病历归还病人。 3. 床垫、床褥、棉胎、枕芯,用紫外线灯照射或在日光下曝晒 6 小时。 4. 病床及床旁桌椅,用消毒溶液擦拭。 5. 非一次性脸盆、痰杯,用消毒溶液浸泡。 6. 传染病病人的病床,按终末消毒法处理
急诊病人 入院护理	①通知医生。②准备急救器材及药品。③将病人安置在已经备好床单位的危重病室或抢救室。 ④配合抢救。⑤询问病史

二、分级护理

根据病人病情的轻、重、缓、急,以及自理能力的不同,给予不同级别的护理措施,称为分级护理。临床上一般将护理级别分为四级。

护理级别	适用对象	护理要点
特级	需严密监护生命体征者,随时有可能发生病情变化需要抢救者,如大面积烧伤、复杂手术术后等	24 小时专人监护
一级	病情趋向稳定的重症病人,如术后或治疗期间需严格卧床者	1 小时巡视 1 次
二级	病情稳定但仍需卧床者;生活可部分自理者	2 小时巡视 1 次
三级	生活完全能够自理者	3 小时巡视 1 次

三、出院病人的护理

1. 病人出院前的护理　通知病人及家属;进行健康教育;注意病人的情绪变化;征求病人对医院医疗、护理等各项工作的意见,以便不断提高医疗护理质量。

2. 病人出院当日的护理　停止一切医嘱;用红笔在各种执行卡片(服药卡、治疗卡、饮食卡、护理卡等)或有关表格单上填写"出院"字样,注明日期并签名;撤去"病人一览表"上的诊断卡及床头(尾)卡;填写出院病人登记本;病人出院后继续服药时,按医嘱处方到药房领取药物,交病人或家属带回,并给予用药知识指导;在体温单 40～42℃横线之间,相应出院日期和时间栏内,用红钢笔纵行填写出院时间。

3. 出院后的处理

(1)撤去病床上污被服,放入污衣袋。根据出院病人疾病种类决定清洗、消毒方法。

(2)用消毒液擦拭床旁桌、床旁椅及床。

(3)非一次性使用的痰杯、脸盆,须用消毒液浸泡。

(4)床垫、床褥、棉胎、枕芯等放在日光下曝晒、紫外线灯照射消毒或使用臭氧机消毒。

(5)病室开窗通风。

(6)患传染性疾病病人离院后,需按传染病终末消毒法进行处理。

(7)铺好备用床。

四、运送病人

运送病人法	要点
轮椅运送法	先翻起脚踏板让病人坐下,再翻下脚踏板;病人尽量靠后坐;上下轮椅时,椅背均应与床尾平齐
平车运送法	1. 挪动法移动顺序　按上半身、臀部、下肢的顺序向平车移动,自平车移回床时,顺序相反。 2. 病人头部应卧于大轮端,以减轻颠簸。 3. 护士站在病人头侧,以利于观察病情。 4. 上下坡时病人头部均应在高处,以防引起病人不适。 5. 运送骨折病人,平车上要垫木板

平车运送法的操作要点见下表。

平车运送法	要点
挪动法	适用于病情允许,并能在床上配合的病人
单人搬运法	适用于病情允许,且体重较轻者或儿科病人
两人或三人搬运法	用于病情较轻,但自己不能活动且体重较重的病人
四人搬运法	适用于病情较重,或颈、腰椎骨折的病人

第五节　卧位和安全的护理

一、卧位分类

卧位	适用范围
主动卧位	病人根据自己习惯随意采取的舒适体位,见于轻症病人、术前及恢复期病人
被动卧位	病人自己无能力变换体位,卧于他人安置体位,适用于昏迷、瘫痪、极度衰弱的病人
被迫卧位	病人清醒,也有能力变换体位,但为了减轻痛苦或治疗需要而被迫采取的体位

二、常用卧位

常用卧位	适应证
去枕仰卧位	对于昏迷或全身麻醉术后未清醒的病人,可防止窒息;对于椎管内麻醉或腰椎穿刺后 6~8h 的病人,可防止颅内压降低而引起的头痛
中凹卧位	休克病人,头胸部抬高 10°~20° 有利于呼吸,下肢抬高 20°~30° 有利于静脉回流
屈膝仰卧位	腹部检查、导尿术、膀胱冲洗病人
侧卧位	1. 左侧卧位　灌肠,乙状结肠造口,老年肛诊及结肠镜检查。 2. 右侧卧位　阿米巴痢疾灌肠时,新生儿哺乳后,臀部肌内注射(上腿伸直,下腿弯曲),压疮病人(侧、仰交替)。 3. 健侧卧位　全肺切除术后取 1/4 健侧卧位,产妇会阴侧切术后。 4. 患侧卧位　气胸、胸痛病人,咯血、颅底骨折脑脊液漏病人

续表

常用卧位	适应证
半坐卧位	床头摇高 30°~50°,床尾摇高 10°~20°。 1. 心肺疾病引起呼吸困难(利于呼吸)。 2. 胸、腹、盆腔手术后(减轻伤口张力,缓解疼痛)或腹腔炎症病人(使感染局限)。 3. 面部及颈部手术后病人(减少局部出血)。 4. 疾病恢复期体质虚弱病人
端坐卧位	急性肺水肿、心包积液、支气管哮喘急性发作病人
俯卧位	腰、背部检查,腰、背、臀部有伤口或脊柱手术后病人;胃肠胀气引起腹痛的病人
头低足高位	对肺部分泌物引流者,易于咳出痰液;对十二指肠引流者,利于胆汁引流;对胎膜早破者,可防止脐带脱垂;跟骨及胫骨结节牵引时,利用人体重力作为反牵引力
头高足低位	颈椎骨折行颅骨牵引;颅内高压、开颅手术后病人
膝胸卧位	矫正胎位不正;法洛四联症急性缺氧发作时;肛门、直肠、乙状结肠检查和治疗;产后促进子宫复原
截石位	会阴、肛门的检查、治疗;膀胱镜检查;产妇分娩
变换卧位的注意事项	1. 协助病人更换卧位时,应注意节力原则。 2. 协助病人翻身时,应将病人身体稍抬起再行翻身,切忌拖、拉、推等动作,以免擦伤皮肤。 3. 协助病人更换卧位时,应注意观察病情与受压部位情况。 4. 为有特殊情况的病人更换卧位时,应特殊对待: ·有导管和输液装置者,先将导管安置妥当 ·颈椎和颅骨牵引者,翻身时不可放松牵引 ·颅脑手术者,应取健侧卧位或平卧位 ·石膏固定者,应注意翻身后患处位置及局部肢体的血运情况,防止受压 ·一般手术者,翻身时先检查敷料

三、保护具的使用

保护具	作用
床档	可预防坠床
约束带	肩部约束带主要用于限制病人坐起;膝部约束带主要用于限制病人下肢活动
支被架	主要用于瘫痪、极度虚弱的病人,可避免盖被压迫肢体所致的不舒适,也可用于烧伤病人暴露疗法
注意事项	1. 使用前应取得病人、家属的知情同意,以取得其理解,消除其心理障碍,保护病人自尊。 2. 制动性保护具只能短期使用,同时注意病人肢体应处于功能位。 3. 约束带会影响血液循环,必须垫衬垫,2 小时松解一次,每 15~30 分钟观察一次皮肤颜色

第六节　医院感染的预防与控制

一、医院感染

(一)医院感染的概念

狭义的医院感染是指住院病人在入院时不存在也不处于潜伏期,在住院期间遭受病原体侵袭而引起的任何诊断明确的感染或疾病,包括在住院期间发生的感染和在医院内获得而在院外发生的感染。

（二）医院感染的分类

医院感染按病原体的来源不同,可分为外源性感染和内源性感染两类。

1.外源性感染（又称交叉感染）　指病原体来自病人体外,通过直接或间接的途径,传播给病人所引起的感染。

2.内源性感染（又称自身医院感染）　指病原体来自病人自身所引起的感染。

二、清洁、消毒和灭菌

项目	内容
清洁	用物理方法清除物体表面的污垢、尘埃和有机物,不能杀灭微生物
消毒	用物理或化学方法清除或杀灭除芽孢外的所有病原微生物,使其数量减少,达到无害化。 常用消毒液:含氯消毒剂（如漂白粉、"84"消毒液等）、过氧化氢、乙醇、碘酊、碘伏
灭菌	用物理或化学方法杀灭所有微生物（包括致病的和非致病的）及细菌和芽孢。 常用灭菌剂:甲醛、戊二醛、环氧乙烷、过氧乙酸

三、物理消毒灭菌法

物理消毒灭菌法		要点
热力消毒 灭菌法	燃烧法	适用于破伤风、气性坏疽感染的敷料等,禁用于锐利器械,以免锋刃变钝
	干烤法	消毒:箱温 120 ~ 140℃,10 ~ 20 分钟;灭菌:箱温 150℃,2.5 小时
	煮沸消毒法	用于金属、玻璃、橡胶类物品等,不能用于手术器械
	压力蒸汽灭菌法	临床应用最广,效果最为可靠的首选灭菌方法
光照消毒法	日光曝晒法	床垫、衣服、书籍等曝晒 6 小时可达到消毒效果
	臭氧灭菌灯消毒法	用于空气、诊疗用水、物品表面等,结束后 30 分钟方可进入消毒房间

四、热力消毒灭菌法的注意事项

热力消毒 灭菌法	注意事项
煮沸消毒法	1.先将物品刷洗干净,再将其全部浸没在水中。 2.玻璃类物品需用纱布包裹,并在冷水或温水放入。 3.橡胶类物品需用纱布包好,水沸后放入。 4.水沸开始计时,如中途加入其他物品,需等再次水沸后开始计时。 5.杀灭细菌繁殖体需煮沸 5 ~ 10 分钟,杀灭多数细菌芽孢需煮沸 15 分钟,杀灭破伤风杆菌芽孢需煮沸 60 分钟。 6.海拔每增高 300m,煮沸时间延长 2 分钟。 7.在水中加入碳酸氢钠,沸点可达 105℃,既可增强杀菌作用,又可去污防锈
压力蒸汽 灭菌法	1.应用最广、效果最可靠的首选灭菌方法。 2.手提式压力蒸汽灭菌器压力 103 ~ 137kPa,温度达 121 ~ 126℃,20 ~ 30 分钟可达到灭菌效果。 3.预排气压力蒸汽灭菌器压力 205kPa,温度达 132℃,保持 4 ~ 5 分钟可达到灭菌效果。 4.将布类物品放在金属、搪瓷物品上面,以免蒸汽遇冷凝成水滴而使包布潮湿。 5.灭菌效果监测最可靠的方法是生物监测法

五、化学消毒灭菌法

化学消毒灭菌法	要点	
浸泡法	常用于锐利器械、精密器材等	
擦拭法	常用于病床、桌椅等	
喷雾法	常用于空气、墙壁、地面等	
熏蒸法	常用于空气等	
使用原则	1. 消毒液中一般不放置纱布、棉花等物,以免因吸附消毒剂而降低消毒效力。 2. 器械的轴结应打开、套盖应掀开,管腔灌满消毒液。 3. 浸泡消毒后的物品不可直接使用,应先用无菌生理盐水冲洗。 4. 气体消毒后的物品应待气体散发后使用,以免残留消毒剂刺激组织。 5. 戊二醛常用于浸泡不耐热的医疗器械、精密仪器(如内镜)等,消毒需 60 分钟,灭菌需 10 小时。 6. 配好的戊二醛最多可连续使用 14 天。 7. 可用于冲洗消毒黏膜的有:250 ~ 500mg/L 碘伏、0.05% ~ 0.1% 氯己定等	

六、熏蒸法空气消毒

药物种类	2% 过氧乙酸	纯乳酸	食醋
每立方米使用量/mL	8	0.12	5 ~ 10

七、无菌技术

用物	要点	
无菌持物钳	1. 每个容器内只能放置一把无菌持物钳(镊),以避免使用时互相碰撞造成污染;浸泡存放时,消毒液液面需浸没钳轴节以上 2 ~ 3cm 或镊子的 1/2 处。 2. 浸泡存放时,一般病房每周更换一次,手术室、门诊换药室、注射室等应每日更换一次。 3. 干燥存放时,应每 4 小时更换一次。 4. 移钳至容器中央、钳端闭合、向下放回无菌持物钳,钳端不可触及容器口边缘;使用时始终保持钳端向下,不可向上,以免消毒液倒流至钳柄后再向下反流污染钳端。 5. 使用时应保持在使用者胸、腹部水平移动,以免造成污染;使用时手只能接触无菌持物钳上 1/3 的部分,以下要保持无菌。 6. 无菌持物钳只能用于夹取无菌物品,不能夹取油纱布或进行换药、消毒等操作。 7. 取远处物品时不可直接夹取,应将无菌持物钳(镊)放入容器内一同搬移使用,使用后立即闭合钳端,垂直向下放回容器内,并打开轴节浸泡消毒	
无菌容器	1. 手持无菌容器盖的外面打开盖,手不可触及盖的内面。 2. 如放置在桌面上,盖的内面应朝上。 3. 移动无菌容器时,应托住容器底部,手不可触及无菌容器内面及边缘	
无菌溶液	1. 取无菌溶液首先核对标签,然后检查瓶盖有无松动、瓶壁有无裂痕,倒转瓶体对光查看溶液有无沉淀、混浊、变色、絮状物等。 2. 手握瓶子,标签朝向掌心,先倒少量溶液冲洗瓶口,再倒至无菌容器中。 3. 不可以将物品直接伸入无菌瓶内蘸取溶液或接触瓶口倒液	
无菌包	打开无菌包时四角的顺序:外、左、右、内,否则会导致手臂跨越无菌区。	
无菌手套	1. 手套外面为无菌区,应保持其无菌。 2. 未戴手套的手不可触及手套的外面,已戴手套的手不可接触未戴手套的手及手套的内面。 3. 发现手套破损或不慎被污染,应立即更换	

续表

用物	要点
原则	1. 无菌操作前半小时应停止清扫,避免尘土飞扬。 2. 洗手只能达到消毒效果,手还是带菌的,故不可接触无菌区域。 3. 操作者要面向无菌区,手臂保持在腰部水平以上或操作台面以上,不跨越无菌区。 4. 取用无菌物品须使用无菌持物钳(镊);无菌物品一经取出,即使未用,也不得放回无菌容器。 5. 无菌溶液一经倒出,虽未使用,也不能倒回瓶内,以免污染瓶内液体。 6. 一套无菌物品仅供一位病人使用,以防交叉感染

八、隔离区域划分

类型	区域
清洁区	医护值班室、更衣室、库房、配膳室等
半污染区	医护办公室、化验室、治疗室、病区走廊等
污染区	病室、卫生处置室等

九、隔离种类

隔离种类	常见疾病
严密隔离	鼠疫、霍乱、非典型病原体肺炎
呼吸道隔离	麻疹、水痘、猩红热、腮腺炎、流行性脑脊髓膜炎、流行性感冒、肺结核、百日咳、白喉
昆虫隔离	疟疾、斑疹伤寒、流行性乙型脑炎
消化道隔离	甲型肝炎、戊型肝炎、伤寒、细菌性痢疾
血液、体液隔离	乙型肝炎、丙型肝炎、丁型肝炎、艾滋病
接触隔离	破伤风、气性坏疽、丹毒
保护性隔离	艾滋病晚期、白血病、严重烧伤、早产儿、器官移植

十、隔离技术操作方法

隔离技术	操作要点
口罩的使用	1. 口罩摘下后,将污染面向内折叠,放入小袋内,再放入衣服口袋内,不能挂在胸前反复使用。 2. 口罩如有潮湿应立即更换;若接触严密隔离的病人,应每次更换。 3. 使用一次性口罩不得超过4小时
卫生洗手	按"七步洗手法"搓洗双手,持续时间不少于15秒
手的消毒	传染病区工作人员刷手是用刷子蘸肥皂乳按前臂、腕关节、手背、手掌、指缝及指甲处顺序仔细刷洗,每只手刷30秒,用流动水冲净,再重复一遍,共刷2分钟
穿、脱隔离衣	1. 若隔离衣挂在半污染区时,隔离衣的清洁面向外;污染区时,则污染面朝外。 2. 如隔离衣不再穿用,脱下后将清洁面向外折好,放入污染袋内。 3. 穿隔离衣系领口时衣袖勿触及面部、衣领、工作帽,应保持这些部位的清洁。 4. 穿隔离衣后,不得进入清洁区。 5. 隔离衣应每天更换一次,如有潮湿或被污染时,应立即更换
避污纸的使用	应从上面抓取,不可掀页撕取,用后应放进污物桶内,以便集中焚烧处理

第七节　病人的清洁护理

一、口腔护理

特殊病人口腔护理适用于高热、昏迷、禁食、鼻饲、口腔有疾患、大手术后及生活不能自理的病人。

（一）目的

（1）保持口腔清洁、湿润,使病人舒适,预防口腔感染等并发症。

（2）防止口臭、口垢,增进食欲,保持口腔正常功能。

（3）观察口腔黏膜、舌苔的变化,以及有无特殊口腔气味,以提供病情观察的动态信息。

（二）常用漱口液

漱口液	作用	
0.9%氯化钠溶液	清洁口腔,预防感染	
朵贝尔溶液（复方硼酸溶液）	轻度抑菌,消除口臭	
0.02%呋喃西林溶液	清洁口腔,有广谱抗菌作用	
1%~3%过氧化氢溶液	遇有机物时放出新生氧,有抗菌、防臭作用	
1%~4%碳酸氢钠溶液	属碱性溶液,用于真菌感染	
2%~3%硼酸溶液	属酸性防腐剂,可改变细菌的酸碱平衡,起抑菌作用	
0.1%醋酸溶液	用于铜绿假单胞菌感染	

（三）操作要点

（1）协助病人取侧卧位、仰卧位、半坐卧位,头偏向护士一侧。

（2）夹紧含有漱口液的棉球,沿病人牙缝纵向由上至下,由臼齿至门齿,擦洗左侧外面;同法擦右侧外面。

（3）依次擦洗病人口腔左上内侧面、左上咬合面、左下内侧面、左下咬合面,弧形擦洗左侧颊部;同法擦洗右侧。

（4）由内向外横向擦洗舌面、舌下、舌底部及硬腭部,勿触及咽部,以免引起恶心。

（5）每擦洗一个部位,更换一个棉球。擦洗前后清点棉球个数,防止棉球遗漏口腔。

（四）特殊病人口腔护理注意事项

特殊病人	口腔护理注意事项	
凝血功能较差的病人	擦洗时动作要轻,以免损伤口腔黏膜	
昏迷病人	禁忌漱口,防止误吸	
传染病病人	用物须按消毒隔离原则处理	
长期应用抗生素者	应仔细观察口腔黏膜有无真菌感染	
有活动义齿的病人	将义齿浸于冷水杯中备用,每日更换一次清水,不可将义齿泡在热水或乙醇内,以免变色、变形和老化	

二、头发护理

（一）床上梳头

对生活不能自理的病人,护士协助梳头。如遇有头发打结时,可用30%乙醇湿润后再小心梳顺。

（二）床上洗发

1. 操作要点　调节室温,水温略高于体温,以不超过40℃为宜。保护眼、耳,用棉球轻轻塞好双耳,再用纱布遮盖病人双眼或让病人闭上双眼。

2. 注意事项

（1）在洗发过程中,应严密观察病人的病情变化,如面色是否改变、脉搏有无变化、呼吸是否异常,如有应立即停止操作,报告医生,及时处理。

（2）身体非常虚弱者不宜在床上洗发,可用酒精擦洗头发以除去头屑和汗酸味。

（3）每次洗发时间不宜过长,防止病人的头部充血,使病人感到疲劳和不适。

（三）头虱、虮除灭法

常用灭虱药液为30%含酸百部酊(百部30g,加50%乙醇100mL,再加入纯乙酸1mL,盖严,48小时即可)。

三、皮肤护理

（一）淋浴和盆浴

淋浴和盆浴适用于病情较轻,生活能自理,全身情况良好的病人。

1. 操作要点

（1）调节室温至24℃以上,水温以皮肤温度为准。

（2）浴室不宜关门,可在门外挂牌示意,以便发生意外时能及时进入。

（3）了解病人入浴时间,如时间过久应予以询问,以防意外发生。如病人发生晕厥,应立即抬出,平卧,保暖,通知并配合医生共同处理。

2. 注意事项

（1）饭后须过1小时才能进行沐浴,以免影响消化。

（2）妊娠7个月以上的孕妇禁用盆浴,衰弱、创伤、患心脏病需卧床的病人,不宜淋浴和盆浴。

（4）传染病病人进行沐浴,应根据病种、病情按隔离原则进行。

（二）床上擦浴

床上擦浴适用于病情较重、长期卧床、活动受限、生活不能自理的病人。

1. 操作要点

（1）调节室温至24℃以上,按季节和个人习惯调节水温。

（2）协助病人穿、脱衣服:脱衣服时,先脱近侧,后脱远侧;如有外伤则先脱健肢,后脱患肢。穿衣服时,先穿远侧,再穿近侧;如有外伤则先穿患肢,再穿健肢。

2. 注意事项　如病人出现寒战、面色苍白等变化,应立即停止擦洗,给予适当处理。

3. 不同护理措施的温度的总结

护理措施	温度/℃
鼻饲液	38～40
灌肠液	39～41
床上洗头、沐浴水温、肛门坐浴	40～45
温水擦浴	50～52
热水袋	60～70

四、压疮的预防及护理

（一）概念

压疮是指局部组织长期受压、血液循环障碍,持续缺血、缺氧、营养不良而致的局限性组织溃烂坏死,又称压力性溃疡。

（二）压疮发生的原因

1. 力学因素　垂直压力是造成压疮的最主要因素。
2. 理化因素刺激　皮肤经常受潮湿、摩擦、排泄物等理化因素的刺激。
3. 全身营养不良或水肿　营养不良是导致压疮的内因。
4. 医疗器械使用不当　使用石膏绷带、夹板及牵引时,松紧不适,衬垫不当

（三）压疮的分期及临床表现

根据发展过程及轻重程度不同,压疮可分为四期。

分期	临床表现
淤血红润期	压疮初期,表现为红、肿、热、痛或麻木
炎性浸润期	受压部位呈紫红色,皮下有硬结,常有水疱,极易破溃,有疼痛感
浅度溃疡期	水疱扩大、破溃,创面有黄色渗出液,感染后有脓液流出,疼痛加剧
坏死溃疡期	压疮严重期,坏死组织侵入真皮下层和肌肉层,感染可深达骨面,坏死组织发黑,脓性分泌物增多,可危及生命

（四）压疮的好发部位

压疮多发生于经常受压和无肌肉包裹或肌肉层较薄、缺乏脂肪组织保护的骨隆突处。病人卧位不同,好发部位也有所变化。

1. 仰卧位　如枕骨粗隆处、肩胛、肘部、骶尾部、足跟等,最常发生于骶尾部。
2. 侧卧位　如耳郭、肩峰、肋骨、髋部、膝关节内外侧及内外踝等处。
3. 俯卧位　如面颊、耳郭、肩峰、髂前上棘、肋缘突出部、膝前部、足尖等处。
4. 坐位　坐骨结节处。

（五）压疮的预防

控制压疮发生的关键是预防,预防压疮的关键是去除病因,要做到"七勤",即勤观察、勤翻身、勤擦洗、勤按摩、勤整理、勤更换、勤交班。

（六）压疮的治疗和护理

1. 全身治疗　积极治疗原发病,补充营养和进行全身抗感染治疗等。
2. 各期压疮的治疗和护理

（1）淤血红润期护理要点:及时去除病因,防止局部继续受压,增加翻身次数。

（2）炎性浸润期护理要点:保护皮肤,避免感染。对未破的小水疱可用无菌纱布包扎,并减小摩擦,预防感染,促进其自行吸收;对大水疱应先消毒局部皮肤,再用无菌注射器抽出水疱内液体(不可剪去表皮),表面涂以消毒液,并用无菌敷料包扎。如水疱已破溃,应消毒创面及其周围皮肤,再用无菌敷料包扎。

（3）浅度溃疡期护理要点:应清洁创面、消除坏死组织。

（4）坏死溃疡期护理要点:祛腐生新,促其愈合。

第八节　生命体征的评估

一、体温的观察与护理

（一）体温的产生与生理调节

1. 体温的产生　体温是物质代谢的产物,是人体新陈代谢和骨骼肌运动过程中不断产生热能的结果。

2. 产热与散热

（1）产热过程:人体通过化学方式产热。

（2）散热过程:人体通过物理方式散热,主要的散热方式有辐射、传导、对流、蒸发。

3. 体温的生理调节　正常人的体温是相对恒定的,通过大脑与丘脑下部的体温调节中枢的调节和神经体液的作用,使产热和散热保持动态平衡。

（二）正常体温及生理性变化

1. 正常体温　不是一个具体的温度点,而是一个范围。临床上通常以口腔、直肠和腋窝的温度为标准,其中直肠温度最接近人体深部的体温。成人正常体温平均值及波动范围见下表。

部位	平均温度	正常范围	
口温	37.0℃	36.3～37.2℃	97.3～99.0 ℉
肛温	37.5℃	36.5～37.7℃	97.7～99.9 ℉
腋温	36.5℃	36.0～37.0℃	96.8～98.6 ℉

2. 生理性变化　体温虽然保持相对恒定,但并不是固定不变的,可随年龄、性别、昼夜、运动和情绪等因素的变化而有所波动,但这种波动很小,常在正常范围内,一般不超过0.5～1℃。

（三）异常体温的观察与护理

1. 体温过高　称为发热,根据引起发热的原因可分为感染性发热和非感染性发热,其中感染性发热临床上最常见。

（1）发热程度:以口腔温度为标准,发热程度可划分为低热（37.3～38.0℃）、中等热（38.1～39.0℃）、高热（39.1～41.0℃）、超高热（41.0℃以上）。

（2）发热的过程及表现:一般发热过程分为三个阶段。

临床过程	特点	临床表现	方式
体温上升期	产热＞散热	畏寒、无汗、皮肤苍白,严重者有寒战	骤升,见于肺炎球菌性肺炎;渐升,见于伤寒
高热持续期	产热和散热在较高水平趋于平衡	皮肤灼热、颜面潮红、口唇干燥、呼吸深快	持续数小时至数周
退热期	散热＞产热	大量出汗、皮肤温度下降	骤退,见于大叶性肺炎;渐退,见于伤寒

（3）常见热型：有一定特征的体温曲线形态，称为热型。临床常见的热型有四种。

常见热型	特点	常见病
稽留热	体温持续升高达 39.0～40.0℃，持续数天或数周，24 小时波动范围不超过 1℃	伤寒、肺炎球菌性肺炎
弛张热	体温在 39.0℃ 以上，但波动幅度大，24 小时内体温差达 1℃ 以上，最低体温仍超过正常水平	败血症
间歇热	高热与正常体温交替出现，发热时体温骤升达 39℃ 以上，持续数小时或更长，然后很快下降至正常，经数小时、数天的间歇后，又再次升高，反复发作，即高热与无热交替出现	疟疾
不规则热	体温在 24 小时内变化不规则，持续时间不定	流行性感冒、肿瘤性发热

（4）发热病人的护理：每隔 4 小时测量 1 次体温，待体温恢复正常 3 天后，改为每日 2 次。体温超过 39.0℃，可用冰袋冷敷头部；体温超过 39.5℃，可用乙醇拭浴、温水拭浴或大动脉冷敷。行药物降温半小时后测量体温。鼓励病人进食高热量、高蛋白、高维生素且易消化的流质或半流质和水分食物，可少食多餐。

2. 体温过低

（1）概念：体温在 35.0℃ 以下，称体温过低，常见于早产儿及全身衰竭的危重病人。

（2）临床表现：病人表现为躁动、嗜睡，甚至昏迷，心跳、呼吸减慢，血压降低，轻度颤抖，皮肤苍白、四肢冰冷。

（四）体温的测量

1. 体温的测量方法

方法	测量部位及操作要点	时间
口温测量法	水银端斜放于舌下热窝，嘱病人紧闭口唇含住口表，用鼻呼吸，勿用牙咬，不要说话	3 分钟
腋温测量法	水银端放于腋窝深处，使之紧贴皮肤，嘱病人屈臂过胸夹紧体温计，对不能合作的病人应协助其夹紧手臂	10 分钟
肛温测量法	协助病人侧卧、俯卧或屈膝仰卧位，露出臀部，润滑肛表水银端，将其轻轻插入肛门 3～4cm	3 分钟

2. 水银体温计的清洁、消毒和检查法

（1）消毒液：常用的有 75% 乙醇、1% 过氧乙酸、0.5% 碘伏、1% 消毒灵等。

（2）方法：水银体温计在使用后，应全部浸泡于消毒容器内，5 分钟后取出，用冷开水冲洗后，将体温计的水银柱甩至 35℃ 以下，再放入另一盛有消毒液容器内浸泡，30 分钟后取出，用冷开水冲洗，擦干后存放于清洁的容器内备用。

3. 注意事项

（1）根据病人病情和病人特点选择合适的测量体温方法。

（2）进食、饮水，或刚刚进行过蒸汽吸入、面部冷热敷等操作的病人，需要等 30 分钟后才能测口腔温度。

（3）测口腔温度时，若病人不慎咬破体温计，要立即清除玻璃碎屑，防止损伤唇、舌、口腔、食管及胃肠道黏膜。口服蛋清或牛奶，以延缓汞的吸收。

（4）如果是给婴幼儿、昏迷病人、危重病人及精神异常者测体温，应有专人看护，防止发生意外。

（5）如果发现体温与病情不符，应重新测量。

二、脉搏的观察及护理

脉率即每分钟脉搏搏动的次数。安静状态下,正常成人的脉率为60～100次/分。正常情况下,脉率与心率是一致的。

1. 常见异常脉搏的观察

观察项目	异常脉搏	常见疾病
频率	速脉:安静时,成人脉率超过100次/分	发热、甲状腺功能亢进、休克、大出血前期
	缓脉:安静时,成人脉率低于60次/分	颅内压增高、房室传导阻滞、甲状腺功能减退、高钾血症
节律	间歇脉:亦称过早搏动或期前收缩;二联律:隔一个正常搏动出现一次期前收缩;三联律:隔两个正常搏动出现一次期前收缩	各种心脏病或洋地黄中毒,少数健康人偶尔出现
	脉搏短绌:同一单位时间内,脉率少于心率	心房颤动
脉搏强弱	洪脉	高热、甲状腺功能亢进
	细脉	心功能不全、大出血、休克
动脉管壁弹性	减弱	动脉硬化

2. 脉搏的测量

(1)测量部位:常用的是桡动脉,其次有颞浅动脉、颈动脉、肱动脉、腘动脉、足背动脉、胫后动脉、股动脉等。

(2)测量方法:触诊法,以桡动脉为例。①正常脉搏计数半分钟,并将所测得的数值乘2,即为脉率。②若发现脉搏短绌的病人,应由两位护士同时测量,一人听心率,另一人测脉率,两人同时开始,测1分钟。记录方法:心率/脉率。

3. 注意事项

(1)剧烈活动或情绪激动时,应休息20～30分钟后测量。

(2)不可用拇指诊脉,以防拇指小动脉搏动与病人脉搏相混淆。

(3)为偏瘫病人测脉搏,应选择健侧肢体。

三、呼吸的观察与护理

安静状态下,正常成人的呼吸频率为16～20次/分,正常呼吸表现为节律规则,均匀无声,不费力。

(一)异常呼吸的观察

观察项目	异常变化		常见疾病
频率异常	呼吸增快	成人呼吸频率超过24次/分。体温每升高1℃,呼吸每分钟增加约4次	高热、缺氧
	呼吸缓慢	成人呼吸频率少于12次/分	颅内压增高、巴比妥类药物中毒
节律异常	潮式呼吸	浅慢—深快—浅慢	脑炎、颅内压增高、酸中毒、巴比妥类药物中毒
	间断呼吸	呼吸和呼吸暂停现象交替出现	颅内病变、呼吸中枢衰竭
深浅度异常	深度呼吸	深而规则的大呼吸	尿毒症、糖尿病所致代谢性酸中毒
	浅快呼吸	浅表而不规则,有时呈叹息样	濒死者
音响异常	蝉鸣样呼吸		喉头水肿、痉挛或喉头有异物
	鼾声呼吸		深昏迷病人

续表

观察项目	异常变化		常见疾病
呼吸困难	吸气性呼吸困难　明显"三凹征"(胸骨上窝、锁骨上窝、肋间隙或腹上角凹陷)		喉头水肿、气管阻塞、气管有异物
	呼气性呼吸困难　呼气费力,呼气时间显著长于吸气		支气管哮喘、肺气肿
	混合性呼吸困难		肺部感染

(二)吸痰法注意事项

吸痰法适用于危重、年老、昏迷、麻醉后未清醒者,以免病人因咳嗽无力、咳嗽反射迟钝或会厌功能不全,导致不能将痰液咳出,或将呕吐物误吸。

(1)一般成人吸痰负压为 40.0~53.3kPa,小儿应小于 40kPa。

(2)每次吸痰时间应小于 15 秒,以免因吸痰造成病人缺氧。

(3)吸痰所用物品应每天更换 1 或 2 次,吸痰导管应每次更换,并做好口腔护理。

(4)储液瓶内的吸出液应及时倾倒,一般不应超过瓶的 2/3,以免痰液吸入损坏机器。

(三)氧气吸入法

1. 目的

(1)纠正各种原因造成的缺氧状态,提高 PaO_2 和 SaO_2,增加 CaO_2。

(2)促进组织的新陈代谢,维持机体生命活动。

2. 缺氧程度的判断　根据缺氧的临床表现及血气分析检查结果,判断缺氧的程度。

程度	呼吸困难	发绀	神志	血气分析	
				PaO_2	$PaCO_2$
轻度	不明显	轻度	清楚	6.6~9.3	>6.6
中度	明显	明显	正常或烦躁不安	4.6~6.6	>9.3
重度	严重,三凹征明显	显著	昏迷或半昏迷	4.6 以下	>12.0

3. 注意事项

(1)严格遵守操作规程,注意用氧安全,做好"四防",即防震、防火、防热、防油。

(2)使用氧时,应先调节氧流量,再插管应用;停用氧时,应先拔管,再关氧气开关;中途改变氧流量时,应先将氧气管与吸氧管分开,调节好氧流量后再接上。

(3)氧气筒内氧气不可用尽,压力表指针降至 0.5MPa 时,即不可再用,以防灰尘进入,再次充气时发生爆炸。

(4)持续鼻导管给氧的病人,鼻导管应每日更换 2 次以上,双侧鼻孔交替插管。鼻塞给氧时应每日更换鼻塞。面罩给氧时应 4~8 小时更换一次面罩。

(5)已用空和未用的氧气筒,应分别挂"空"或"满"的标志。

4. 氧气浓度与流量的关系　吸氧浓度(%) = 21 + 4 × 氧流量(L/min)

三、血压的观察及护理

(一)正常血压的观察及生理性变化

1. 正常血压　安静状态下,正常成人收缩压为 90~139mmHg,舒张压为 60~89mmHg,脉压为 30~40mmHg。

2. 生理性变化

(1)年龄:动脉血压随年龄的增长而逐渐增高,新生儿血压最低,儿童血压比成人低。

（2）性别：同龄女性血压比男性偏低，但更年期后，女性血压逐渐增高，与男性差别缩小。

（3）昼夜和睡眠：一天中，血压凌晨 2～3 时最低，傍晚最高；夜间睡眠血压降低，如过度劳累或睡眠不佳，血压稍有升高。

（4）环境：在寒冷刺激下，血压可略升高；在高温环境中，血压可略下降。

（5）部位：一般右上肢血压高于左上肢，下肢血压比上肢高。

（6）其他：紧张、恐惧、害怕、兴奋等精神状态的改变及疼痛，均可致血压升高。

（二）异常血压的观察及护理

1. 高血压　成人收缩压≥140mmHg 和（或）舒张压≥90mmHg，称为高血压。

2. 低血压　成人血压低于 90/60mmHg 称为低血压，常见于大量失血、休克、急性心力衰竭病人。

3. 脉压的变化　脉压增大，见于主动脉瓣关闭不全、主动脉硬化等病人。脉压减小，见于心包积液、缩窄性心包炎、主动脉瓣狭窄等病人。

（三）血压测量的注意事项

（1）需要密切观察血压的病人，应做到"四定"，即定时间、定部位、定体位、定血压计。

（2）测血压时，血压计"0"点应与心脏、肱动脉在同一水平位置上。坐位时肱动脉平第四肋软骨，仰卧位时肱动脉平腋中线。

（3）排除干扰因素：血压测量值的干扰因素与其变化见下表。

干扰因素	血压值变化
袖带过宽	偏低
袖带过窄	偏高
袖带过紧	偏低
袖带过松	偏低
水银不足	偏低
被测肢体位置过高	偏低
被测肢体位置过低	偏高
测试者眼睛视线低于水银柱弯月面	偏高
测试者眼睛视线高于水银柱弯月面	偏低

（4）当发现血压异常或听不清时，应重测血压。注意应先将袖带内的气体驱尽，使水银柱降至"0"点，稍待片刻，再进行测量。

（5）为偏瘫病人、肢体损伤病人测血压，应选择健侧。

第九节　饮食护理

一、医院饮食

医院的饮食通常可分为三大类，即基本饮食、治疗饮食、试验饮食。

（一）基本饮食

基本饮食包括普通饮食、软质饮食、半流质饮食、流质饮食。

饮食种类	适用范围	饮食原则	用法
普通饮食	病情较轻、疾病恢复期者,无发热、无消化道疾患、不需限饮食等病人	易消化、无刺激性的食物均可	每日 3 次,蛋白质 70 ~ 90g,总热量 2200 ~ 2600kcal
软质饮食	老、幼病人,术后恢复期者,咀嚼不便、消化不良和低热等病人	普通饮食的基础上,要求以软、烂为主,易于咀嚼消化	每日 3 ~ 4 次,蛋白质 60 ~ 80g,总热量 2200 ~ 2400kcal
半流质饮食	体弱、手术后病人,发热、口腔疾病、咀嚼不便、消化不良等病人	少食多餐,易于咀嚼、吞咽,纤维素含量少,营养丰富,呈半流质	每日 5 ~ 6 次,蛋白质 50 ~ 70g,总热量 1500 ~ 2000kcal
流质饮食	病情危重、高热和各种大手术后的病人、吞咽困难、口腔疾患和急性消化道疾患等病人	食物呈液状,易吞咽、易消化	每日 6 ~ 7 次,每次 200 ~ 300mL,蛋白质 40 ~ 50g,总热量 836 ~ 1195kcal

(二)治疗饮食

医院治疗饮食是在基本饮食基础上,适当调整热能和营养素,以适应病情需要,达到治疗或辅助治疗的目的,从而也有利于病人康复的一类饮食。

饮食治疗	适用范围	饮食原则和用法
高热量饮食	热能消耗较高的病人	每日总热量约 3000kcal
高蛋白饮食	高代谢性疾病	蛋白质总量不超过 120g/d,总热量 2500 ~ 3000 kcal/d
低蛋白饮食	限制蛋白质摄入的病人	成人蛋白质摄入量应低于 40g/d
低脂肪饮食	肝、胆、胰疾病病人,以及高脂血症、动脉粥样硬化、冠心病、肥胖症和腹泻病人	成人摄入量低于 50g/d,肝、胆、胰病人低于 40g/d
低胆固醇饮食	高胆固醇血症、动脉粥样硬化、冠心病等病人	成人胆固醇摄入量低于 300mg/d,禁用或少用含胆固醇高的食物
低盐饮食	急慢性肾炎、心脏病、肝硬化腹水、重度高血压但水肿较轻的病人	成人摄入食盐不超过 2g/d,禁食一切腌制食物
无盐低钠饮食	同低盐饮食,尤其适用于水肿较重的病人	除食物内自然含钠量外,烹调时不放食盐
高纤维素饮食	便秘、肥胖、高脂血症及糖尿病等病人	选择膳食纤维含量多的食物
少渣饮食	伤寒、痢疾、腹泻、肠炎、食管胃底静脉曲张的病人	选择膳食纤维含量少的食物

(三)试验饮食注意事项

1.隐血试验饮食　试验前 3 天禁食肉类、动物血、肝脏、含铁剂药物及绿色蔬菜,以免产生假阳性反应。

2.肌酐试验饮食

(1)造影前一日午餐进高脂肪饮食。

(2)造影前一日晚餐进无脂肪、低蛋白质、高糖类、清淡的饮食,晚餐后口服造影剂,禁食、禁烟至次日上午。

(3)造影检查当日,禁食早餐,第一次 B 超检查后,如果胆囊显影良好,进食高脂肪餐。待 30 ~ 45 分钟后行第二次 B 超检查,观察胆囊的收缩情况。

3.甲状腺[131]I 试验饮食

检查或治疗前 2 周,禁食含碘量高的食物,如海带、海蜇、紫菜、淡菜、苔菜、海参、虾、鱼、加碘食盐等,2 周后做[131]I 功能测定。

二、鼻饲法

（一）目的

供给不能经口进食的病人流质食物、水分及药物。鼻饲法适用于昏迷、口腔疾患、食管狭窄、食管气管瘘、拒绝进食的病人，以及早产儿、病情危重的婴幼儿和某些手术后或肿瘤病人。

（二）操作要点

1. 用物 流质饮食 200mL，温度 38～40℃。

2. 体位 半坐卧位、坐位或仰卧位。

3. 测量插管长度方法 ①从发际到剑突的距离。②从鼻尖至耳垂再到剑突的距离，成人插入胃内的长度为 45～55cm。

4. 昏迷病人插管要求

（1）在插管前，协助病人去枕，将头后仰。

（2）当胃管插至咽喉部（10～15cm 处）时，用左手将病人头部托起，使下颌尽量靠近胸骨柄，以增大咽喉部通道的弧度，使胃管顺利通过食管口。

5. 证实胃管在胃内的方法有三种

（1）将胃管末端接无菌注射器回抽，可抽出胃液。

（2）将导管末端放入盛有水的碗中，无气泡逸出。如有大量气泡，证明胃管已误入气管。

（3）将听诊器放在病人胃部，用无菌注射器迅速注入 10mL 空气，听到有气过水声。

6. 操作完毕 嘱病人维持仰卧位 20～30 分钟，防止呕吐。

（三）注意事项

（1）鼻饲量每次不超过 200mL，间隔时间不少于 2 小时。

（2）长期鼻饲的病人，应每日进行 2 次口腔护理，普通胃管每周更换 1 次，硅胶胃管每日更换 1 次。

（3）凡上消化道出血、食管静脉曲张或梗阻，以及鼻腔、食管手术后的病人禁用鼻饲法。

（4）如病人出现恶心，应暂停插管，嘱病人做深呼吸或吞咽动作；如插入不畅，应检查口腔，观察胃管是否盘在口中；如出现呛咳、呼吸困难、发绀等现象，表示胃管误入气管，应立即拔出，休息片刻后，重新插入胃管。

第十节 冷、热疗法

一、冷、热疗法的作用

冷疗法	热疗法
控制炎症扩散：降低细胞的新陈代谢及微生物的活力	促进炎症消散：血流速度加快，促进组织中毒素排出
减轻疼痛：降低神经末梢的敏感性	缓解疼痛：降低痛觉神经兴奋性
减轻局部组织充血或出血	减轻深部组织充血：使局部血管扩张，血流速度加快
降低体温	保暖
用于炎症、损伤早期；扁桃体摘除术后、软组织损伤早期、鼻出血	用于炎症、损伤后期；腰肌劳损、肾绞痛、胃肠痉挛

二、冷、热疗法的影响因素

因素	冷疗法	热疗法
方法	湿法比干法效果好,所以干冷法的温度应低于湿冷法	湿法比干法效果好,所以湿热法水温应低于干热法,如热水袋水温一般为 60~70℃,而坐浴水温为 40~45℃
面积	效果与用冷面积成正比	效果与用热面积成正比
时间	过短达不到治疗效果,过长可致冻伤,各种用冷方法均不应超过 30min	过短达不到治疗效果,过长可致烫伤,各种用热方法均不应超过 30min
环境	冷环境中用冷疗,冷效应会增强	冷环境中用热疗,热效应会降低
敏感性	婴幼儿 > 成人 > 老人,女性 > 男性	婴幼儿 > 成人 > 老人,女性 > 男性

三、冷、热疗法的禁忌证

疗法	禁忌证
冷疗法	1. 禁用于休克、大面积损伤、微循环明显障碍、脑梗死等,可使血管收缩—血流量减少—组织缺血。 2. 禁用于慢性炎症或深部有化脓病灶,可使血管收缩—血流量减少—影响炎症吸收。 3. 新生儿、血液疾病病人禁用乙醇、温水拭浴
热疗法	1. 禁用于各种出血性疾病,可使血管扩张—加重出血。 2. 禁用于软组织损伤早期(48h 内),可使血管扩张—加重皮下出血、肿胀及疼痛。 3. 禁用于面部危险三角区感染,可使血管扩张—炎症扩散—颅内感染、败血症。 4. 禁用于急腹症(突出表现为腹痛)尚未明确诊断前,可使疼痛减轻—掩盖病情

四、冷疗法

疗法		内容
局部冷疗法	冰袋、冰囊	1. 目的　降温、止血、镇痛、消炎。 2. 高热病人常用部位　前额、头顶、颈部、腋下、腹股沟。 3. 方法　扁桃体摘除术后放在颈前颌下;鼻部冷敷时,应将冰囊吊起来,仅使底部接触鼻根,以减轻压力。 4. 禁忌部位　枕后(后颈部)、耳郭、阴囊,可致冻伤;心前区,可致心律失常;腹部,可致腹泻;足底,可致一过性冠状动脉收缩
	冰帽、冰槽	1. 目的　头部降温,降低脑细胞的代谢率,减少其耗氧量,提高脑细胞对缺氧的耐受性。 2. 方法　后颈部和两耳处垫海绵垫,两耳塞不脱脂棉,防止水流入耳内,用凡士林纱布覆盖双眼。 3. 观察　使用时应每 30min 测肛温一次,肛温不得低于 30℃;新生儿缺氧缺血性脑病采用亚低温治疗时,应维持肛温在 35.5℃左右;颅内压增高、脑疝采用亚低温治疗时,应维持肛温在 32~34℃;使用时应注意观察心率,防止心房颤动、心室纤颤等发生
	冷湿敷法	1. 目的　止血、镇痛、消炎。 2. 方法　将敷布浸于冷水中,用长钳拧敷布至不滴水为度,抖开折好,敷于患处。及时更换敷布,每 3~5min 更换一次。冷敷部位如为伤口,应严格执行无菌操作

续表

疗法		内容
全身冷疗	乙醇拭浴	1. 目的　多用于高热(超过 39.5℃)病人的降温。 2. 方法　将冰袋放置于头部,可防止拭浴时全身表皮血管收缩,引起头部充血;将热水袋放置于足底,促进足底血管扩张,有利于散热。 3. 观察　拭浴 30min 后测量体温,并记录在体温单上,如体温降至 39℃ 以下,应取下冰袋
	温水拭浴	同乙醇拭浴

五、热疗法

疗法		内容
干热法	热水袋	1. 目的　保暖、解痉镇痛。 2. 方法　灌热水至热水袋容积为 1/2～2/3 满即可。对老幼、昏迷等病人,水温应调至 50℃ 以内,并用毛巾包裹,以免烫伤;如皮肤出现潮红,应立即停止使用,并涂凡士林保护皮肤
	红外线灯	1. 目的　消炎、解痉镇痛,促进创面干燥结痂,保护肉芽组织生长,以利伤口愈合。 2. 一般灯距为 30～50cm;灯泡功率的选择,手、足用 250W 为宜,胸、腹、腰、背部用 500～1000W 的大灯头为宜。 3. 观察　如皮肤出现桃红色,为合适剂量;如皮肤出现紫红色,应立即停止照射,并涂凡士林保护皮肤。照射后 15min 方能外出,以防受凉感冒
湿热法	湿热敷法	1. 目的　消炎、解痉镇痛。 2. 方法　将敷布浸于热水中,用长钳拧敷布至不滴水为度,抖开折好,敷于患处。及时更换敷布,每 3～5min 更换一次。 3. 敷部位如为伤口,应严格执行无菌操作。行面部热湿敷的病人,敷后 30min 方能外出,以防受凉感冒
	热水坐浴	1. 目的　减轻盆腔、直肠的充血,消炎、止痛,促进引流等。 2. 适用范围　常用于会阴、肛门疾病及手术后等病人。 3. 月经期、妊娠末期及阴道出血等妇产科疾病及盆腔有急性炎症时,不宜坐浴,以免引起感染
	局部浸泡	目的　用于消炎、镇痛、清洁及消毒伤口等

六、冷、热疗法温度及用量小结

冷、热疗法	温度	用量
冰袋、冰囊	—	袋的 2/3
乙醇拭浴	32～34℃	200～300mL,25%～35% 乙醇
温水拭浴	32～34℃	盆的 2/3
热水袋	一般为 60～70℃,老幼、昏迷者为 50℃ 以内	热水袋的 1/2～2/3
热水坐浴	40～45℃	盆的 1/2
局部浸泡	43～46℃	盆的 1/2

第十一节　排泄护理

一、尿液与大便的评估

项目	尿液		大便
正常值	成人每次尿量为 200~400mL；24h 尿量在1000~2000mL；尿比重为 1.015~1.025；呈弱酸性，pH 值为 4.5~7.5		成人每日排便 1~3 次，平均每次排便量为 150~200g
排泄异常	1. 多尿　24h 尿量超过 2500mL。 2. 少尿　24h 尿量少于 400mL 或每小时少于 17mL。 3. 无尿或尿闭　24h 尿量少于 100mL 或 12h 内无尿。 4. 糖尿病酮症酸中毒，尿液呈烂苹果气味。 5. 尿色呈酱油色或浓茶色为血红蛋白尿。 6. 膀胱刺激征　表现为尿频、尿急、尿痛，见于泌尿系统感染		1. 腹泻　每日排便超过 3 次。 2. 便秘　每周排便少于 3 次。 3. 上消化道出血　柏油样便。 4. 下消化道出血　暗红色。 5. 胆道完全阻塞　白陶土色。 6. 阿米巴痢疾或肠套叠　果酱样便。 7. 肛裂或痔疮　便后有鲜血。 8. 细菌性痢疾　脓血便。 9. 肠炎　黏液便
特殊处理	导尿术		灌肠法　不保留灌肠法、保留灌肠法
注意事项	1. 选择光滑的导尿管，粗细应适中，插、拔管时动作应轻柔，避免损伤尿道黏膜。 2. 为女病人导尿时，如果尿管误入阴道，应立即更换导尿管后重新插入。 3. 对膀胱高度膨胀且又极度虚弱的病人，第一次放尿应少于 1000mL，防止出现血尿或者虚脱。 4. 保持引流通畅　妥善安置，避免受压、扭曲、堵塞。 5. 防止逆行感染　保持尿道口清洁，每日更换集尿袋，每 1~4 周更换尿管一次		1. 大量不保留灌肠　为伤寒病人灌肠时，溶液量不得超过 500mL，液面高度不超过 30cm；肝性脑病病人禁用肥皂水灌肠，以减少氨的产生和吸收；充血性心力衰竭和水钠潴留病人禁用 0.9% 氯化钠溶液灌肠。 2. 妊娠及急腹症、严重心血管疾病、消化道出血等病人，禁忌灌肠

二、排尿异常的护理

排尿异常	护理措施
尿潴留	大量尿液存留在膀胱内不能排出，称为尿潴留。体检见耻骨上膨隆，可扣及囊性包块，叩诊呈实音，有压痛。 1. 利用条件反射（如听流水声），或用温水冲洗会阴，以诱导排尿。 2. 按摩、热敷可解除肌肉紧张，促进排尿。 3. 肌内注射卡巴胆碱。 4. 针灸治疗。 5. 导尿较痛苦且易并发感染等，经上述措施处理无效时，才予以导尿

排尿异常	护理措施
尿失禁	排尿失去控制,尿液不自主流出,称为尿失禁。 1. 对长期尿失禁病人,可留置导尿,以保持会阴清洁干燥。 2. 白天摄入 2000～3000mL 液体,以促进排尿反射,预防泌尿系统感染。 3. 入睡前限制饮水,以减少夜间尿量,以免影响病人休息。 4. 开始时每隔 1～2h 送一次便器,以促进排尿反射,以后逐渐延长送便器时间,以促进排尿功能的恢复。 5. 进行收缩和放松盆底肌肉的锻炼,以增强控制排尿的能力。每次 10 秒,连续 10 次,每日 5～10 次

三、导尿术

方法	导尿术	留置导尿术
概念	用导尿管经尿道插入膀胱引出尿液的方法	导尿后,将导尿管保留在膀胱内以引流尿液的方法
目的	1. 为尿潴留病人放出尿液。 2. 为尿失禁病人保持会阴清洁干燥。 3. 为膀胱肿瘤病人进行化疗等。 4. 留取无菌尿标本,做尿液细菌培养	1. 抢救危重、休克病人时能准确记录尿量。 2. 为截瘫、昏迷、尿失禁病人保持会阴清洁干燥。 3. 盆腔内器官术前引流出尿液,避免术中误伤膀胱。 4. 便于泌尿系统疾病术后引流冲洗,减轻切口张力
操作方法	1. 病人取仰卧屈膝位。 2. 如误插入阴道,应立即拔出,更换导尿管后再插入。 3. 第一次放尿不可超过 1000mL,否则可致虚脱和血尿。 4. 女性病人导尿术 初步消毒,由上至下,由外向内;再次消毒,由上向下,由内向外再向内。先插入 4～6cm,见尿后再插入 1～2cm。 5. 男性病人导尿术 使阴茎与腹壁成60°,以使耻骨前弯消失。先插入 20～22cm,见尿后再插入 2cm	1. 使用双腔气囊导尿管时,插入导尿管后,见尿插入5～7cm,再向气囊内注入0.9%氯化钠 5～10mL,轻拉导尿管有阻力感,可证实导尿管已经固定。每 3～4h 开放一次,使膀胱定时充盈、排空,以训练膀胱功能。 2. 每日更换集尿袋。 3. 每周更换导尿管,查一次尿常规。 4. 感染预防 多饮水,每日消毒尿道口 1～2 次。 5. 感染处理 若尿液混浊,提示并发感染,应予以膀胱冲洗

四、排便异常的护理

异常排便	护理
腹泻	1. 概念 指排便次数增多、粪便稀薄而不成形,甚至呈水样。 2. 原因 胃肠道疾病、甲亢(可致肠蠕动增加)等。 3. 主要护理措施 (1)卧床休息可减少肠蠕动,减少体力消耗,同时注意腹部保暖。 (2)多饮水,给予清淡的流质、半流质饮食,以补充消耗。 (3)严重者暂禁食,给予静脉营养。 (4)注意补充电解质

续表

异常排便	护理
大便失禁	1.概念　指由于肛门括约肌不受意志控制而不自主地排便。 2.原因　肠道疾病、神经系统病变等。 3.主要护理措施 （1）定时给予便盆试行排便，以帮助建立排便反射。 （2）进行收缩和放松盆底肌肉的锻炼，以增强控制排便的能力。每次10秒,连续10次,每日5~10次
便秘	1.概念　指排便次数减少,粪便干结,排便困难。 2.原因　含纤维素的食物摄入不足、饮水量少、活动减少等。 3.主要护理措施 （1）养成定时排便的习惯。 （2）增加富含纤维素的食物,如粗粮、水果、蔬菜;多饮水。 （3）适当运动以增强肠蠕动。 （4）腹部按摩,可按升结肠、横结肠、降结肠的顺序（顺时针）做环形按摩,以刺激肠蠕动。 （5）应用缓泻剂,如果导片等;应用简易通便剂以软化粪便,如开塞露、甘油栓等。长期使用缓泻剂、简易通便剂会使肠道失去自行排便的功能,应注意正确使用。 （6）灌肠:如以上方法无效,可灌肠
粪便嵌顿	1.概念　指粪便持久滞留堆积在直肠内,坚硬不能排出。 2.原因　便秘未得到及时解除,滞留在直肠内粪便的水分被持续吸收,最终导致粪便坚硬不能排出。 3.表现　肛门处有少量粪水渗出,有排便冲动,但不能排出粪便。 4.主要护理措施　早期使用缓泻剂、简易通便剂,必要时给予灌肠,如无效进行人工取便
肠胀气	1.概念　指胃肠道内有过量气体积聚,不能排出。 2.原因　产气性食物摄入过多、肠蠕动减少、肠道梗阻、肠道手术后等。 3.表现　腹胀、呃逆、肛门排气过多、腹部膨隆、叩诊呈鼓音;可向上压迫膈肌、胸腔,出现呼吸困难。 4.主要护理措施 （1）适当运动以增强肠蠕动。 （2）勿食易产气的食物和饮料,如豆类、油炸类食物、糖及碳酸饮料。 （3）腹部按摩、热敷、针灸。 （4）严重时可行肛管排气（最有效）,肛管插入直肠15~18cm。 （5）肛管排气保留肛管不宜超过20min,否则可能导致肛门括约肌松弛

五、各种灌肠法比较

项目	大量不保留灌肠	小量不保留灌肠	清洁灌肠	保留灌肠
目的	解除肠胀气;清洁肠道;为高热病人降温	软化粪便、解除便秘、排出肠道积气、减轻腹胀	彻底清除结肠内粪便	镇静、催眠及治疗肠道感染
溶液	0.1%~0.2%肥皂液;0.9%氯化钠溶液。灌肠液温度一般为39~41℃,降温时为28~32℃,中暑为4℃	"1、2、3"溶液（50%硫酸镁30mL、甘油60mL、温开水90mL）	0.1%~0.2%肥皂液;0.9%氯化钠溶液	镇静用10%水合氯醛;抗感染用2%小檗碱、0.5%~1%新霉素

续表

项目	大量不保留灌肠	小量不保留灌肠	清洁灌肠	保留灌肠
一次灌入量	成人 500～1000mL，儿童 200～500mL	180mL	直至排出液清洁无渣	≤200mL
灌肠筒高度	40～60cm	<30cm	—	<30cm
插入直肠深度	7～10cm	7～10cm	—	15～20cm
液体保留时间	5～10min	10～20min	—	>1h
体位	左侧卧位	舒适卧位	—	菌痢取左侧卧位；阿米巴痢疾取右侧卧位

第十二节　药物疗法和过敏试验法

一、给药的基本知识

项目	要点
药物领取	剧毒药和麻醉药,应凭医生处方和空安瓿领取补充
药物保管	1.剧毒药和麻醉药　应加锁保管,专人负责,专本登记,班班交接。 2.药瓶标签　内服药用蓝色边,外用药用红色边,剧毒药用黑色边。 3.病人个人专用的特殊药物　应注明床号、姓名,并单独存放。 4.容易挥发、潮解、风化的药物　应装密封瓶并盖紧,如乙醇、糖衣片、酵母片等。 5.容易氧化和遇光变质的药物　应放在深色密封瓶中,或放在有黑纸遮盖的纸盒中,放于阴凉处,如盐酸肾上腺素、维生素 C、氨茶碱等。 6.易燃、易爆的药物　应单独存放并密闭置于阴凉处,同时远离明火,如乙醚、乙醇、环氧乙烷等。 7.易被热破坏的药物　应按要求冷藏在 2～10℃ 的冰箱内,如各种疫苗、抗毒血清、白蛋白、青霉素皮试液
查对制度	1.三查　操作前、操作中、操作后。 2.八对　对床号、姓名、药名、浓度、剂量、方法、时间、有效期
药物吸收速度	动、静脉注射 > 雾化吸入 > 舌下含服 > 直肠给药 > 肌内注射 > 皮下注射 > 口服给药 > 皮肤给药

二、给药次数英文简写

外文缩写	中文译意	外文缩写	中文译意	外文缩写	中文译意
qh	每 1 小时 1 次	am	上午	IV	静脉注射
q2h	每 2 小时 1 次	pm	下午	ivgtt	静脉滴注
q4h	每 4 小时 1 次	12n	中午 12 点	OD	右眼
q6h	每 6 小时 1 次	12mn	午夜 12 点	OS	左眼
qd	每日 1 次	ac	饭前	OU	双眼
bid	每日 2 次	pc	饭后	AD	右耳
tid	每日 3 次	hs	睡前	AS	左耳
qid	每日 4 次	st	立即	AU	双耳
qod	隔日 1 次	DC	停止	aa	各
biw	每周 2 次	H	皮下注射	gtt	滴
qn	每晚 1 次	IM	肌内注射	prn	（需要时）长期
qm	每晨 1 次	ID	皮内注射	sos	必要时(限用一次,12h 内有效)

三、口服给药法

项目	要点
备药	1. 一般先取固体药,再配液体药。固体药用药匙取,液体药用量杯取。同时服用几种药液时,应倒入不同药杯。如更换药液品种,应洗净量杯。 2. 药液不足 1mL、油剂、按滴计算的药液　应用滴管吸取药液。药杯内应先倒入少量温开水,1mL 按 15 滴计算
发药	1. 发药前由两人再重新核对一遍,确认病人服下后方可离开。 2. 如病人因特殊情况不能当时服药,应将药物带回保管,适时再发或进行交班
发药后处理	收回的药杯先浸泡消毒,而后冲洗清洁,再消毒备用;一次性药杯应集中消毒再按规定处理

四、特殊药物用药指导

药物类型	用药指导
健胃及刺激食欲的药物	宜饭前服用
强心苷类药物	服用前应先测脉率/心率,如脉率低于 60 次/分,停止服用
腐蚀牙齿或使牙齿染色的药物,如酸剂、铁剂	服用时可采用吸管,避免药物与牙齿接触,服药后立即漱口
止咳糖浆	服后不宜立即饮水,以免冲淡药液,降低疗效;同时服用多种药物时,止咳糖浆应最后服用
磺胺类药和退热药	服用后宜多饮水。前者由肾脏排出,尿少时易析出结晶,阻塞肾小管;后者起发汗降温作用,多饮水有利于增加疗效
助消化药、刺激胃黏膜药	宜饭后服

五、超声雾化吸入疗法

项目	内容
概念	应用超声波使药液变成气雾,而后吸入,以达到治疗效果的给药方法
常用药物	1. 庆大霉素等抗生素,可抗菌。 2. 氨茶碱、沙丁胺醇等,可舒张支气管、解除支气管痉挛。 3. α-糜蛋白酶、氨溴索(沐舒坦)等,可稀释痰液。 4. 地塞米松等,可抗炎、减轻呼吸道黏膜水肿
操作方法	1. 水槽内加冷蒸馏水至浸没雾化罐底部的透声膜。 2. 将稀释至 30～50mL 的药液放入雾化罐内,将雾化罐放入水槽,盖紧。 3. 接通电源,先开电源开关,调整定时器,再开雾量调节开关,根据需要调节雾量。 4. 将口含嘴放入口中,或将面罩置于口鼻部,闭口深呼吸,使药液到达呼吸道深部。 5. 治疗完毕,将口含嘴或面罩取下;先关雾量调节开关,再关电源开关,以免损坏雾化器。 6. 每次使用时间为 15～20min;如需连续使用雾化器,中间应间隔 30 分钟
注意事项	1. 水槽和雾化罐切忌加温水或热水。 2. 在使用过程中,如发现水槽内水温超过 50℃或水量不足,应先关机,再更换冷蒸馏水。 3. 在使用过程中,如发现雾化罐内药液过少,只需从盖上小孔注入药液即可,不必关机

六、氧气雾化吸入法

项目	内容
概念	利用高速氧气气流,使药液形成气雾吸入,达到治疗效果的给药方法
操作方法	1. 连接氧气装置与雾化器,氧气湿化瓶内不放水,以防液体进入雾化器内使药液稀释。 2. 调节氧流量达 $6 \sim 8L/min$。 3. 指导病人手持雾化器,将口含嘴放入口中,闭口深吸气,呼气用鼻,以使药液到达呼吸道深部。 4. 吸入完毕,先取下雾化器,再关闭氧气开关

七、注射法的原则及准备

项目	内容
注射原则	1. 手只能触摸无菌注射器的空筒外面、活塞柄、针栓,其余部位均应保持无菌。 2. 消毒注射部位皮肤直径应在 5cm 以上。 3. 皮下注射、肌内注射、静脉注射一般用 2% 碘酊、0.5% 碘伏等含碘消毒剂消毒皮肤。但皮内注射者禁用含碘消毒剂,以免影响观察局部反应,可用 75% 乙醇消毒。 4. 长期注射的病人,应经常更换注射部位。 5. 注射药液应现用现配,以防药液效价降低或被污染。 6. 注药前检查回血　皮下注射、肌内注射如有回血提示针头误入血管内,应拔出针头,更换部位后重新进针;静脉注射必须见回血后,方可注入药液
减轻病人疼痛的注射技术	1. 注射时应做到"两快一慢",即进针快、拔针快、推药慢,且注药速度应均匀。 2. 注射刺激性强的药液,应选择粗长针头,且进针要深。 3. 同时注射多种药物时,应先注射刺激性较弱的,再注射刺激性强的
注射前准备	1. 轻弹安瓿,使安瓿尖端药液流至体部。 2. 锯—消—消。 3. 抽吸药液时针尖斜面应向下,所有注射进针时针头斜面均应向上

八、四大注射法

注射法	要点	注射部位	注意事项
皮内注射 ID	询问药物过敏史及做药物过敏试验;用 75% 乙醇棉签消毒皮肤;针头斜面向上,与皮肤呈 5° 刺入皮内	药物过敏试验取前臂掌侧下段;预防接种常选择上臂三角肌下缘;局部麻醉选在麻醉部位	皮试前须备 0.1% 盐酸肾上腺素;忌用安尔碘消毒皮肤;拔针后勿用棉签按压
皮下注射 H	针尖与皮肤呈 30° ~ 40° 刺入针梗的 1/2 ~ 2/3,抽吸无回血即可注药	上臂三角肌下缘、腹部、后背、大腿前侧及外侧	进针角度不宜超过 45°,需长期皮下注射者应更换注射部位
肌内注射 IM	针头与注射部位呈 90° 迅速刺入肌肉内,深度约为针梗的 2/3	选择肌肉丰厚且离大神经、大血管较远的部位。最常用的是臀大肌,其次为臀中肌、臀小肌、股外侧肌、上臂三角肌	2 岁以下婴幼儿不宜进行臀大肌注射;药液同注,注意配伍禁忌
静脉注射 IV	针头斜面向上,与皮肤呈 15° ~ 30° 由静脉上方或侧方刺入皮下,再沿静脉方向潜行刺入	四肢常用肘部的贵要静脉、肘正中静脉及腕部、手背、足背、踝部等处的浅静脉,小儿采用头皮静脉	长期静脉给药者应由远心端到近心端选择静脉进行注射

九、臀大肌注射定位法

定位法	操作
十字法	从臀裂顶点向左或右侧画一水平线,然后沿髂嵴最高点作一垂直平分线,将一侧臀部分为四个象限,其外上象限并避开内角即为注射区
连线法	取髂前上棘和尾骨连线的外上 1/3 处为注射部位

十、静脉注射失败的常见原因

原因	表现
刺入过浅:针尖斜面未刺入静脉,全部尚在皮下	抽吸无回血,注药时药液渗至皮下:局部隆起
刺入较浅:针尖斜面部分在静脉内,部分尚在皮下	抽吸有回血,注药时部分药液渗至皮下:局部隆起
刺入较深:针尖斜面部分穿破对侧静脉壁	抽吸有回血,注药时部分药液渗至深层组织:局部不一定隆起
刺入过深:针尖斜面完全穿透对侧静脉壁	抽吸无回血

十一、青霉素过敏试验法

项目	内容
原因	半抗原进入机体后,形成全抗原,刺激机体产生特异性抗体 IgE
皮试	对无过敏史者皮内注射青霉素 0.1mL(含青霉素 20～50U),20min 后观察
结果判断	阳性:局部出现皮丘隆起、红晕硬块,直径大于 1cm 或周围有伪足、局部有痒感,严重时出现过敏性休克。 阴性:皮丘大小无改变,周围不红肿,无红晕,无自觉症状,无不适反应
注意事项	1. 用前必须做皮试,试验前询问用药史、过敏史、家族史。 2. 首次使用者、停药 3 天者、使用中更换批号者均应做皮试。 3. 如有青霉素过敏史,应禁止做过敏试验。 4. 皮试液应现用现配。 5. 过敏试验和注射前均应备好 0.1%盐酸肾上腺素和注射器等
休克处理	1. 立即停药,就地抢救,使病人平卧,同时报告医生。 2. 首选 0.1%盐酸肾上腺素,按医嘱立即皮下注射 0.1%盐酸肾上腺素,成人剂量 0.5～1mL,小儿酌减。此药是抢救过敏性休克的首选药。 3. 立即给予氧气吸入,以纠正缺氧,改善呼吸。 4. 病人出现呼吸、心搏骤停,应立即进行心肺复苏,抢救病人

十二、其他药物过敏试验法

药物	过敏试验
链霉素	1. 试验结果的判断、过敏反应的临床表现、处理与青霉素大致相同。 2. 出现过敏性休克时,可缓慢静推 10% 葡萄糖酸钙或氯化钙 10mL,以使钙离子与链霉素结合而减轻中毒症状

续表

药物	过敏试验
破伤风抗毒素	1. 曾用过破伤风抗毒素间隔超过7天者,如再使用,应重做过敏试验。 2. 阴性:局部无红肿,无不适表现。阳性:局部皮丘红肿、硬结直径>1.5cm,红晕直径>4cm,或出现伪足、痒感。 3. 试验结果为阳性的病人可采用脱敏注射法:应用小剂量并逐渐增加,每隔20分钟肌内注射1次,共4次
普鲁卡因	试验结果的判断、过敏反应的临床表现、处理与青霉素大致相同
细胞色素c	结果判断:局部发红,直径>1cm,有丘疹者为阳性
碘过敏试验	1. 临床上常用碘造影剂做肾脏、膀胱、胆囊、支气管、心脑血管造影。在造影前1~2天应先做过敏试验。 2. 结果判断 (1)口服法:阴性,无任何症状;阳性,出现口麻、眩晕、心悸、流泪、恶心、呕吐、荨麻疹等。 (2)皮内注射法:阴性,局部无反应;阳性,局部有红肿、硬块,直径超过1cm。 (3)静脉注射法:阴性,无任何症状;阳性,出现血压、脉搏、呼吸、面色等改变

十三、各种药物过敏试验皮试液剂量

分类	青霉素	链霉素	破伤风抗毒素	普鲁卡因	细胞色素C
每0.1mL含量	20~50U	250U	15U	0.25mg	0.075mg

第十三节 静脉输液和输血法

一、静脉输液

(一)目的

(1)补充水分和电解质,以预防和纠正水、电解质紊乱,维持酸碱平衡。

(2)补充营养,供给热能。

(3)输入药物,达到控制感染、治疗疾病的目的。

(4)补充血容量,改善微循环,维持血压,常用于抢救严重烧伤、大出血、休克等病人。

(5)输入脱水剂,降低颅内压,达到利尿消肿的目的。

(二)补液原则

1. 补液的五大原则　先盐后糖、先晶后胶、先快后慢、宁酸勿碱、见尿补钾。

2. 补钾原则　"四不宜":不宜过浓(浓度不超过40mmol/L),不宜过快(不超过20~40mmol/h),不宜过多(每日补钾量为60~80mmol,补氯化钾量为4.5~6g),不宜过早(一般尿量超过40mL/h或500mL/d方可补钾)。

(三)常用的输液种类

溶液类型		作用
晶体溶液	葡萄糖溶液	供给水分和热能
	0.9%氯化钠溶液	供给水分、电解质
	5%碳酸氢钠	纠正酸中毒
	20%甘露醇	利尿脱水,可用于脑损伤、脑炎、脑出血、脑梗死等所致的脑水肿

续表

溶液类型		作用
胶体溶液	低分子右旋糖酐	降低血液黏稠度,改善微循环,可用于预防 DIC、血栓形成
	中分子右旋糖酐	提高胶体渗透压,扩充血容量,可用于纠正休克
	代血浆	提高胶体渗透压,扩充血容量,可用于纠正休克
	白蛋白(清蛋白)	提高胶体渗透压,减轻水肿,可用于肝硬化腹水、水肿病人
静脉营养液	氨基酸、脂肪乳剂	补充营养,供给热能,可用于慢性消耗性疾病、不能经口进食病人

(四)常用静脉输液法

输液法		要点
密闭式静脉输液法	头皮针静脉输液法	成人最常用手背静脉网,小儿最常用头皮静脉网(如颞浅静脉、额静脉、耳后静脉等),在穿刺点上方 6~8cm 处扎止血带
	静脉留置针输液法	最常用肘正中静脉;用于需长期静脉输液及静脉穿刺困难的病人;在穿刺点上方 10cm 处扎止血带;每日更换输液器;留置针一般可保留 3~5 天,最多不超过 7 天;一旦发现针管内有回血,应立即用肝素液冲洗,以免堵塞管腔
密闭式中心静脉输液法	颈外静脉穿刺置管输液法	穿刺点为下颌角与锁骨上缘中点连线的上 1/3 处颈外静脉外侧缘,进针角度 45°,进入皮肤后改为 25°沿静脉方向刺入;用于测量中心静脉压,长期静滴高浓度、刺激性强的药物等

密闭式静脉输液法操作要点有以下几方面。

1. 排气时倒置茂菲滴管,待茂菲滴管内液面达 1/3~2/3 满,迅速转正滴管。

2. 进行静脉穿刺 "三松"(松开止血带和调节器,嘱病人松拳)。

3. 调节滴速 一般成人 40~60 滴/分,儿童 20~40 滴/分。

4. 速度不可过快的药物 高渗盐水、含钾药物、血管活性药物(多巴胺、硝酸甘油、硝普钠)。

5. 输液速度的计算 溶液每毫升的滴数称为滴系数,一般为 10、15、20 等型号。

(1)每分钟滴速 = 液体的总量(mL)×滴系数(滴/毫升)/输液所用时间(min)。

(2)输液所用时间(h) = [液体的总量(mL)×滴系数(滴/毫升)]/[每分钟滴数(滴/分)×60(min)]。

(五)常见输液故障及处理

常见故障	处理
针头滑出静脉外	药液注入皮下,出现肿痛;应拔针并更换针头,重新穿刺
针头阻塞	药液不滴,轻轻挤压输液管有阻力,且无回血;应拔针并更换针头,重新穿刺
针头斜面紧贴静脉壁	表现为药液滴入不畅或不滴;应调整针头位置或适当变换肢体位置
压力过低	输液瓶位置过低、病人肢体抬举过高所致;可升高输液瓶或放低病人肢体
静脉痉挛	所穿刺肢体受凉或所输药液温度过低所致;可进行局部热敷、按摩
茂菲滴管内液面自行下降	应检查滴管上端输液管与茂菲滴管有无漏气或裂隙,必要时更换输液器

(六)常见输液反应及处理

常见输液反应	主要原因	主要表现	主要处理措施
发热反应	输入致热物质	发热、头痛	重者停止输液
静脉炎	输入强刺激药物	沿输液静脉出现条索状红线	立即停止输液,抬高患肢,局部用 95% 乙醇或 50% 硫酸镁湿敷

续表

常见输液反应	主要原因	主要表现	主要处理措施
肺水肿	输液过多过快	呼吸困难,咳粉红色泡沫样痰	立即停止输液,取端坐位、双腿下垂,20%~30%乙醇湿化给氧(6~8L/min)
空气栓塞	空气阻塞肺动脉	呼吸困难,心前区闻及水泡声	立即停止输液,取左侧卧位和头低足高位

二、静脉输血

(一)目的

1. 补充血容量　增加有效循环血量,增加心排出量,升高血压,促进血液循环。
2. 补充血红蛋白　促进血氧功能,纠正贫血。
3. 补充抗体、补体　增强机体免疫力。
4. 补充血浆蛋白　纠正低蛋白血症,维持血浆胶体渗透压,减少组织渗出和水肿。
5. 补充各种凝血因子和血小板　利于止血,可预防及控制出血。

(二)血液制品的种类

1. 全血
(1)新鲜血:适用于血液病病人,可补充各种血细胞、凝血因子和血小板。
(2)库存血:指保存在2~6℃冰箱内,有效期2~3周的血液。大量输注库存血,可导致酸中毒和高钾血症。

2. 成分血　成分输血是目前临床上常用的输血方法。
(1)红细胞:增加血液携氧能力,用于贫血、失血多的手术病人,也可用于心功能衰竭病人补充红细胞。
(2)白细胞浓缩悬液:保存于4℃环境,48小时内有效,适用于粒细胞缺乏合并严重感染的病人。
(3)血小板浓缩悬液:要求保存于22~24℃环境,24小时内有效,适用于血小板减少或功能障碍所致的出血病人。
(4)血浆:包括新鲜冰冻血浆和冰冻血浆。新鲜冰冻血浆是全血于采集6~8小时内离心分离出血浆后,保存在-18℃以下的环境中,保质期1年,适用于血容量及血浆蛋白较低的病人。输注前须在37℃温水中融化,并于24小时内输入,以免纤维蛋白原析出。

(三)输血前准备

1. 备血　抽取血标本2mL,做血型鉴定和交叉配血试验。
2. 取血三查八对　查有效期、血液制品的质量、输血装置是否完好,对病人床号、姓名、住院号、血袋(瓶)号、血型、交叉配血试验结果、血制品的种类及剂量。
3. 取血后　血制品从血库取出后勿剧烈震荡,以免红细胞被大量破坏而引起溶血;取回的血制品在室温下放置15~20分钟后再输入,一般应在4小时内输完。

(四)输血法

1. 直接输血法　根据输血量准备抗凝剂(每50mL血液中加3.8%枸橼酸钠溶液5mL)。
2. 间接输血法　将抽出的供血者的血液,按静脉输液法输给病人的方法。
(1)调节输血速度,开始宜慢(少于20滴/分),然后观察10~15分钟,如无不良反应,再根据病情需要调节滴速,成人一般40~60滴/分,老人及儿童酌情减少。
(2)血液输完后,再继续输入少量生理盐水,使输血管内的血液全部输完,拔针,按压时间应长于静脉输液的按压时间,直至不出血。

（五）常见输血反应及处理

输血反应	表现	处理
发热反应	发热、头痛	重者停止输血
过敏反应	轻者皮肤瘙痒、荨麻疹及眼睑、口唇水肿；重者可发生过敏性休克	轻者减慢滴速；重者停止输血，使用肾上腺素
溶血反应	1. 开始阶段 红细胞凝集、阻塞小血管——头痛、腰背痛。 2. 中间阶段 红细胞溶解为血红蛋白——黄疸、酱油色尿。 3. 最后阶段 血红蛋白阻塞肾小管——肾衰	1. 立即停止输血。 2. 行双侧腰部封闭、热敷，以解除肾血管痉挛。 3. 用碳酸氢钠碱化尿液以减少结晶，肾衰应限水
枸橼酸钠中毒	库存血中含有枸橼酸钠，其可与钙结合使血钙下降，手足抽搐	立即停止输血，给予钙剂（如葡萄糖酸钙、氯化钙）

第十四节 标本采集

一、标本采集的原则

如做妊娠试验要留晨尿，因为晨尿内绒毛膜促性腺激素的含量高，容易获得阳性检验结果。

（一）静脉血标本采集

标本类型	采集方法
全血标本	注入抗凝管内，用于测定血糖、血常规、血沉、血氨、肾功能（肌酐、尿素氮）等
血清标本	注入干燥管内，用于测定血脂、血清酶、电解质、肝功能等
培养标本	注入培养瓶内，用于检查血液中的致病菌
注意事项	1. 如同时抽取几个项目，先注入血培养瓶，再注入抗凝管，最后注入干燥管。 2. 将全血标本注入抗凝管后，应轻轻摇动，以使血液和抗凝剂充分混合。 3. 将血清标本注入干燥管时，勿将泡沫注入，并避免震荡，以防红细胞破裂。 4. 一般血培养取血 5mL，亚急性感染性心内膜炎病人，应取血 10~15mL，以提高细菌培养阳性率。 5. 严禁在输液、输血的针头处或同侧肢体抽取血样标本

（二）尿标本采集

1. 尿常规标本 嘱病人将晨起第一次尿液留于标本容器内，检测尿比重需留 100mL，其余检验留30~50mL 即可。

2. 尿培养标本 病人自行排尿，弃去前段尿液，护士用试管夹夹住无菌试管，并在酒精灯上消毒试管口后，留取中段尿液约 5~10mL。

3. 12 小时或 24 小时尿标本 用于各种定量检查，如钠、钾、氯、肌酐、肌酸、17 -羟类固醇、17 -酮类固醇、尿糖、尿蛋白定量及尿浓缩查结核杆菌等。

（1）留 12 小时尿标本：嘱病人于晚 7 时排空膀胱，弃去尿液后，开始留取尿液，至次日晨 7 时留取最后一次尿，将全部尿液盛于集尿瓶。

（2）留 24 小时尿标本：嘱病人于清晨 7 时排空膀胱，弃去尿液后，开始留取尿液，至次日晨 7 时留取最后一次尿，将全部尿液盛于集尿瓶。

检查需备集尿瓶（容量 3000~5000mL）、防腐剂。

4. 常用防腐剂的作用及临床应用

常用防腐剂	作用	临床应用
浓盐酸	使尿液保持在酸性环境中,防止尿液中激素被氧化,防腐	内分泌系统的检查,如 17 - 羟类固醇、17 - 酮类固醇
甲苯	可形成一层薄膜覆盖于尿液表面,防止细菌污染,以保持尿液的化学成分不变	尿蛋白定量、尿糖定量及钾、钠、氯、肌酐、肌酸定量
甲醛	固定尿液中有机成分,防腐	艾迪计数

（三）粪便标本采集

标本类型	要点
粪便常规标本	用于检查粪便的颜色、性状、其中的混合物和细胞等。 选取粪便中央部分或取黏液、脓血等异常部分
粪便培养标本	用于检查粪便中的致病菌。 选取粪便中央部分或取黏液、脓血等异常部分
寄生虫及虫卵标本	用于检查粪便中的寄生虫、幼虫、虫卵。 选取粪便不同的部位采集带血或黏液部分;如病人服用驱虫药或做血吸虫卵检查,应留取全部粪便;检查阿米巴原虫时,应事先将便盆加温,因阿米巴原虫在低温环境中可失去活力,难以查找
隐血粪便标本	用于粪便隐血试验(又称粪便潜血试验),以检查粪便中肉眼不能察见的微量血液。 检查前 3 天内禁食肉、肝、血、绿色蔬菜及含铁药物,避免出现假阳性

（四）痰标本采集

标本类型	要点
常规痰标本	用于检查痰液的一般性状,做痰涂片经特殊染色查细菌、虫卵和癌细胞。 晨起未进食前用清水漱口,深呼吸后用力咳出气管深处的第一口痰,留于痰盒中。如留痰标本查找癌细胞,应立即送检,或用 10% 甲醛或 95% 乙醇固定后送检
痰培养标本	用于检查痰液中的致病菌。 晨起未进食前,先用朵贝尔溶液漱口,去除口腔杂菌,再用清水漱口,用力咳出气管深处的痰液,留于无菌集痰器中
24 小时痰标本	用于检查 24 小时痰液的量和性状,以协助诊断。 集痰器中加少量清水,从晨 7 时至次日晨 7 时,将全部痰液留于容器中。 记录 24 小时痰标本的量时,应减去所加入清水的量

（五）咽拭子标本采集

1. 目的　从咽部或扁桃体采集分泌物做细菌培养或病毒分离。

2. 注意事项

（1）为防止呕吐,采集咽拭子标本应避免在进食后 2 小时内进行。

（2）采集真菌培养标本,应在口腔溃疡面上采集分泌物。

第十五节　病情观察和危重病人的管理

一、病情观察和危重病人的支持性护理

（一）病情观察

1. 一般情况

（1）急性病容:病人表现为面色潮红、呼吸急促、兴奋不安、口唇干裂、表情痛苦等,见于肺炎球菌性肺炎等急性感染性疾病病人。

（2）慢性病容：病人表现为面色苍白或灰暗、面容憔悴、精神萎靡、双目无神等，见于肺结核、恶性肿瘤等慢性消耗性疾病病人。

2.生命体征　体温变化：体温突然升高，多见于急性感染病人；体温低于35.0℃，见于休克和极度衰竭的病人；持续高热、超高热、体温持续不升均表示病情严重。

3.瞳孔

（1）正常瞳孔：在自然光线下，瞳孔直径为2～5mm，圆形，两侧等大、等圆，边缘整齐。

（2）异常瞳孔判断标准：瞳孔直径小于2mm称为瞳孔缩小；瞳孔直径大于5mm为瞳孔扩大。

（3）常见异常：双侧瞳孔缩小常见于有机磷农药、吗啡、氯丙嗪等药物中毒；双侧瞳孔扩大常见于颅内压增高、颅脑损伤、颠茄类药物中毒等。

4.意识　根据意识障碍程度可分为嗜睡、意识模糊、昏睡、昏迷，也可出现谵妄。

分类	表现
嗜睡	陷入持续的睡眠状态，可被唤醒，并能正确回答和做出各种反应
意识模糊	简单的精神活动正常，但对时间、地点、人物的定向能力发生障碍
昏睡	可被唤醒，但很快又再入睡，醒时答话含糊或答非所问
昏迷	1.轻度昏迷　防御反应、角膜反射、瞳孔对光反射、眼球运动、吞咽反射等可能存在 2.中度昏迷　对于剧烈刺激可出现防御反射，角膜反射减弱，瞳孔对光反射迟钝 3.深度昏迷　全身肌肉松弛，对各种刺激全无反应，深、浅反射消失

（二）危重病人的支持性护理

1.保持呼吸道通畅　昏迷病人应将头偏向一侧，以防误吸而导致呼吸困难，甚至窒息。

2.对眼睑不能闭合的病人　可涂金霉素眼膏或覆盖凡士林纱布。

二、抢救室

1.严格执行"五定"制度　定点放置、定数量品种、定专人管理、定期消毒灭菌、定期检查维修，完好率达到100%。

2.抢救室的急救药品

（1）中枢兴奋药：尼可刹米（可拉明）、山梗菜碱（洛贝林）等。

（2）升压药：盐酸肾上腺素、去甲肾上腺素、异丙肾上腺素、间羟胺、多巴胺等。

（3）抗高血压药：硝普钠、硫酸镁注射液等。

（4）抗心力衰竭药：毛花苷C（西地兰）、毒毛花苷K等。

（5）抗心律失常药：利多卡因、维拉帕米、胺碘酮等。

（6）血管扩张药：甲磺酸酚妥拉明、硝酸甘油、硝普钠、氨茶碱等。

（7）解毒药：阿托品。

三、洗胃法

（一）目的

洗胃法目的是解毒或减轻胃黏膜水肿。服毒后6小时内洗胃最有效。

1.口服催吐法　洗胃溶液量为10000～20000mL，温度为25～38℃。

2.洗胃机洗胃法　将漏斗胃管经鼻腔或口腔插入胃内，利用虹吸原理，将洗胃溶液灌入胃内。

3.常见药物中毒的洗胃溶液及禁忌药物

常见中毒药物	洗胃溶液	禁忌药物
酸性物	镁乳、蛋清水、牛奶	强酸药物
碱性物	5%醋酸、白醋、蛋清水、牛奶	强碱药物
1605/1059/4049（乐果）	2%～4%碳酸氢钠溶液	高锰酸钾
敌百虫	1:1000～1:2000高锰酸钾	碱性药物
巴比妥类（安眠药）	1:1000～1:2000高锰酸钾	硫酸镁
灭鼠药（磷化锌）	1:1000～1:2000高锰酸钾	鸡蛋、牛奶、脂肪及其他油类食物

注：服敌百虫禁用碱性溶液洗胃，因遇碱会分解出毒性更强的敌敌畏；食入发芽的马铃薯用高锰酸钾洗胃。

（二）注意事项

（1）肝硬化伴食管胃底静脉曲张、近期曾有上消化道出血、胃穿孔的病人，禁忌洗胃。

（2）若病人误服强酸或强碱等腐蚀性药物，禁忌洗胃，以免导致胃穿孔。

（3）当中毒物质不明时，应先抽出胃内容物送检，以明确毒物性质；洗胃溶液可先选用温开水或0.9%氯化钠溶液进行，待确定毒物性质后，再选用对抗剂洗胃。

（4）洗胃液每次灌入量以300～500mL为宜，不超过500mL。

（5）为幽门梗阻病人洗胃，宜在饭后6～8小时或空腹进行，并记录胃内潴留量。

第十六节 水、电解质、酸碱平衡失调病人的护理

一、概述

（1）成年男性体液量约占体重的60%；女性约占50%；婴幼儿可高达70%～80%。体液由细胞内液和细胞外液两部分组成。男性、女性细胞外液均约占体重的20%。

（2）水平衡：正常成人每日摄入水量是2500mL，排出水量是2500mL。

（3）维持体液电解质平衡的主要电解质为Na^+（细胞外液中）和K^+（细胞内液中）。

二、水和钠代谢紊乱

临床将水、钠代谢紊乱分为等渗性缺水（最常见）、低渗性缺水、高渗性缺水、水中毒（较少见）。

项目	等渗性缺水	低渗性缺水	高渗性缺水
病因	水和钠成比例丧失（大量呕吐、肠梗阻、大面积烧伤等）	失钠多于失水（反复呕吐、腹泻等）	失水多于失钠（禁食、大量出汗等）
临床表现	恶心、呕吐、厌食、口唇干燥、皮肤弹性降低、眼窝凹陷、不口渴	软弱无力、表情淡漠、站立性晕倒、血压下降甚至休克	轻度（2%～4%）：口渴 中度（4%～6%）：极口渴 重度>6%：极口渴+功能障碍
辅助检查	血清钠135～145mmol/L	血清钠<135mmol/L	血清钠>150mmol/L
处理原则	等渗盐水或平衡盐溶液	5%葡萄糖盐溶液；重度者补适量高渗盐水	5%葡萄糖溶液，必要时适量补钠

（二）水和钠代谢紊乱护理要点

1. **实施液体疗法** 补液时须严格遵循定量、定性和定时的原则。

2. **先快后慢** 第一个 8 小时补充总量的 1/2，剩余 1/2 的总量在后 16 个小时内均匀输入。

三、钾代谢异常

（一）钾代谢异常

项目	低钾血症	高钾血症
病因	钾摄入不足	排钾障碍是引起高血钾的常见原因
临床表现	肌无力（最早）	微循环障碍,甚至心搏骤停
辅助检查	血清钾 <3.5mmol/L,T 波降低	血清钾 >5.5mmol/L,T 波高而尖
处理原则	补钾	转钾或排钾

（二）护理要点

1. **尽量口服补钾** 常选用 10% 氯化钾溶液或枸橼酸钾口服,对不能口服者可经静脉滴注。

2. **禁止静脉推注钾**。

3. **见尿补钾** 一般以尿量超过 40mL/h 时方可补钾。

4. **总量限制** 补钾量为氯化钾 3~6g/d。

5. **控制补钾浓度** 补液中钾浓度不宜超过 40mmoL/L。

6. **滴速勿快** 补钾速度不宜超过 20mmol/h。

四、酸碱平衡失调

1. **正常体液的 pH 值** 7.40±0.05。

2. **酸碱平衡失调**

项目	代谢性酸中毒(最常见)	代谢性碱中毒	呼吸性酸中毒	呼吸性碱中毒
病因	酸性物质生成过多等	H^+ 丢失过多等	肺泡通气不足等	过度通气等
临床表现	疲乏、眩晕、嗜睡	呼吸变浅	呼吸困难	呼吸急促
辅助检查	血液 pH 值 <7.35,HCO_3^- 降低,$PaCO_2$ 一定程度上降低或正常	血液 pH 和 HCO_3^- 增高,$PaCO_2$ 正常	血液 pH 值降低,$PaCO_2$ 增高,HCO_3^- 可正常	血液 pH 值增高,$PaCO_2$ 和 HCO_3^- 下降
处理原则	补液	解除病因	改善通气功能	对症治疗

第十七节　临终病人的护理

一、死亡的判断标准及过程分期

要点	内容
死亡的判断标准	1. 目前医学界主张以脑死亡作为判断死亡的标准 2. 脑死亡的判断标准　不可逆的深度昏迷;自发呼吸停止;脑干反射消失;脑电波平直

续表

要点		内容
死亡过程分期	濒死期	又称临终期,是生命活动的最后阶段 脑干以上的脑组织功能处于深度抑制状态,反射迟钝,心跳微弱,呼吸微弱。生命可复苏
	临床死亡期	又称躯体死亡期或个体死亡期 所有脑组织功能处于深度抑制状态。反射消失,心跳停止,呼吸停止,各组织细胞代谢活动微弱。此期持续时间一般为5~6分钟,病人仍有复苏可能
	生物学死亡期	各组织细胞代谢活动终止,继而出现尸冷、尸斑、尸僵、尸体腐败等 1. 尸冷 尸体温度逐渐降低,是最先发生的尸体现象。 2. 尸斑 血液因重力向最低部位坠积,该处皮肤呈现暗红色斑块或条纹。死亡后2~4小时出现。 3. 尸僵 肌肉中ATP不断分解而不能再合成—肌肉收缩—尸体僵硬。死后1~3小时出现。 4. 尸体腐败 (1)机体组织被腐败细菌分解—尸体腐败。死亡24小时后出现。 (2)尸体腐败常见的表现有尸臭、尸绿等。 (3)尸臭是肠道内有机物分解而从口、鼻、肛门排出的腐败气体。 (4)尸绿是尸体腐败时出现的色斑,一般死后24小时先在右下腹出现,逐渐波及全身

二、临终病人的护理

项目	内容
概念	临终关怀是向临终病人及其家属提供生理、心理、社会等方面的完整照顾,以控制病人症状,缓解其痛苦,保护其自尊,提高生存质量,使临终病人平静、安宁、有尊严地度过人生的最后阶段,同时减轻临终病人家属的精神压力
躯体状况	濒死病人常表现为希氏面容,即面肌瘦削、面部呈铅灰色、双眼半睁呆滞、瞳孔固定等,最后消失的感觉是听觉。因听觉通常最后消失,故护理中应注意语言亲切、柔和、清晰,避免在病人床旁讨论病情,以减少不良刺激
躯体支持性护理	病室光线不宜过暗,以免病人产生恐惧心理;注意病人眼部的清洁,及时拭去眼部分泌物,如病人双眼半睁,应定时涂金霉素、红霉素眼膏,并用生理盐水湿纱布覆盖,以防发生角膜溃疡或结膜炎
心理反应	1. 否认期 当病人得知自己将面临死亡时,常会拒绝接受事实,四处求医,希望是误诊。 2. 愤怒期 产生"为什么是我,这不公平!"的心理,向周围的人发泄愤怒,以弥补内心的不平。 3. 协议期 对病情抱有一线希望,能积极配合治疗;常常表示:"如果能让我好起来,我一定……"。 4. 忧郁期 因治疗无望,病人产生很强烈的失落感,表现为情绪低落、哭泣、试图自杀等。 5. 接受期 在一切的努力、挣扎之后,病人变得平静,接受即将死亡的事实,静等死亡的来临
心理护理	1. 否认期 对病人的病情,医护人员及家属应注意保持口径一致。 2. 愤怒期 病人的发怒是一种有益于健康的正常行为,应允许其发怒、抱怨,以宣泄忧虑、恐惧。 3. 协议期 指导病人更好地配合治疗,以对症治疗为主,从而减轻病人的痛苦。 4. 忧郁期 经常陪伴病人,预防其自杀,安排亲朋好友会面,让家属陪伴在身旁等。 5. 接受期 不要强迫与其交谈,给病人安静、明亮、单独的环境,使其平静地离开人间

三、尸体护理

项目	内容
目的	保持尸体整洁,姿势良好,易于辨认;给家属以安慰
操作要点	1. 医生开具死亡诊断书后,护士应尽快进行尸体护理,以防僵硬。 2. 将尸体仰卧,头下垫一枕头,以防面部淤血变色。 3. 如眼睑不能闭合,可用毛巾湿敷或按摩后,将眼睑闭合。 4. 如不能闭口,可轻揉下颌或用绷带托起。 5. 如有义齿应将其装上,以维持尸体良好的外观。 6. 有伤口要更换敷料,有引流管应拔出,再缝合或用蝶形胶布封住并包扎;如有胶布痕迹,用松节油擦净。 7. 用棉花将口、鼻、耳、阴道、肛门等孔道塞住,以防体液外溢,注意棉花不要外露。 8. 第一张尸体识别卡系于腕部,第二张尸体识别卡系于尸体腰间的尸单或尸袍上,第三张尸体识别卡交给太平间工作人员,并将识别卡系在停尸屉外。 9. 如为传染病病人,应用消毒液清洁尸体,孔道应用浸有1%氯胺溶液的棉球进行填塞

第十八节　医疗和护理文件的书写

一、医疗和护理文件的重要性及相关要求

要点	内容
重要性	提供病人的信息资料;提供教学及科研的重要资料;提供评价依据;提供法律的证明文件
书写要求	及时(因抢救未能及时记录的,应在抢救结束6小时内据实补记),准确,真实,完整,简明扼要,清晰
保管要求	1. 病人及家属有权复印体温单、医嘱单、护理记录单。 2. 医疗护理文件住院期间由病房保管,出院或死亡后交病案室保管
病历排列顺序	1. 住院期间　体温单放在最前面,最后是住院病历首页、门诊或急诊病历 2. 出院归档时　住院病历首页放在最前面,最后是体温单;门诊或急诊病历归还病人

二、护理文件的书写

(一)体温单

要点	内容
记录内容	体温、脉搏、呼吸、血压,出入院、手术、分娩、转科或死亡的时间,大便、出入液量、体重、特殊治疗、药物过敏等
眉栏填写	1. 用蓝墨水或碳素墨水笔填写。 2. 日期栏:每页体温单的第一页应写明年、月、日,其余6天只写日,如中间换年或月份应填写年、月、日或月、日。 3. 住院天数:自入院后第一日开始写至出院。 4. 手术日数:自手术或分娩后次日为第一日,连续写14天;如14天内进行第二次手术,则第一次手术天数作分母,第二次手术天数作分子填写
在40~42℃横线之间	用红色水笔在40~42℃横线之间相应时间栏内,纵向填写入院时间、手术、分娩时间、转入时间、转科、出院时间、死亡时间。所填时间按24小时制记录,且一律用中文书写×时×分

续表

要点	内容			
体温与脉搏曲线绘制	**体温曲线的绘制**		**脉搏心率曲线的绘制**	
	◎口温以蓝"●"表示 ◎腋温以蓝"×"表示 ◎肛温以蓝"○" ◎以蓝线相连	符号运用	◎脉率以深蓝"●"表示 ◎心率以深蓝"○"表示 ◎相邻符号用深蓝线相连	
	◎要求符号大小一致,连线平直 ◎遇患者拒测、外出时,前后2次体温曲线应断开	注意事项	◎脉搏短绌,需同时绘制心率和脉率,并于心率与脉率曲线之间以深蓝笔画直线涂满	
	1. 物理降温或药物降温后30分钟所测的体温,绘制在降温前体温的相应纵格内,以红"○"表示,并用红色虚线与降温前体温相连。下一次体温应与降温前体温相连。 2. 当体温不升时,可将"不升"二字写在35℃线以下			
底栏填写	用蓝笔以阿拉伯数字记录,免写计量单位(体温单前已注明)			
	大便次数	1. 每24小时填写前一日的大便次数,如未解大便记"0"。 2. 灌肠后的大便次数用"E"符号,以分数表示,如灌肠后大便3次记为3/E,两次灌肠后大便3次记为3/2E。 3. 大便失禁记为"※"。 4. 人工肛门记为"☆"		
	出入液量	单位为"mL",在相应栏内记录前一日24小时的总量		

(二)医嘱单

要点		内容
长期医嘱		医嘱自开写之日起,有效时间在24小时以上,医生注明停止时间后失效
临时医嘱		医嘱有效时间在24小时以内,一般只执行1次
备用医嘱	长期备用医嘱(prn)	有效时间在24小时以上,需要时使用,医生注明停止时间后方为失效
	临时备用医嘱(sos)	仅在12小时内有效,必要时使用,只执行1次,过期尚未执行即失效。由护士在该医嘱后用红笔注明"未用"两字
处理原则		先急后缓,先临时后长期,先执行后抄写
注意事项		1. 一般情况下不执行口头医嘱,在手术过程中或抢救时,医生提出口头医嘱,护士必须复诵一遍,双方确认无误方可执行。 2. 护士应严格执行医嘱,但不能机械地处理和执行,如有疑问,应核对清楚,无误方可执行。 3. 医嘱须每班小查对,每日查对,每周应进行总查对。 4. 所有医嘱必须有医生签名方为有效

(三)出入液量的记录

要点	内容
记录的内容	1.每日摄入量　包括每日饮水量、输液量、输血量、食物中的含水量等。 2.每日排出量　包括尿量、粪便量,以及其他排出液,如胃肠减压吸出液、胸腹腔吸出液、痰液、呕吐液、伤口渗出液、胆汁引流液等
记录方法	1.出入液量可先记录在出入液量记录单上,分子为出量,分母为入量。 2.晨7时至晚7时,用蓝笔;晚7时至次晨7时,用红笔 (记忆提示:晚上用红色可以想象为晚霞)

(四)特别护理记录单

1.特别护理记录　常用于危重、抢救、大手术后、特殊治疗后需严密观察病情变化的病人,以利于及时了解病情的动态变化和治疗、护理的效果。

2.记录的内容　包括生命体征、神志、瞳孔、出入液量、用药情况、病情动态变化、各种治疗和护理措施及其效果等。

(五)病室报告

(1)病室交班报告应由主班护士书写。

(2)按出院、转出、死亡、新入院、转入、手术、分娩、病危、病重等顺序逐项书写,每项依床号顺序排列。

第二章 循环系统疾病病人的护理

第一节 循环系统解剖生理

一、心脏

（1）心脏分四个腔室，即左心房、左心室、右心房、右心室。

（2）左、右心房之间有房间隔，左、右心室之间有室间隔。

（3）左心房、室之间有二尖瓣，右心房、室之间有三尖瓣。

（4）左心室与主动脉之间有主动脉瓣，右心室与肺动脉之间有肺动脉瓣。

（5）心瓣膜具有防止心房和心室在收缩或舒张时出现血液反流的功能。

（6）心壁分为3层，由外向内依次为心外膜、心肌层、心内膜。

（7）心外膜即心包的脏层，紧贴于心脏表面，与心包壁层形成心包腔，腔内含少量（约30mL）浆液起润滑作用。

（8）冠状动脉是营养心脏的血管，起源于主动脉根部。左冠状动脉又分成前降支和回旋支，主要负责左心房、左心室前壁、侧壁及室间隔前2/3部位心肌的血液供应。

（9）心脏兴奋传导的顺序是：由窦房结（自律性最高）产生冲动，沿结间束、房室结、房室束、左右束支及浦肯野纤维网传导，最终到达心房与心室，产生一次完整的心动周期。

（10）心肌细胞的生理特性：自律性、传导性、兴奋性和收缩性。

二、血管

血管类型	功能	又称
动脉	输送血液到器官组织	阻力血管
静脉	将血液送回心脏	容量血管
毛细血管	位于小动脉与小静脉之间，物质及气体交换的场所	功能血管

三、血液循环

循环类型	途径
肺循环	右心室—肺动脉—肺泡毛细血管—肺静脉—左心房
体循环	左心室—主动脉—各级动脉—全身毛细血管网—各级静脉—上、下腔静脉—右心房

四、调节循环系统的神经

1. 交感神经兴奋　心率加快，心肌收缩力增强，血压升高。

2. 迷走神经兴奋　心率减慢，心肌收缩力减弱，血压下降。

第二节 心功能不全病人的护理

一、慢性心力衰竭病人的护理

【病因】

1. 基本病因

（1）心肌损害：如冠心病、心肌缺血、心肌梗死、心肌炎和心肌病。

（2）心脏负荷过重。

心脏负荷	见于	记忆口诀	简记小故事
容量负荷（前负荷）过重	二尖瓣、主动脉瓣关闭不全；房间隔缺损、室间隔缺损、甲亢、慢性贫血等	关（关闭不全）心（先天性心脏病）前夫（前负荷）评（贫血）价（甲亢）	妻子离婚后依旧关心前夫对于她的评价
压力负荷（后负荷）过重	高血压、主动脉瓣狭窄、肺动脉高压、肺动脉瓣狭窄	后夫（后负荷）提（体循环高压）刀宰（狭窄）肥羊（肺动脉高压）	后夫娶到妻子，提起刀宰杀肥羊庆祝此事

2. 诱因 呼吸道感染（最常见和最主要的诱因）、心律失常（心房颤动）、生理或心理压力过大、输液过多过快、摄入高盐食物等。

【临床表现】

1. 左心衰竭

（1）主要表现：肺循环淤血和心排血量降低，呼吸困难（最早、最主要症状），咳嗽、咳痰、咯血，交替脉（特征性体征）。

（2）最早出现的是劳力性呼吸困难，最典型的是阵发性夜间呼吸困难，晚期出现端坐呼吸。

2. 右心衰竭 主要表现为体循环淤血，体征有颈静脉怒张，肝大、水肿、发绀、肝颈静脉回流征阳性（特征性体征）。

【辅助检查】

1. 血液检查 血浆 B 型利钠肽（BNP）和氨基末端 B 型利钠肽前体（NT – pro BNP）有助于心衰的诊断、鉴别诊断，判断心衰严重程度、疗效及预后。

2. 超声心动图 左室射血分数（LVEF）可反映心脏收缩功能，正常 LVEF > 50%。

3. X 线检查 心影大小及外形可为病因诊断提供重要依据，间接反映心功能状态。

4. 有创性血流动力学检查 直接反映左心功能。

【治疗原则】

1. 病因治疗 有效治疗可能导致心脏功能受损的常见病（如高血压、冠心病等）。

2. 消除诱因。

3. 吸氧 给予持续氧气吸入，流量 2 ~4L/min，增加血氧饱和度，改善呼吸困难。

4. 强心药的使用 主要为洋地黄类药物，具有正性肌力（增加心肌收缩力）和减慢心率作用。

（1）应用洋地黄类药物的禁忌证：严重房室传导阻滞、肥厚性梗阻型心肌病、急性心肌梗死 24 小时内不宜使用。

（2）平时可长期口服地高辛，加重时可缓慢静推毛花苷 C（西地兰）。

（3）使用洋地黄前需测心率、脉搏 1 分钟，成人低于 60 次/分，暂停使用。

（4）使用洋地黄与维生素 C 应间隔 30 分钟以上，与使用钙剂应间隔至少 4 小时。

（5）洋地黄类药物毒性反应。

毒性反应	表现
胃肠道反应（最常见）	食欲下降、恶心、呕吐等
心血管系统反应（最严重）	室早二联律最为常见；房颤变得规则；心电图出现鱼钩样改变
神经系统反应	头痛、头晕、视力模糊、黄视、绿视等

（6）洋地黄中毒处理：停药、补钾、纠正心律失常。

5. 常用利尿剂 应用利尿剂应特别注意钾紊乱。

类型	药物	注意事项
排钾利尿剂	氢氯噻嗪、呋塞米（速尿）	易导致低钾
保钾利尿剂	螺内酯（安体舒通）、氨苯蝶啶	不宜摄入含钾食物，如橙汁、香蕉等

6. 扩血管药物

扩张血管	药物	作用
小静脉	硝酸酯制剂：硝酸甘油	减轻前负荷
小动脉	ACEI：卡托普利	减轻后负荷

【护理要点】

（1）输液速度应控制在 20～30 滴/分。因各种心脏疾病均可能并发心衰，所以输液速度均宜慢。

（2）宜高蛋白、高维生素、清淡易消化饮食，限水，每日摄入食盐少于 5g。保持大便通畅，必要时口服缓泻剂或使用开塞露，不能使用大剂量液体灌肠。

（3）休息、避免精神紧张，减轻心脏负担，应根据心功能分级决定活动和休息原则。

级别	表现	休息与活动指导
Ⅰ级	一般活动无症状	不限制一般的体力活动，但避免剧烈运动和重力劳动
Ⅱ级	一般活动有胸闷、心悸、气促	可适当从事轻体力工作和家务劳动，强调下午多休息
Ⅲ级	轻于一般活动即有胸闷、心悸、气促	增加休息时间，严格限制一般的体力活动
Ⅳ级	即使休息也有胸闷、心悸、气促	绝对卧床休息，取半卧位

注：一般活动又常描述为日常活动、平时活动等。

（4）临床上常用 6 分钟步行试验（6MWT）来评估心力衰竭病人的心脏功能、治疗效果和预后。6MWT 测量的指标主要是个体用最快的速度步行 6 分钟所通过的距离。

分级	6MWT 参考值
轻度心功能不全	426～550m
中度心功能不全	150～425m
重度心功能不全	<150m

（5）心力衰竭病人易发生呼吸道感染，应增强抵抗力，防止发生呼吸道感染，长期卧床病人易发生下肢静脉血栓，加强观察和护理。

二、急性心力衰竭病人的护理

【病因】

病因如急性心肌梗死、高血压危象、输液过多过快引起急性肺水肿等。

【临床表现】

（1）病人多为急性左心衰竭，表现为急性肺水肿。

（2）突发极度呼吸困难，呼吸频率可达 30～50 次/分钟（主要护理问题是气体交换受损），咳粉红色泡沫样痰。

【抢救措施】

1. 体位　立即安置病人取端坐位,双腿下垂。

2. 氧疗　高流量(6~8L/min)吸氧,加入20%~30%乙醇湿化,降低肺泡及气管内泡沫表面张力。

3. 正确使用药物治疗　给予吗啡(可镇静、扩血管),强心剂(注意洋地黄中毒,重度二尖瓣狭窄病人禁用,急性心肌梗死病人24小时不使用),利尿剂及硝普钠、硝酸甘油等扩血管药。硝普钠、硝酸甘油主要不良反应为低血压,需控制滴速。硝普钠含有氰化物,使用时不宜超过24小时。

【急性心衰记忆方法】

左心衰,呼吸快;泡沫痰,粉红色;

听诊肺,湿啰音;端坐位,腿下垂;

快吸氧,高流量;酒湿化,泡沫消;

三、慢性左心衰竭和急性左心衰竭对比

心衰类型	病理特征	痰	啰音
慢性左心衰竭	肺淤血	白色泡沫样痰	双肺底湿啰音
急性左心衰竭	肺水肿	粉红色泡沫样痰	双肺满布湿啰音

第三节　心律失常病人的护理

一、概述

1. 心脏兴奋传导的顺序　由窦房结产生冲动,沿结间束、房室结、希氏束、左右束支及浦肯野纤维网传导,最终到达心房与心室而产生一次完整的心动周期。

窦房结自律性最高,是心跳的正常起搏点,由窦房结控制的心跳节律称为窦性心律。

2. 心律失常病人确诊　主要依靠心电图。

3. 心电图导联电极位置

导联	电极位置
肢体导联	右上肢:红色导联线;左上肢:黄色导联线;右下肢:黑色导联线;左下肢:绿色导联线(记忆口诀:右红右黑、左黄左绿)
胸导联	V_1导联:胸骨右缘第4肋间。 V_2导联:胸骨左缘第4肋间。 V_3导联:V_2与V_4连线的中点。 V_4导联:左锁骨中线与第5肋间交叉处。 V_5导联:左腋前线与V_4同一水平处。 V_6导联:左腋中线与V_4同一水平处

4. 心电图主要波形及其意义

波形	意义
P波	代表心房肌除极的电位变化
QRS波群	代表心室肌除极的电位变化
T波	代表心室快速复极时的电位变化

5.常见心律失常的病因

心律失常类型	病因
窦性心动过速	甲状腺功能亢进、低钾血症等
窦性心动过缓	甲状腺功能减退、高钾血症等
其他类型	各种器质性心脏病、电解质紊乱等均可引起

6.严重的心律失常

严重性	心律失常类型
随时有猝死危险	室速、室扑、室颤、三度房室传导阻滞等
有猝死危险先兆	频发性、多源性、成对、R on T 的室早、室上速、房颤、二度 II 型房室传导阻滞等

二、窦性心律失常

窦性心律失常是由于窦房结冲动发放频率的异常或窦性冲动向心房的传导受阻所导致的心律失常。

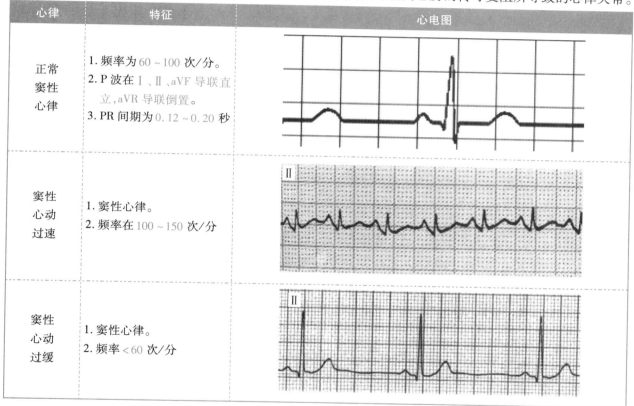

心律	特征	心电图
正常窦性心律	1.频率为 60 ~ 100 次/分。 2.P 波在 I、II、aVF 导联直立，aVR 导联倒置。 3.PR 间期为 0.12 ~ 0.20 秒	
窦性心动过速	1.窦性心律。 2.频率在 100 ~ 150 次/分	
窦性心动过缓	1.窦性心律。 2.频率 < 60 次/分	

三、期前收缩

期前收缩简称早搏,是窦房结以外的异位起搏点过早发出冲动引起的心脏搏动,可分为房性期前收缩(又称房性早搏)、室性期前收缩(又称室性早搏)和房室交界区性期前收缩。室性期前收缩是最常见的心律失常。

期前收缩类型	特征	心电图
房性早搏	1. P 波提早出现,与窦性 P 波形态不同。 2. PR 间期 >0.12 秒。 3. QRS 波群形态正常。 4. 有不完全代偿间歇	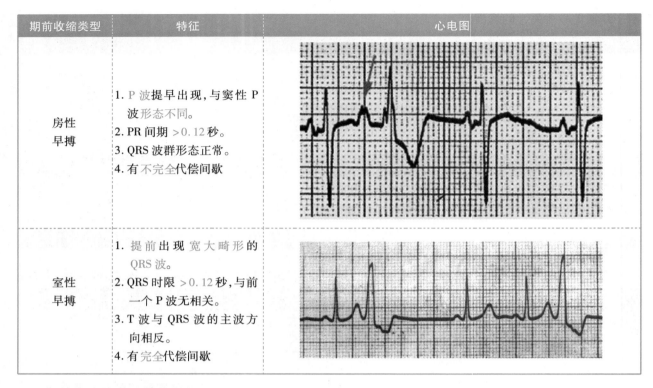
室性早搏	1. 提前出现宽大畸形的 QRS 波。 2. QRS 时限 >0.12 秒,与前一个 P 波无相关。 3. T 波与 QRS 波的主波方向相反。 4. 有完全代偿间歇	

期前收缩分类及其特点如下。

类型	特点
单源性	起源于一个异位起搏点,又称单形性
多源性	起源于多个异位起搏点,又称多形性
偶发性	期前收缩 <5 个/分
频发性	期前收缩 >5 个/分
二联律	每一个窦性搏动后出现一个期前收缩
三联律	每两个窦性搏动后出现一个期前收缩
成对	每一个窦性搏动后出现两个期前收缩
R on T 现象	室性期前收缩出现于前一心脏搏动的 T 波上

四、阵发性心动过速

心脏的异位起搏点连续出现 3 次或 3 次以上的期前收缩,称为阵发性心动过速。临床常见阵发性室上性心动过速(简称室上速)和阵发性室性心动过速(简称室速)。

阵发性心动过速	特征	心电图
室上速	1. 心率 150～250 次/分,节律规整。 2. QRS 波形态与时限均正常。 3. P 波为逆行性,常埋藏于 QRS 波群内	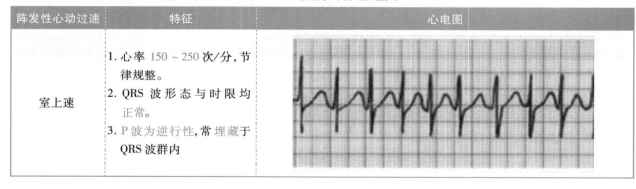

续表

阵发性心动过速	特征	心电图
室速	1. 提前连续出现3个或3个以上宽大畸形的 QRS 波。 2. 心室率为 100～250 次/分 3. P 波与 QRS 波群无固定关系,形成房室分离	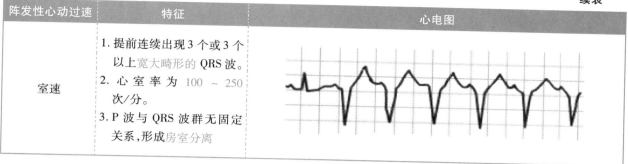

五、心房颤动与心室颤动

颤动	特征	心电图
心房颤动	1. 窦性 P 波消失,代之以不规则的 f 波,频率 350～600 次/分。 2. QRS 波群形态正常,R–R 间隔完全不规则,通常在 100～160 次/分	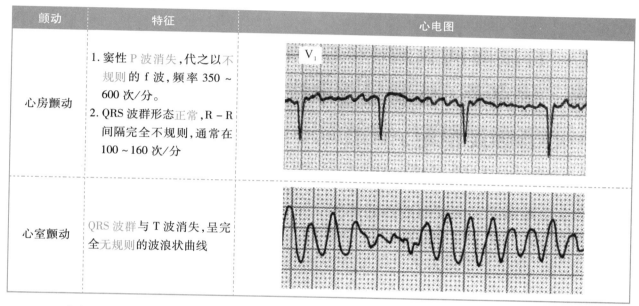
心室颤动	QRS 波群与 T 波消失,呈完全无规则的波浪状曲线	

1. 心房颤动的特点
（1）心房颤动常见于风湿性心瓣膜病,以二尖瓣狭窄最常见。
（2）易形成左心房附壁血栓,若脱落可引起动脉栓塞,以脑栓塞(可致失语、偏瘫等)最多见。
（3）表现:第一心音强弱不一致,心律绝对不规则。脉搏短绌(脉率＜心率)。
2. 心室颤动的特点
（1）心室颤动是最严重的心律失常。
（2）常见于急性心肌梗死。
（3）表现:意识丧失,呼吸停止,瞳孔散大,动脉搏动消失,血压测不到。

六、房室传导阻滞

房室传导阻滞	特征	心电图
一度房室传导阻滞	1. PR 间期＞0.20s,每个冲动都能传导至心室,无 QRS 波脱漏。 2. PR 间期延长时间基本相等	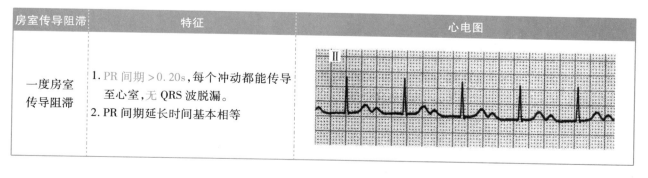

续表

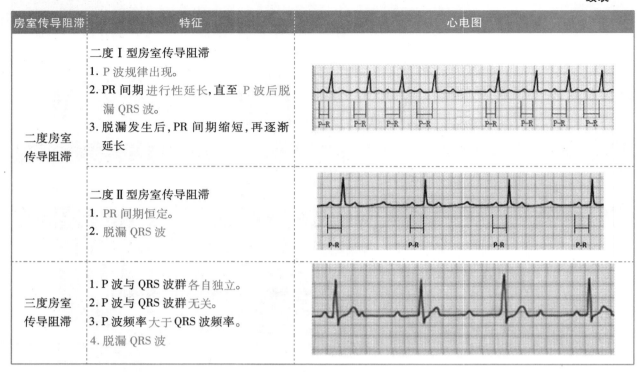

房室传导阻滞	特征	心电图
二度房室传导阻滞	二度Ⅰ型房室传导阻滞 1.P波规律出现。 2.PR间期进行性延长,直至P波后脱漏QRS波。 3.脱漏发生后,PR间期缩短,再逐渐延长	
	二度Ⅱ型房室传导阻滞 1.PR间期恒定。 2.脱漏QRS波	
三度房室传导阻滞	1.P波与QRS波群各自独立。 2.P波与QRS波群无关。 3.P波频率大于QRS波频率。 4.脱漏QRS波	

七、治疗与护理

(一)心律失常的治疗与护理

(1)心室率慢的心律失常(如窦性心动过缓、房室传导阻滞):给予阿托品,如无效可使用起搏器。

(2)心室率快的心律失常:多可给予利多卡因,如无效可给予电复律。心室颤动时的电复律治疗也常被称为电击除颤。

(3)心室颤动:应立即给予非同步电复律(仅用于心室颤动)、心肺复苏。

(4)预激综合征:治疗药物首选腺苷,根治首选射频消融。

(5)室上速:刺激迷走神经可终止发作室性融合波,刺激方法如屏气、按摩单侧颈动脉窦、Valsalva动作、按压眼球、将面部浸于冰水内等。

(6)预防心律失常的最佳方法是控制器质性心脏病病情。

(7)应避免饮用咖啡、浓茶,二者均含有咖啡因(可干扰心电活动)。

(8)应给予心电监护,及时发现严重心律失常。

(二)心脏电复律

1.电复律的适应证

(1)非同步电复律适用于室颤、持续性室性心动过速。

(2)同步电复律适用于有R波存在的各种快速异位心律失常,如房颤、室性阵发性心动过速等。

2.电复律的禁忌证

(1)病史长、心脏明显扩大,同时伴二度Ⅱ型或三度房室传导阻滞的房颤和房扑。

(2)洋地黄中毒或低血钾病人。

3.电复律的护理

(1)术前24~48小时停用洋地黄类药物,术前1~2天口服奎尼丁。

(2)术前6小时禁食,排空膀胱,取下义齿和金属配饰。

(3)病人去枕仰卧于木板床上,将电极置于胸骨右缘第2~3肋间和心尖(左锁骨中线第5肋间),两个电极板之间距离不小于 10cm,电极板用盐水纱布包裹或均匀涂上导电糊,并紧贴病人皮肤。

(4)术后病人应绝对卧床休息、心电监测 24 小时。清醒后 2 小时内避免进食。

(5)术后遵医嘱服用洋地黄类药物、奎尼丁等,以维持窦性心律。

(三)心脏起搏器安置术后护理

(1)术后心电监护 24 小时。

(2)绝对卧床 1～3 天,取平卧位或半卧位,不要压迫植入侧。

(3)6 周内限制体力活动,3～6 个月内到医院检查和进行参数调整,日常生活中要随身携带"心脏起搏器卡"等。

(4)嘱病人避开强磁场和高压电,如核磁、激光、理疗、电灼设备、变电站等,但家庭生活用电一般不影响起搏器的工作。

(5)教会病人自己数脉搏。装有起搏器的一侧上肢,1 个月内避免做过度用力或幅度过大的动作。

(四)常见抗心律失常药物

作用机制	常见药物
阻滞快速钠通道	利多卡因、奎尼丁、普罗帕酮等
阻滞钾通道与延长复极	胺碘酮、决奈达隆、索他洛尔等
阻滞慢钙通道	维拉帕米、地尔硫草等
阻断 β 肾上腺素能受体	美托洛尔、阿替洛尔、比索洛尔等

第四节　先天性心脏病病人的护理

一、小儿循环系统解剖生理特点

1.心脏　胚胎发育 2～8 周为心脏形成的关键期。

年龄	心脏位置
2 岁以下	左侧第 4 肋间锁骨中线外侧
3～7 岁	左侧第 5 肋间锁骨中线处
>7 岁	左侧第 5 肋间锁骨中线内 0.5～1cm 处

2.心率　随着年龄的增长,心率逐渐减慢。

年龄	心率正常值/(次·分$^{-1}$)
新生儿	120～140
1 岁以内	110～130
2～3 岁	100～120
4～7 岁	80～100
8～14 岁	70～90

3.血压　2 岁以后小儿收缩压 =(年龄 ×2 +80)mmHg,小儿舒张压 =收缩压 ×2/3。

二、先天性心脏病病人的护理

先天性心脏病是小儿最常见的心脏病。

【病因】

病因可分为两类:遗传因素和环境因素(宫内病毒感染最常见)。

【分类】

根据左、右心腔或大血管间有无分流和临床有无青紫,先天性心脏病可分为3类。

类型	先心病
左向右分流型(潜伏青紫型)	房间隔缺损、室间隔缺损和动脉导管未闭
右向左分流型(青紫型)	法洛四联症
无分流型(无青紫型)	主动脉缩窄和肺动脉狭窄

【常见先天性心脏病的特点】

1. 房间隔缺损

项目	内容	
临床表现	胸骨左缘第 2~3 肋间有收缩期杂音,P2 亢进	
并发症	反复呼吸道感染、支气管肺炎	
辅助检查	肺门"舞蹈"征,超声心动图检查(首选)	
治疗要点	直径 <3mm 的房间隔缺损多在 3 个月内自然闭合,直径 >8mm 的房间隔缺损不会自然闭合;一般在 3~5 岁进行介入治疗或手术	

2. 室间隔缺损　最常见的先天性心脏畸形。

项目	内容	
临床表现	胸骨左缘 3~4 肋间可闻及 Ⅰ~Ⅴ/Ⅵ级全收缩期反流性杂音,P2 亢进	
并发症	反复呼吸道感染、支气管肺炎	
辅助检查	肺门"舞蹈"征,超声心动图检查(首选)	
治疗要点	中小型缺损可先在门诊随访至学龄前期,大、中型缺损可介入或手术治疗	

3. 动脉导管未闭

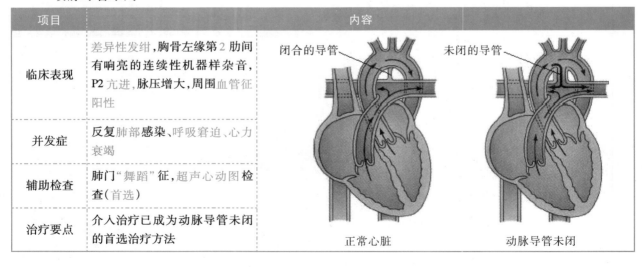

项目	内容	
临床表现	差异性发绀,胸骨左缘第2肋间有响亮的连续性机器样杂音,P2 亢进,脉压增大,周围血管征阳性	
并发症	反复肺部感染、呼吸窘迫、心力衰竭	
辅助检查	肺门"舞蹈"征,超声心动图检查(首选)	
治疗要点	介入治疗已成为动脉导管未闭的首选治疗方法	正常心脏　　动脉导管未闭

4. 法洛四联症 最常见的发绀型先天性心脏病。

项目	特点
4 个狭窄	肺动脉狭窄（重要畸形）、室间隔缺损、主动脉骑跨、右心室肥大
临床表现	①发绀：主要表现，其程度和出现早晚与肺动脉狭窄程度有关；②杵状指（趾）；③蹲踞现象；④缺氧发作；⑤胸骨左缘第 2～4 肋间有Ⅱ或Ⅲ级收缩期喷射性杂音，P2 减弱
并发症	脑血栓
辅助检查	X 线检查心影呈靴形
治疗要点	1. 缺氧发作 ①首选膝胸体位；②吸氧、镇静；③使用吗啡抑制呼吸中枢，减轻呼吸急促；④β受体阻滞剂（普萘洛尔），减慢心律。 2. 外科治疗 轻症患儿手术年龄以 5～9 岁为宜

（图：肺动脉狭窄、主动脉骑跨、室间隔缺损、右心室肥大）

【护理措施】

要点	措施
休息	恢复心脏功能的重要条件
注意观察病情	1. 法洛四联症患儿血液黏稠度高，易形成血栓，因此要注意供给充足液体。 2. 出现心力衰竭的表现，立即置患儿于半卧位
药物治疗护理	1. 应用洋地黄药物前数脉搏 1 分钟，通常年长儿 HR＜（60～70）次/分，婴幼儿 HR＜（80～90）次/分，应暂停用药并通知医生。 2. 应避免与其他药物同时服用 钙剂与洋地黄有协同作用，用洋地黄类药物时应避免用钙剂
预防感染	做小手术时，应给予抗生素，防止感染性心内膜炎

第五节 高血压病人的护理

高血压是以动脉收缩压和（或）舒张压持续升高为主要临床表现的综合征，分为原发性高血压和继发性高血压两种类型。高血压病理生理作用的主要靶器官是心脏和血管，血管内皮功能障碍是高血压出现最早、最重要的血管损害。

【血压水平的定义和分类】

分类	收缩压/mmHg		舒张压/mmHg
正常血压	＜120	和	＜80
正常高值血压	120～139	和（或）	80～89
高血压	≥140	和（或）	≥90
1 级高血压（轻度）	140～159	和（或）	90～99
2 级高血压（中度）	160～179	和（或）	100～109
3 级高血压（重度）	≥180	和（或）	≥110
单纯收缩期高血压	≥140	和	＜90

【病因】

遗传、高钠或低钾饮食、精神刺激、药物、超重和肥胖、饮酒、吸烟等。

【临床表现】

1. 一般表现　部分病人可表现为头晕、头痛、耳鸣、眼花、乏力等。

2. 并发症　心、脑、肾、眼底血管损伤,出现相应表现。

并发症	表现
脑血管意外	可发生脑动脉血栓形成和微小动脉瘤引起脑出血
心力衰竭	可出现左心衰竭
肾衰竭	引起肾小球通透性增加,造成肾小管损害,最终导致肾衰竭
视网膜改变	视网膜动脉狭窄、渗出、出血、视盘水肿
高血压危象	头痛、烦躁、眩晕、心悸、气急、视力模糊、恶心、呕吐
高血压脑病	以脑部症状和体征为特点,严重者头痛、呕吐、意识障碍、精神错乱、抽搐、甚至昏迷
脑血管疾病	短暂性脑缺血发作、脑出血、脑血栓、脑梗死等

3. 心血管危险分层　高血压病人的预后和治疗不仅要考虑血压水平,还要考虑到心血管疾病的危险因素:吸烟、高脂血症、糖耐量受损或空腹血糖受损、男性大于 55 岁、女性大于 65 岁、早发心血管疾病家族史、肥胖等。高血压病人心血管危险分层标准如下。

危险因素和病史	1 级高血压	2 级高血压	3 级高血压
无	低危	中危	高危
1~2 个危险因素	中危	中危	极高危
≥3 个危险因素或靶器官损害	高危	高危	极高危
临床并发症或合并糖尿病	极高危	极高危	极高危

【治疗原则】

目前一般主张血压控制目标值至少 < 140/90mmHg。糖尿病或慢性肾脏病合并高血压病人,血压控制目标值 < 130/80mmHg。老年收缩期性高血压的降压目标水平,收缩压 < 150mmHg,舒张压 < 90mmHg但不低于 65~70mmHg。

1. 改善生活行为

(1)限制钠盐摄入,每日食盐量不超过 6g。

(2)低、中度等张运动,可根据年龄和身体状况选择运动方式如慢跑、步行。

2. 药物治疗　从小剂量开始;优先选择长效制剂;联合用药;个体化用药,选择适合病人的降压药物。

目前常用降压药物分为五大类。

药物种类	代表药/单次剂量	副作用
利尿剂	呋塞米 20~40mg	电解质紊乱和高尿酸血症
β 受体阻滞剂	阿替洛尔 50~200mg	心动过缓和支气管收缩
钙通道阻滞剂(CCB)	硝苯地平 5~20mg 维拉帕米 40~120mg	颜面潮红、头痛,长期服用出现胫前水肿
血管紧张素转换酶抑制剂(ACEI)	卡托普利 12.5~25mg	干咳、味觉异常、皮疹
血管紧张素Ⅱ受体阻滞剂(ARB)	氯沙坦 50~100mg	心悸、头痛、嗜睡

3. 高血压急症的治疗

处理原则	治疗方法	
迅速降压	在血压严密监测的情况下,静脉给予降压药	
控制性降压	为防止短时间内血压骤然下降,48小时内血压不低于160/100mmHg	
选择合适降压药	硝普钠	高血压急症一般首选硝普钠,可扩张动脉和静脉,在使用过程中需密切观察血压的变化,滴注过程中应避光,长期、大量使用可引起硫氰酸中毒
	硝酸甘油	可扩张静脉,不良反应有心动过速、面色潮红、头痛、呕吐等
	尼卡地平	作用快、持续时间短
	地尔硫䓬	具有降压、改善冠状动脉血流量和控制快速室上性心律失常的作用
	拉贝洛尔	起效快,但持续时间长,主要用于妊娠或肾衰竭时高血压急症

【护理措施】

(1)高血压初期可不限制一般的体力活动,避免重体力活动,保证足够的睡眠。

(2)高血压脑血管意外病人应半卧位,避免活动,安定情绪,遵医嘱给予镇静剂。

(3)发生心力衰竭时给予吸氧(4~6L/min),有急性肺水肿时可给予20%~30%乙醇湿化吸氧(6~8L/min)。

(4)用药护理:从小剂量开始,可联合用药,以增强疗效。如头晕、眼花、恶心应立即平卧。

(5)减轻体重:应限制每日摄入总热量。

(6)运动:如跑步、行走、游泳。

(7)避免诱因:①应指导病人自己控制情绪,调整生活节奏。②冬天外出时注意保暖,室温不宜过低。③保持大便通畅,避免剧烈运动和用力咳嗽,以防发生脑血管意外。④避免突然改变体位,禁止长时间站立。⑤不用过热的水洗澡和洗蒸汽浴。

【健康教育】

(1)让病人了解原发性高血压虽难以彻底治愈,但通过调整生活方式和服用降压药物,可将血压控制在一个合适的水平。

(2)告诉病人宜摄入低热量、低动物脂肪、低胆固醇(猪肝含胆固醇高)、少糖、少盐、适量蛋白质食物。

(3)指导病人按时服药,遵医嘱调整剂量,不随意增减和中断用药。

(4)教会病人自测血压,血压的测量应在静息的情况下进行(服药2小时后可测量血压)。

第六节 冠状动脉粥样硬化性心脏病病人的护理

一、稳定型心绞痛

稳定型心绞痛是指在冠状动脉粥样硬化的基础上,由于心肌负荷增加,发生冠状动脉供血不足,导致心肌急剧、暂时的缺血、缺氧所引起的临床综合征。

【病因】

1. 基本病因 冠状动脉粥样硬化。

2. 诱因 心脏负荷突然增加,如体力劳动、情绪激动、饱餐、寒冷、吸烟、心动过速、休克等。

【临床表现】

表现	特点	
症状	阵发性胸痛或心前区不适	
疼痛部位	胸骨体中段或上段,可波及心前区	
疼痛性质	压迫感、紧缩感,也可为烧灼感,偶可伴有濒死感	
持续时间	多在 3~5 分钟内,一般不超过 15 分钟	
缓解方式	休息或含服硝酸甘油后几分钟内缓解	

【辅助检查】

1. 心电图检查 是发现心肌缺血、诊断心绞痛最常用的检查方法。

2. 冠状动脉造影 可发现冠脉系统病变的范围和程度,当管腔直径缩小 70%~75% 以上时,将严重影响心肌供血。

【治疗原则】

1. 心绞痛发作期治疗 应用硝酸酯类药物是最有效、作用最快的终止心绞痛发作的药物。舌下含化硝酸甘油或舌下含化硝酸异山梨醇。

2. 缓解期的治疗 调整生活方式,积极治疗高血压、血脂异常、糖尿病、肥胖等。

3. 缓解期药物治疗 包括硝酸酯类药物、β 受体阻滞剂、钙通道阻滞剂、抗凝和抗血小板药物。

【护理措施】

要点	措施	
一般护理	心绞痛发作时应立即停止活动,同时舌下含服硝酸甘油	
用药护理	用硝酸甘油时嘱咐病人舌下含服,或嚼碎后含服。含药后应平卧,以防发生低血压	
饮食护理	低热量、低脂肪、低胆固醇、少糖、少盐、适量蛋白质、纤维素丰富的饮食	

二、急性心肌梗死

急性心肌梗死是在冠状动脉硬化的基础上,冠状动脉血供急剧减少或中断,使相应的心肌发生严重持久的缺血导致心肌坏死。

【病因】

冠状动脉粥样硬化是基本病因。

【临床表现】

表现	特点	
疼痛	最早、最突出的症状,经休息和含服硝酸甘油无效	
心源性休克	收缩压 <80mmHg,伴有烦躁不安、面色苍白或青紫、皮肤湿冷、脉搏细速、尿量减少	
心律失常	急性心肌梗死病人死亡的主要原因。以室性心律失常最多见	
体征	心尖部可闻及舒张期奔马律,心音减低	

【辅助检查】

项目	表现	
心电图改变	坏死区的导联,出现宽而深的异常 Q 波、ST 段抬高呈弓背向上、T 波倒置	
心肌坏死标记物	心肌坏死标记物增高是诊断心肌梗死的敏感指标	
血清心肌酶测定	肌酸磷酸激酶是出现最早、恢复最早的酶	

【治疗原则】

1. 一般治疗

（1）休息：急性期卧床休息。

（2）监护：急性期进行心电图、血压、呼吸监护。

（3）吸氧：急性期持续吸氧（4～6L/min），如发生急性肺水肿，给予 20%～30% 乙醇湿化，高流量（6～8L/min）吸氧。

2. 解除疼痛　哌替啶 50～100mg 或罂粟碱 30～60mg 肌内注射、吗啡 5～10mg 皮下注射。

3. 心肌再灌注　应在发病 12 小时内（最好在 3～6 小时内）进行。溶栓疗法常用溶栓药物：尿激酶、链激酶、重组链激酶等。

4. 心律失常处理　室性心律失常应立即给予利多卡因静脉注射；发生室颤时立即实施非同步电复律；对房室传导阻滞等缓慢心律失常，可用阿托品、异丙肾上腺素，严重者需安装人工心脏起搏器。

5. 治疗心力衰竭　急性心肌梗死 24 小时内禁止使用洋地黄制剂。

【护理措施】

1. 保证身心休息　急性期 12 小时内绝对卧床。

2. 防止便秘　指导病人食用富含纤维的食物，必要时应用润肠剂、低压灌肠等。

3. 饮食护理　低热量、低脂、低胆固醇，少量多餐，多食含纤维素和果胶的食物。

4. 用药护理　应用抗凝药物，如阿司匹林、肝素，使用过程中应严密观察有无出血倾向，应用溶栓治疗时应严密监测出凝血时间和纤溶酶原，防止出血。

5. 经皮腔内冠状动脉成形术术后护理　凝血时间在正常范围内，拔除动脉鞘管，压迫止血，加压包扎，病人继续卧床 24 小时，术肢制动，观察足背动脉搏动情况。

6. 预防并发症　发现频发室性期前收缩，成对的、多源性的、呈 R on T 现象的室性期前收缩或发现房室传导阻滞时，遵医嘱应用利多卡因等抗心律失常药物。

第七节　心脏瓣膜病病人的护理

【各型心脏瓣膜病症状与体征】

类别	症状	典型体征
二尖瓣狭窄	劳力性呼吸困难（最早出现）、咯血、房颤	二尖瓣面容
二尖瓣关闭不全	疲倦、心悸、劳力性呼吸困难	收缩期吹风样杂音
主动脉瓣狭窄	三联症：劳力性呼吸困难、心绞痛、晕厥	收缩期吹风样杂音
主动脉瓣关闭不全	心悸、心前区不适、头部强烈搏动感、体位性头晕	舒张早期叹气样杂音

【并发症】

并发症	内容
充血性心力衰竭	首要的并发症，也是就诊和致死的主要原因
心律失常	房颤是风湿性心瓣膜病最常见的心律失常
亚急性感染性心内膜炎	常见致病菌为草绿色链球菌
栓塞	以脑动脉栓塞常见

【治疗原则】

积极预防与控制风湿活动及其并发症发生为主。外科手术是治疗本病的根本方法。

【护理措施】

1. 心衰的预防与护理　预防呼吸道感染及风湿活动，严格控制入量及静脉输液滴速。

2. 防止栓塞发生

（1）合并房颤口服阿司匹林,防止附壁血栓形成。如有附壁血栓形成者,应避免剧烈运动或体位突然改变,以免附壁血栓脱落,造成动脉栓塞。

（2）观察栓塞发生的征兆。

栓塞类型	临床表现
脑栓塞	言语不清、肢体活动受限、偏瘫
四肢动脉栓塞	肢体剧烈疼痛、皮肤颜色及温度改变
肾动脉栓塞	剧烈腰痛
肺动脉栓塞	剧烈胸痛和呼吸困难、发绀、咯血、休克等

【健康教育】

（1）教育病人要注意适当锻炼,注意保暖,避免呼吸道感染。

（2）劝告反复发生扁桃体炎病人,在风湿活动控制后 2~4 个月可手术摘除扁桃体。在拔牙、内镜检查、导尿、分娩、人工流产前,应告诉医生自己有风心病史,便于预防性使用抗生素。

第八节 感染性心内膜炎病人的护理

感染性心内膜炎是心内膜表面的微生物感染,伴赘生物形成,其中瓣膜是最常受累部位,可分为自体瓣膜心内膜炎、人工瓣膜心内膜炎和静脉药瘾者的心内膜炎。本节主要阐述自体瓣膜心内膜炎。

【病因】

分型	致病菌	
急性感染性心内膜炎	亚急性感染性心内膜炎	
金黄色葡萄球菌	草绿色链球菌感染最常见,其次为 D 族链球菌、表皮葡萄球菌	

从短暂性菌血症的发生至症状出现之间的时间多在 2 周内。

【临床表现】

表现		特点
症状	发热	最常见的症状,常伴有头痛、背痛和肌肉关节痛。亚急性感染性心内膜炎可伴有全身不适、乏力、食欲缺乏和体重减轻等症状,可有弛张性低热,一般 <39℃,午后和晚上高
	非特异性	脾大;贫血较为常见,主要由于感染骨髓抑制所致;杵状指/趾
	动脉栓塞	多发生于病程后期,少部分为首发症状。脑栓塞的发生率最高。在由左向右分流的先天性心血管病或右心内膜炎时,肺循环栓塞常见,表现为突然咳嗽、呼吸困难、咯血等
体征	心脏杂音	基础心脏病和/或心内膜炎导致瓣膜损害所致
	周围体征	1. 瘀点。 2. 指(趾)甲下线状出血。 3. Roth 斑 见于亚急性感染性心内膜炎,表现为视网膜的卵圆形出血斑,其中心呈白色。 4. Osler 结节 为指(趾)垫出现豌豆大的红或紫色痛性结节,较常见于亚急性感染性心内膜炎。 5. Janeway 损害 手掌和足底处直径 1~4mm 的无痛性出血红斑,主要见于急性感染性心内膜炎
并发症		1. 心力衰竭 是最常见并发症,主要由瓣膜关闭不全所致,以主动脉瓣受损病人最多见。 2. 脑栓塞 最常受累的是大脑中动脉及其分支

【辅助检查】

项目	特点
血培养	诊断菌血症和感染性心内膜炎的最有价值的方法。近期未接受过抗生素治疗的病人血培养阳性率可达到95%以上(首选和确诊)
超声心动图	发现赘生物、瓣周并发症等支持心内膜的证据,对明确感染性心内膜炎诊断有重要价值。经食管超声可以检出<5mm的赘生物,敏感性高达95%以上

【治疗原则】

要点	方法
抗微生物药物治疗	1. 治疗本病最重要的措施　用药原则为:①早期应用。②足量用药,选用灭菌性抗微生物药,大剂量和长疗程。③静脉用药为主,保持稳定、高的血药浓度。 2. 病原微生物不明时,经验治疗
外科治疗	有严重心脏并发症或抗生素治疗无效的病人,应考虑手术治疗

【护理措施】

要点	措施
饮食护理	给予高热量、高蛋白、高维生素、易消化的半流食或软食
正确采集血标本	对于未开始治疗的亚急性感染性心内膜炎病人,应在第一日每间隔1小时采血1次,共3次。已用过抗生素的病人,应停药2~7天后采血。急性感染性心内膜炎病人应在入院后3个小时内,每隔1小时1次共取3个血标本后开始治疗。本病的菌血症为持续性,无须在体温升高时采血,每次取静脉血10~20mL,做需氧和厌氧培养,至少应培养3周
用药护理	遵医嘱给予抗生素治疗。需要坚持大剂量、全疗程、长时间的抗生素才能杀灭,要严格按时间、剂量准确地用药。注意保护病人静脉血管,有计划地使用,以保证完成长时间的治疗

【健康教育】

(1)在实施口腔内手术(如拔牙、扁桃体摘除)、上呼吸道手术或操作及生殖、泌尿、消化道侵入性检查或其他外科手术前,应预防性使用抗生素。

(2)指导病人预防感染,嘱咐病人平时要注意防寒保暖,保持口腔及皮肤清洁,不要挤压痤疮、疖、痈等感染病灶。

第九节　心肌疾病病人的护理

心肌疾病是除先天性心血管病、心脏瓣膜病等以外的以心肌病变为主要表现,并伴有心肌功能障碍的一组心肌疾病。

各类型心肌病病理生理特点为扩张型心肌病,左心室或双心室扩张,有收缩功能障碍。

一、扩张型心肌病

一类常见的心肌病,左心室和双心室扩大伴收缩功能障碍,伴或不伴有充血性心力衰竭。

【病因和病理】

项目	内容
病因	家族性发病趋势 近年来研究认为扩张型心肌病的发病与持续病毒感染和自身免疫反应有关,尤其以柯萨奇病毒B感染最常见,心腔扩张,室壁多变薄
病理改变	左心室或双心室扩大,以左心室扩大显著

【临床表现】

表现	特点
症状	病人常因出现充血性心力衰竭的症状和体征来就诊
体征	心脏扩大为主要体征

【辅助检查】

项目	表现
X 线检查	心影明显增大、心胸比 >0.5
心电图	可见各种心律失常
超声心动图	是诊断扩张型心肌病最常用的重要方法

【治疗原则】

针对充血性心力衰竭和各种心律失常治疗,预防栓塞和猝死。针对病因治疗和症状治疗,室性心律失常和猝死是扩张型心肌病的常见临床表现。

二、肥厚型心肌病

肥厚型心肌病是以心室非对称性肥厚为解剖特征,并累及室间隔(心室肥厚,尤其是室间隔肥厚)使心室腔变小为特征。约有 1/2 病人有家族史,患病男性高于女性,青年发病率高。本病主要死亡原因是心源性猝死,亦为青年和运动员猝死的常见原因。室性心律失常、室壁过厚、流出道压力阶差大,常是引起猝死的主要危险因素。肥厚型心肌病的主要病理改变是心肌显著肥厚、心腔缩小,以左心室为多见。

【病因】

本病常有明显家族史,研究认为本病是常染色体显性遗传疾病。

【临床表现】

1.症状　部分病人可无自觉症状,绝大多数病人可有劳力性呼吸困难,可出现黑蒙,在起立或运动时可出现眩晕,甚至神志丧失等。

2.体征　心脏轻度增大,能听到第四心音,流出道有梗阻的病人可在胸骨左缘第 3～4 肋间听到较粗糙的喷射性收缩期杂音,心尖部也常可听到收缩期杂音。

凡是影响心肌收缩力,改变左心室容量和射血速度的因素,都使杂音的响度有明显变化,如使用 β 受体阻滞剂、下蹲位、举腿或体力运动,使心肌收缩力下降或使左心容量增加,均可使杂音减轻;相反,如含服硝酸甘油或做 Valsalva 动作,会使左心室容量减少或增加心肌收缩力,均可使杂音增强。

【辅助检查】

项目	表现
X 线检查	心影增大多不明显
心电图	最常见的表现为左心室肥大
超声心动图	主要诊断手段,可示室间隔的非对称性肥厚,舒张期室间隔的厚度与后壁之比≥1.3,间隔运动低下。有梗阻的病人可见二尖瓣前叶在收缩期迁移

【治疗原则】

要点	方法
避免诱因	要求病人在日常生活中,避免激烈运动、持重、情绪激动、突然起立或屏气等诱因,减少猝死的发生。避免使用增强心肌收缩力的药物如洋地黄等以及减轻心脏负荷的药物,禁用硝酸酯类药物
药物治疗	建议应用 β 受体阻滞剂(美托洛尔)、钙通道阻滞剂(维拉帕米)治疗,可减慢心率

【护理措施】

要点	措施
疼痛护理	立即停止活动,卧床休息;给予吸氧,氧流量2~4L/min;安慰病人,解除紧张情绪,遵医嘱使用钙通道阻滞剂或β受体阻滞剂,注意有无心动过缓等不良反应;梗阻性肥厚型心肌病病人禁用硝酸酯类药物;避免诱因,防止诱发心绞痛,避免劳累、提取重物、突然起立或屏气、情绪激动、饱餐、寒冷刺激等
心力衰竭护理	因扩张型心肌病人对洋地黄耐受性差,应用时应警惕发生中毒,严格控制输液量及滴速,防止诱发急性肺水肿
晕厥护理	避免诱因,嘱病人避免过度疲劳、情绪激动或紧张、突然改变体位等情况,一旦有头晕、黑蒙等先兆时立即平卧,以免摔伤

【健康教育】

肥厚型心肌病活动后常有晕厥、猝死的危险,因此要切忌跑步、各种球类比赛等激烈的体能运动,避免提取重物、突然起立或屏气、情绪激动、饱餐、寒冷刺激等诱因。有晕厥病史病人要避免独自一人外出活动,以防发生意外。

第十节 心包疾病病人的护理

心包炎按病因可分为感染性心包炎和非感染性心包炎。临床上以急性心包炎和慢性缩窄性心包炎为最常见。

一、急性心包炎

病理改变是在急性期心包壁层、脏层上有纤维蛋白、白细胞和少量内皮细胞的渗出,无明显液体积聚,此时称为纤维蛋白性心包炎。如果液体增加,则为渗出性心包炎,液体多黄而清,偶可混浊不清、化脓性或呈血性,量可由100mL至2~3L不等。

【病因】

常见病因为风湿热、结核、病毒感染。

【临床表现】

表现		特点
症状	胸痛	心前区疼痛是纤维蛋白性心包炎主要症状,常位于心前区或胸骨后
	呼吸困难	是心包积液时最突出的症状
	心脏压塞	积液快速增加会出现气促、心动过速、血压下降、大汗淋漓、四肢冰凉。积聚较慢时表现为颈静脉怒张、静脉压升高、奇脉
体征	心包摩擦音	纤维蛋白性心包炎的典型体征,多位于心前区,以胸骨左缘第3、4肋间、坐位时身体前倾、深吸气最为明显,心前区听到心包摩擦音就可作出心包炎的诊断
	心包积液	心浊音界向两侧增大,皆为绝对浊音区。心音低钝、遥远;积液大量时可出现心包积液征(Ewart征),即在左肩胛骨下叩诊浊音和闻及因左肺受压引起的支气管呼吸音
	心脏压塞	奇脉是大量心包积液病人触诊时,桡动脉搏动呈吸气性显著减弱或消失,呼气时又复原的现象。也可通过血压测量来诊断,即吸气时动脉收缩压下降10mmHg或更多

【辅助检查】

项目	表现
X 线检查	肺部无明显充血而心影显著增大是心包积液的 X 线表现特征。但成人积液量少于 250mL、儿童少于 150mL 时 X 线难以检出
心电图	急性心包炎时表现为 ST 段抬高,呈弓背向下;心包积液时有 QRS 低电压
超声心动图	对诊断心包积液迅速可靠
心包穿刺	抽取的积液用于确定病因;缓解心脏压塞症状

【治疗原则】

要点	方法
非特异性心包炎的治疗	1. 应用非甾体类抗炎药物治疗,可应用数月,缓慢减量直至停药。 2. 在非甾体类抗炎药物治疗无效情况下,应用糖皮质激素药物治疗,常用泼尼松 40 ~ 60mg/d,1 ~ 3 周,症状严重者可静脉应用甲泼尼龙
复发性心包炎的治疗	应用秋水仙碱 0.5 ~ 1mg/d,至少 1 年,缓慢减量停药
心包积液、心脏压塞治疗	心包积液中等、大量,将要发生心脏压塞的病人,行心包穿刺引流

二、缩窄性心包炎

缩窄性心包炎是心脏被纤维化或钙化的心包致密厚实地包围,使心室舒张期充盈受限而引发一系列循环障碍的疾病。

【病因】

缩窄性心包炎继发于急性心包炎,病因以结核性心包炎为最常见。其次为化脓或创伤性心包炎。

【临床表现】

表现	特点
症状	常见症状为劳力性呼吸困难、疲乏、食欲缺乏、上腹胀满或疼痛
体征	有颈静脉怒张、肝大、腹水、心率增快,可见 Kussmaul 征(吸气时周围静脉回流增多,而已缩窄的心包使心室失去适应性扩张的能力,致静脉压增高,吸气时颈静脉更明显扩张)。腹水常较皮下水肿出现得早、明显得多,与心力衰竭中所见相反。脉搏细弱无力,动脉收缩压降低,脉压变小。心尖搏动不明显,心音减低

【治疗原则】

外科治疗　应尽早施行心包剥离术。通常在心包感染、结核被控制即应手术,并在术后继续用药 1 年。

【护理措施】

1. 体位与休息　对于呼吸困难病人要根据病情帮助病人采取半卧位或前倾卧位。

2. 心包穿刺术的护理

要点	措施
术前护理	1. 术前用镇静剂,建立静脉通道,备静脉用阿托品,以备术中发生迷走反射时使用。术前需行超声心动图检查,确定积液量和穿刺部位。 2. 择期操作者可禁食 4 ~ 6 小时。协助病人取坐位或半卧位

续表

要点	措施
术中护理	1. 术中嘱病人勿剧烈咳嗽或深呼吸。 2. 抽液过程中要注意随时夹闭胶管,防止空气进入心包腔。 3. 抽液要缓慢,第 1 次抽液量不超过 200mL,若抽出液为鲜血时,应立即停止抽液,观察有无心脏压塞征象,准备好抢救物品和药品。有异常及时协助医生处理
术后护理	1. 病情观察。穿刺后 2 小时严密观察血压、心电图变化。 2. 记录心包积液引流量,待心包引流液小于 25mL/d 可拔管

【健康教育】

告诉病人充分休息,加强营养,给予高热量、高蛋白、高维生素、易消化的饮食,限制钠盐的摄入。

第十一节　周围血管疾病病人的护理

一、下肢静脉曲张病人的护理

下肢静脉曲张是指下肢浅静脉因血液回流障碍而引起的以静脉扩张和迂曲为主要表现的一种疾病。

【病因】

先天性静脉壁软弱、静脉瓣膜缺陷以及后天性浅静脉内压力持续升高。

【临床表现】

以大隐静脉曲张多见,左下肢多见,表现为下肢浅静脉曲张、蜿蜒扩张、迂曲。

【辅助检查】

1. 下肢静脉造影　确诊的金标准。

2. 特殊检查　大隐静脉瓣膜功能试验(大膜站立,Tre),深静脉通畅试验(深通下蹲,Per),交通静脉瓣膜功能试验(交二绷带,Pra),肢体抬高试验(Buer)。

【治疗原则】

1. 非手术治疗　避免久站、久坐,间歇性抬高患肢,患肢穿弹力袜或弹力绷带。

2. 手术治疗　适用于深静脉通畅者,是治疗下肢静脉曲张的根本方法。

【护理要点】

(1)穿弹力袜时抬高患肢,弹力绷带自下而上包扎,松紧度以能扪及足背动脉搏动为宜。术后弹力绷带一般需维持 2 周方可拆除。

(2)休息或卧床时抬高患肢30°～40°,以利静脉回流。

(3)避免引起腹内压和静脉压增高的因素。

(5)病人卧床期间指导其做足部伸屈和旋转运动,应抬高患肢30°。

(6)术后 24 小时鼓励病人下地行走,促进下肢静脉回流,避免深静脉血栓形成。

(7)预防肺栓塞应从发病之日起严格卧床 2 周。

二、血栓闭塞性脉管炎病人的护理

血栓闭塞性脉管炎是一种累及血管的炎症性、节段性和周期性发作的慢性闭塞性疾病,主要侵袭四肢的中小动脉和静脉,以动脉为主,下肢多见。本病好发于男性青壮年。

【病因】

吸烟、寒冷与潮湿的生活环境、慢性损伤和感染、自身免疫功能紊乱、性激素和前列腺素失调及遗传因素。

【临床表现】

分期	局部缺血期	营养障碍期	组织坏死期
病理	血管痉挛	血管壁增厚	血管完全闭塞
主要表现	间歇性跛行	静息痛、屈膝抱足	干性坏疽

【辅助检查】

1.特殊检查　双侧肢体皮肤温度相差 2℃以上。

2.肢体抬高试验　平卧,患肢抬高 45°,持续 3 分钟,若出现麻木、疼痛、苍白或蜡黄色者为阳性,提示动脉供血不足。

【治疗原则】

1.非手术治疗　严禁吸烟;防止受冷、受潮和外伤,但不应使用热疗;患肢进行锻炼,促进侧支循环建立;止痛。

2.手术治疗　动脉重建术;分期动、静脉转流术。

【护理要点】

1.控制或缓解疼痛　绝对戒烟;肢体保暖;有效镇痛。

2.促进侧支循环,提高活动耐力　步行;指导病人进行 Buerger 运动。

3.并发症的预防和护理　血管造影术后病人应平卧位,穿刺点加压包扎 24 小时,患肢制动 6~8 小时。静脉手术后抬高患肢 30°,制动 1 周;动脉手术后患肢平放、制动 2 周。

第十二节　心脏骤停病人的护理

一、成人心脏骤停

【病因】

心源性原因以冠心病最为多见,占 80%。

【临床表现】

临床上病人一旦出现意识丧失,大动脉搏动消失即可诊断为心脏骤停。

【治疗原则】

(1)循环停止 4~6 分钟,大脑将发生不可逆损害。

(2)病人一旦出现意识丧失,呼吸、大动脉搏动消失,应迅速呼救,同时立即实施抢救。

【护理措施】

(1)判断意识与反应:在 10 秒内完成。

(2)摆好复苏体位。

(3)基础生命支持。①C——人工循环:胸骨中下 1/3 交界处,频率为 100~120 次/分,深度 5~6cm。②A——气道通畅:仰头举颌(颏)法或双手托下颌法。③B——人工呼吸:每次吹入 500~600mL 潮气量,按压与呼吸之比 30∶2。④连续 5 个循环后,如仍无呼吸循环征象,继续心肺复苏。

(4)早期电除颤:最常见的心律失常是心室颤动。终止心室颤动最有效的方法是电除颤。单相波除颤器,能量选择为 360J。

(5)心肺复苏常用的药物:肾上腺素是救治心脏骤停的首选药物;利多卡因是治疗和预防心室颤动的首选药物;碳酸氢钠纠正酸碱失衡;阿托品抑制腺体分泌,有助于改善通气。

二、小儿呼吸、心脏骤停

1.气管插管型号的选择　2 岁以上使用气管导管。

2.人工循环　按压通气比新生儿为 3∶1;小于 8 岁儿童双人操作为 15∶2;单人操作为 30∶2;大于 8 岁儿童同成人,无论单、双人操作均为 30∶2。

第三章 消化系统疾病病人的护理

第一节 消化系统解剖生理

一、食管的解剖生理概要

【食管的三个狭窄】

狭窄	位置	距离
第一个狭窄	食管咽喉交界部	15cm
第二个狭窄	食管与左主支气管交界处	25cm
第三个狭窄	食管穿过膈肌的裂孔处	40cm

二、胃的解剖生理概要

【胃黏膜不同细胞的功能】

主细胞	分泌胃蛋白酶和凝乳酶原
壁细胞	分泌盐酸和抗贫血因子
黏液细胞	分泌碱性黏液,有保护黏膜、对抗胃酸腐蚀的作用

胃的生理功能 混合性食物从进食至胃完全排空约需4~6小时;正常成人每日分泌胃液1500~2000mL。

三、小肠的解剖生理概要

1. **小肠组成** 十二指肠、空肠和回肠,十二指肠呈"C"形,分为球部、降部、横部和升部四部分,空肠回肠血液供应来自肠系膜上动脉,最后汇入门静脉。

2. **功能** 小肠是食物消化和吸收的主要部位。

四、大肠的解剖生理概要

1. **结肠组成** 包括盲肠、升结肠、横结肠、降结肠和乙状结肠,下接直肠。

2. **大肠的运动形式** 混合运动(袋状往返运动:空腹时主要的运动方式)、推进运动(蠕动和集团运动)。

3. **结肠的主要生理功能** 吸收水分、存储和转运粪便,同时还能吸收部分电解质和葡萄糖。

4. **阑尾体表投影** 脐与右髂前上棘连线中外1/3交界处,称为麦氏点,是一无侧支的终末动脉,易致阑尾坏死。

五、胆道系统的解剖生理概要

1. **肝外胆道** 包括左右肝管、肝总管、胆总管、胆囊、胆囊管。

2. **胆囊三角** 胆囊管、肝总管、肝下缘所构成的三角区。

3. **胆汁分泌量** 成人每日分泌胆汁约600~1000mL。

4. **胆汁成分** 水、胆汁酸、胆盐、胆固醇、胆红素。

六、胰腺的解剖生理概要

1. **胰腺组成** 正常成人胰腺长约15~20cm,分头、颈、体、尾四部。

2. 解剖　主胰管近端与胆总管汇合成壶腹,共同开口于十二指肠乳头。这种共同通路或开口是胰腺疾病和胆道疾病相互关联的解剖学基础。

3. 功能　胰腺具有外分泌和内分泌功能。

(1)胰腺外分泌产生胰液,每日分泌量约 750～1500mL。

(2)胰腺的内分泌由胰岛的多种细胞构成,B 细胞分泌胰岛素;A 细胞分泌胰高血糖素。

七、儿童消化系统解剖生理特点

1. 口腔　3 个月以下小儿唾液中淀粉酶含量低,不宜喂淀粉类食物,3～4 个月唾液分泌开始增加,婴儿口底浅,常出现生理性流涎,5～6 个月最明显。

2. 胃　婴儿胃呈水平位,幽门括约肌发育良好而贲门括约肌发育不成熟,加上吸奶时常吞咽过多空气,易发生溢奶和胃食管反流。

第二节　口炎病人的护理

项目	雪口病	疱疹性口炎	溃疡性口炎
致病菌	白色念珠菌	单纯疱疹病毒	金黄色葡萄球菌、链球菌等
临床表现	白色乳凝块状物、不易拭去、不痛	黄白色小水泡、发热、疼痛、传染	灰白色假膜、易拭去、发热、疼痛
清洁	2% 碳酸氢钠溶液(餐后 1 小时)	3% 过氧化氢溶液、0.1% 利凡诺溶液(餐后 1 小时)	—
用药	制菌霉素鱼肝油	疱疹净(碘苷)	5% 金霉素鱼肝油
减轻口痛	避免酸、咸、辣、热、粗、硬等刺激食物;影响进食者:局部涂 2% 利多卡因		
减轻传染	5% 碳酸氢钠浸泡 30 分钟后煮沸消毒	隔离	—
典型病例图片			

第三节　慢性胃炎病人的护理

【病因】

1. 幽门螺杆菌感染　慢性胃炎的最主要病因。

2. 饮食和环境因素　高盐和缺乏新鲜蔬菜、水果与慢性胃炎的发生密切相关。

3. 自身免疫　影响维生素 B_{12} 的吸收,发生恶性贫血。

【临床表现】

上腹隐痛或不适,反酸、上腹部饱胀、嗳气,食欲缺乏等。自身免疫性胃炎可有舌炎及贫血。

【辅助检查】

胃镜检查是最可靠的确诊方法。

【治疗原则】

要点	方法
对因治疗	抗生素如阿莫西林、克拉霉素、替硝唑和(或)枸橼酸铋钾二联或三联治疗
对症治疗	胆汁反流者,应立即用抑酸剂或硫糖铝等胃黏膜保护药,硫糖铝在餐前1小时与睡前服用效果最好
恶性贫血	可注射维生素B_{12}加以纠正

【护理措施】

1. 饮食护理

病人状况	饮食护理
急性发作期	无渣、半流质的温热饮食
少量出血	牛奶、米汤以中和胃酸,利于黏膜的恢复
剧烈呕吐、呕血	禁食,静脉补充营养
恢复期	高热量、高蛋白、高维生素、易消化的饮食。避免食用过咸、过甜、辛辣、生冷等刺激性食物
胃酸缺乏者	酌情食用酸性食物如山楂、食醋、浓肉汤、鸡汤

2. 疼痛护理　局部热敷、按摩、针灸或服用止痛药物等缓解疼痛。

【健康教育】

饮食宜清淡,规律进食,避免高盐饮食,多吃新鲜蔬菜、水果。

第四节　消化性溃疡病人的护理

十二指肠溃疡较胃溃疡多见。十二指肠溃疡好发于球部,胃溃疡好发于胃角和胃窦小弯。

【病因】

1. 幽门螺杆菌感染　幽门螺杆菌感染为消化性溃疡的主要发病原因。

2. 胃酸和药物　胃酸分泌过多,胃酸是溃疡形成的直接原因。药物(如非甾体抗炎药)导致胃黏膜保护作用减弱。

3. 其他因素　粗糙和刺激性食物、吸烟、遗传、应激等。

【临床表现】

消化性溃疡病程以慢性病程、周期性发作、节律性上腹痛为特点。

1. 症状　腹痛、反酸、嗳气、恶心、呕吐、食欲减退等。

胃溃疡和十二指肠溃疡的症状及鉴别如下。

要点	胃溃疡(GU)	十二指肠溃疡(DU)
疼痛时间	进餐后0.5~1小时,下次进餐后疼痛复发	进餐后3~4小时,下次餐后缓解,午夜痛,饥饿痛
疼痛部位	剑突下正中	上腹正中或偏右
疼痛性质	烧灼感、痉挛感	饥饿感、烧灼感
疼痛规律	进食—疼痛—缓解	疼痛—进食—缓解
缓解方式	抗酸剂	抗酸剂,进食
是否癌变	有可能	无

2. 体征　缓解期多无明显体征,发作时可有上腹部局限性压痛点。

3. 并发症

并发症	表现
出血	消化性溃疡最常见的并发症。表现为呕血与黑便,出血量大时甚至可排鲜血便
穿孔	常发生于十二指肠溃疡,主要表现为腹部剧痛和具有急性腹膜炎的体征
幽门梗阻	主要表现为餐后上腹部饱胀,频繁呕吐宿食
癌变	少数胃溃疡可发生癌变,十二指肠溃疡则少见

【辅助检查】

检查项目	意义
胃镜检查与黏膜活检	对消化性溃疡有确诊价值
X 线钡餐检查	溃疡的 X 线直接征象为龛影,是诊断溃疡的重要依据
粪便潜血试验	若胃溃疡病人粪便潜血试验持续阳性,应考虑有癌变可能

【治疗原则】

1. 根除幽门螺杆菌治疗 质子泵阻滞剂或胶体铋剂和两种抗菌药物如氨苄西林、克拉霉素、甲硝唑等三联治疗。

2. 抑制胃酸分泌的药物

(1)H_2 受体拮抗剂:西咪替丁、雷尼替丁、法莫替丁。

(2)质子泵抑制剂:奥美拉唑、兰索拉唑。

3. 胃黏膜保护药 枸橼酸铋钾、硫糖铝。

4. 手术治疗

(1)适应证:①经内科系统治疗 3 个月仍不愈合或愈合后短期又复发者。②并发急性大出血、瘢痕性幽门梗阻、溃疡穿孔及溃疡穿透至胃壁外者。③溃疡巨大(直径大于 2.5cm)或高位溃疡。④胃、十二指肠复合溃疡。⑤胃溃疡恶变或不能排除恶变者。

(2)手术方式:最主要的是胃大部切除术。不同手术方式的比较如下。

手术方式	适应证及优、缺点
毕Ⅰ式胃大部切除术	胃大部切除后,将残胃与十二指肠吻合。优点是重建后的胃肠道接近正常解剖生理状态,多适用于胃溃疡
毕Ⅱ式胃大部切除术	适用于各种胃、十二指肠溃疡,特别是十二指肠溃疡。优点是胃空肠吻合张力不大,术后溃疡复发率低。缺点是胃空肠吻合改变了正常的解剖生理关系,术后发生胃肠道功能紊乱的可能性较毕Ⅰ式多

【护理措施】

(一)非手术治疗护理

1. 饮食护理 细嚼慢咽,避免粗糙、过冷、过热、刺激性食物,如油煎食物、浓茶、咖啡、辛辣调味品等。

2. 用药护理 根据医嘱给予药物治疗,注意不同药物的服用时间。

药物	服用时间
抗酸药、氢氧化铝凝胶	餐后 1 小时及睡前服用
抗胆碱能药及胃动力药	餐前 1 小时及睡前 1 小时服用
硫酸亚铁、甲硝唑	餐后服用
阿卡波糖	与第一口饭同服

（二）手术治疗护理

1. 术前护理 根据病人的不同情况给予术前护理。

病人	护理措施
急性穿孔休克者	应平卧、禁食、胃肠减压、输液,用抗生素,做好急症手术前准备
合并出血者	观察和记录呕血、便血、循环血量不足的表现。输血,按时应用止血药物
合并幽门梗阻者	术前3天每晚用300～500mL温等渗盐水洗胃,以减轻胃壁水肿和炎症,有利于术后吻合口愈合

2. 术后护理

要点	内容
体位	血压平稳后取半卧位
饮食	禁食、胃肠减压
病情观察	观察生命体征,以及胃肠减压和引流管吸出液的量和性质
活动	鼓励病人术后早期活动

3. 术后并发症的观察和处理

并发症	症状观察	处理
胃出血	术后短期胃管引流出大量鲜血,甚至呕血和黑便	非手术疗法,包括禁食,若非手术疗法不能达到止血效果时,应手术止血
十二指肠残端破裂	右上腹突发剧痛和局部明显压痛、腹肌紧张等急性弥漫性腹膜炎症状	应立即手术处理
胃肠吻合口破裂或瘘	明显的腹膜炎症状和体征	需立即手术处理
吻合口梗阻	病人表现为进食后上腹饱胀、呕吐,呕吐物为食物,不含胆汁	手术处理
早期倾倒综合征	餐后10～30分钟病人有消化系统症状,如上腹饱胀不适、恶心、呕吐、肠鸣频繁;循环系统症状,如全身无力、头昏、晕厥、面色潮红或苍白、大汗淋漓、心悸、心动过速	期间少食多餐,避免过甜、过咸、过浓流质,宜进低糖、高蛋白饮食,进餐后平卧10～20分钟
低血糖综合征	餐后2～4小时,病人出现心慌、无力、眩晕、出汗,也可导致虚脱	进食缓解

【健康教育】

（1）少食多餐,细嚼慢咽。禁咖啡、红茶,戒烟、禁酒。

（2）慎用对胃黏膜有损害的药物,如阿司匹林、吲哚美辛、糖皮质激素等。

第五节 溃疡性结肠炎病人的护理

溃疡性结肠炎病变位于大肠,多数在直肠、乙状结肠,多发生于青壮年。

【病因】

溃疡性结肠炎可能与遗传、感染、精神因素和免疫机制异常有关。

【临床表现】

表现	特点
症状	1. 消化系统表现　腹泻(最主要的症状)，粪便黏液、脓血便，甚至血便，常有里急后重感。 2. 全身表现　发热，重者可有高热、贫血、消瘦、低蛋白血症及营养不良
体征	反跳痛、腹肌紧张、肠鸣音减弱等。重病者应警惕中毒性结肠扩张、肠穿孔的发生
并发症	中毒性巨结肠、直肠结肠癌变、肠梗阻、肠穿孔等

【辅助检查】

结肠镜检查　全结肠或乙状结肠镜检查对本病诊断、确定病变范围有重要价值。肠镜检查时注意事项如下。

要点	内容
检查前 3 天	停服铁剂药品
检查当日	进无渣流质饮食或禁食，检查前 2 小时清洁灌肠
检查时	病人先取左侧卧位，腹部放松，并屈膝
检查后	休息 1～2 天，如有剧烈腹痛、腹胀、便血等情况发生，应立即去医院就诊
禁忌证	有严重心脏病、心肺功能不全、严重高血压、急性腹泻、严重溃疡性结肠炎、克罗恩病、妊娠

【治疗原则】

柳氮磺吡啶　作为首选药物，适用于轻、中型或重型，使用糖皮质激素治疗已有缓解者。

【护理措施】

要点	护理措施
严密观察病情	肠鸣音消失、腹痛加剧等情况，要考虑中毒性巨结肠的发生
饮食护理	高热量、少纤维、易消化流质或半流质饮食或软食物，禁食生、冷食物及含纤维素多的蔬菜、水果，忌食牛乳和乳制品
用药护理	对于采用灌肠疗法的病人，应指导病人左侧卧位，尽量抬高臀部，达到延长药物在肠道内停留时间的目的

第六节　小儿腹泻的护理

小儿腹泻是由多病原、多因素引起的以大便次数增多和大便性状改变为特点的一组临床综合征，多发生在 2 岁以下小儿，一年四季均可发病，夏秋季发病率最高。

【病因】

要点	内容
易感因素	①婴幼儿消化系统发育不完善。②生长发育快。③机体防御功能较差。④肠道菌群失调。⑤人工喂养
感染因素	①肠道内感染：秋冬季节 80% 以上是病毒感染(轮状病毒最常见)；夏季主要为细菌感染(大肠杆菌为主)。②肠道外感染
非感染性因素	①饮食因素。②过敏因素。③气候因素

【临床表现】

1. 根据病程分类　①急性腹泻：< 2 周。②迁延性腹泻：2 周～2 个月。③慢性腹泻：> 2 个月。

2. 根据病情分类

类型	临床表现
轻型腹泻	①胃肠道症状为主,腹泻 10 次/日以内。②体温正常,无明显脱水征及全身中毒症状
重型腹泻	①胃肠道症状,腹泻 10 次/日以上。②全身中毒症状。③水、电解质和酸碱平衡紊乱

3. 重型腹泻表现

(1)脱水:脱水的程度分为轻度、中度、重度。

项目	轻度	中度	重度
失水占体重百分比	3%～5%	5%～10%	>10%
精神状态	稍差、略烦躁	烦躁或萎靡	昏睡甚至昏迷
皮肤弹性	稍差	差	极差
眼窝及前囟	凹陷	明显凹陷	深凹陷、眼睑不能闭合
眼泪	有	明显减少	无
尿量	稍少	明显减少	极少或无
休克状态	无	无	有

腹泻丢失大量体液,根据水和电解质丢失的比例不同,脱水性质可分为三种类型:低渗性脱水(最严重)、等渗性脱水(最常见)、高渗性脱水。

项目	低渗性脱水	等渗性脱水	高渗性脱水
水、电解质丢失	电解质丢失为主	相同	水丢失为主
血钠浓度	<130mmol/L	130～150mmol/L	>150mmol/L
口渴	不明显	明显	极明显(早期表现最突出)
血压	很低,易休克	低	正常或稍低
精神状态	嗜睡、昏迷、惊厥	精神萎靡	惊厥、肌张力高

(2)代谢性酸中毒:常见以下原因引起。①腹泻丢失大量碱性物质。②进食少,肠吸收不良,热能不足导致脂肪分解增加,产生大量酮体。③血容量减少,血液浓缩使血流缓慢,组织缺氧导致乳酸堆积。④肾血流量不足,酸性代谢产物滞留体内。

代谢性酸中毒的程度分为轻度、中度、重度。

项目	轻度	中度	重度
精神状态	正常	精神萎靡、烦躁不安	昏迷、昏睡
呼吸改变	呼吸稍快	呼吸深大	呼出烂苹果气味
口唇颜色	正常	樱桃红	发绀

治疗药物:首选碳酸氢钠溶液。

(3)低钾血症:表现为以下几方面。①神经、肌肉兴奋性降低。②精神不振,无力,腱反射减弱或消失,腹胀,肠鸣音减弱或消失。③心脏损害:心音低钝,心律失常,心电图出现 U 波。

(4)低钙和低镁血症:表现为抽搐或惊厥。

4. 不同病因所致腹泻的临床特点

病因	发病特点	全身症状	大便特点	大便检查
轮状病毒肠炎	秋冬季节,6个月~2岁多见	上感症状、感染中度症状不明显	黄色水样或蛋花汤样,无腥臭味,量多	少量白细胞
大肠埃希菌肠炎	气温较高季节(夏季)	可伴发热、电解质紊乱和酸中毒	水样、黏液脓血便,有臭味	脓细胞、白细胞和红细胞
金黄色葡萄球菌肠炎	大量使用抗生素后	不同程度的全身中度症状、脱水和电解质紊乱	典型大便为暗绿色似海水样粪便	大量脓细胞和成簇的革兰氏阳性球菌
真菌性肠炎	假丝酵母菌	常伴鹅口疮	泡沫多带黏液,豆腐渣样便	可见真菌孢子和假菌丝

【治疗原则】

1. 预防和纠正水、电解质和酸碱平衡紊乱 临床采用液体疗法。常用口服补液和静脉补液。

项目	内容
口服补液（ORS）	1. 传统配方:2/3 张。 2. 新配方:1/2 张。 3. 用于轻、中度脱水无明显呕吐者
静脉补液	1. 常用液体种类 (1)非电解质溶液:5% 或 10% 葡萄糖液,属无张力溶液。 (2)电解质溶液:①生理盐水(0.9%氯化钠溶液,为等渗液);②氯化钾溶液;③碳酸氢钠溶液;④混合溶液。 2. 用于中度以上脱水、呕吐或腹胀明显的患儿

几种常用溶液的组成如下。

混合溶液	生理盐水	葡萄糖(5%~10%)	1.4%碳酸氢钠	张力	应用
1:1含钠液	1	1	—	1/2 张	轻、中度等渗性脱水
2:1等张含钠液	2	—	1	等张	低渗性或重度脱水
2:3:1含钠液	2	3	1	1/2 张	轻、中度等渗性脱水
4:3:2含钠液	4	3	2	2/3 张	中度、低渗性脱水
1:2含钠液	1	2	—	1/3 张	高渗性脱水
1:4含钠液	1	4	—	1/5 张	生理需要

2. 补液原则

(1)第一天的补液量:累积损失量 + 继续损失量 + 生理需要量。补液原则如下。

方式	原则	脱水程度	累积损失量	继续损失量	生理需要量
第一种方式	定量	轻度脱水 中度脱水 重度脱水	30~50mL/kg 50~100mL/kg 100~120mL/kg	10~40mL/kg (30mL/kg)	60~80mL/kg
	定性	低渗性脱水 等渗性脱水 高渗性脱水	2/3 张 1/2 张 1/3~1/5 张	1/3~1/2 张	1/4~1/5 张
	定速	—	8~12 小时内输完 8~10mL/(kg·h)	在补完累积损失量后的 12~16 小时内输入 5mL/(kg·h)	

续表

方式	原则	脱水程度	累积损失量	继续损失量	生理需要量
第二种方式		轻度脱水:90~120mL/kg			
		中度脱水:120~150mL/kg			
		重度脱水:150~180mL/kg			
注意	重度脱水或有周围循环衰竭者,先补2:1等张含钠液20mL/kg,总量不超过300mL,30~60分钟内输完				

（2）第二天及以后的补液:主要补继续损失量和生理需要量,于12~24小时内均匀输入,能口服者应尽量口服。

（3）药物治疗。

要点	治疗方法
控制感染	病毒感染不用抗生素,细菌感染针对性使用抗生素
肠道微生态疗法	目的是恢复肠道正常菌群的生态平衡,常用双歧杆菌
肠黏膜保护剂	如蒙脱石散,吸附病原体和毒素,保护肠黏膜
止泻剂	避免使用,以防细菌繁殖和毒素吸收
补钾原则	1.见尿补钾或治疗前6h内排过尿。 2.浓度不超过0.3%。 3.每日静脉补钾时间不少于8h,严禁静脉推注。 4.一般静脉补钾要持续4~6d。 5.能口服时,改为口服补钾,当饮食恢复到正常一半时,可停止补钾

【护理问题】

1.腹泻　与喂养不当、胃肠道功能紊乱有关。

2.体液不足　与腹泻、呕吐导致体液丢失过多和摄入不足有关。

3.有皮肤完整性受损的危险　与大便次数增多刺激臀部皮肤有关。

4.营养失调:低于机体需要量　与呕吐、腹泻丢失营养过多及摄入减少有关。

5.体温过高　与肠道感染有关。

6.潜在并发症:电解质及酸碱平衡紊乱。

7.知识缺乏(家长):家长缺乏喂养知识及相关护理知识。

【护理措施】

1.补液的护理　补液效果观察如下。

观察要点	效果
血容量恢复	补液合理,3~4小时应排尿
脱水纠正	皮肤弹性及前囟、眼窝凹陷恢复
葡萄糖输入过多	尿量多而脱水未纠正
电解质输入过多	眼睑水肿

2.药物治疗的护理　微生态制剂如果是活菌制剂,服用时应与口服抗生素间隔至少1小时以上。

3.合理喂养　呕吐严重者可暂禁食4~6小时(不禁水)。

4.维持皮肤的完整性

（1）保持臀部及会阴部皮肤的清洁、干爽,患儿每次大便后都要用温水清洗臀部。

（2）臀红的护理:①在季节或室温条件允许情况下,使臀部暴露于空气中,保持皮肤干燥。②局部用红外线灯或鹅颈灯照射。每次照射时间15~20分钟,灯与臀部的距离一般为35~45cm。③臀部烤灯后,酌情涂以润肤油类或药膏,涂抹药膏应使用棉签在皮肤上轻轻滚动涂药,不可上下刷抹,避免涂擦造成患儿疼痛和皮肤损伤。

第七节　肠梗阻病人的护理

【病因及分类】

类型	病因
机械性肠梗阻（最常见）	粘连性肠梗阻:常在引起肠粘连的基础上发生,一般采用非手术治疗
	肠扭转:多见于青壮年,常在饱食后剧烈运动时发病
	肠套叠:多见于2岁以内的儿童。常为突然发作剧烈的阵发性腹痛,伴有呕吐和果酱样血便。出现肠坏死、肠穿孔应及时手术治疗
动力性肠梗阻	可分为麻痹性肠梗阻和痉挛性肠梗阻
血运性肠梗阻	较少见,由于肠系膜血管受压

【临床表现】

痛、吐、胀、闭(高位肠梗阻呕吐早且频繁;低位肠梗阻呕吐迟而少;麻痹性肠梗阻呕吐呈溢出;呕吐物呈棕褐色或血性表明肠管有血运障碍。闭指停止排便、排气)。

【辅助检查】

X线检查时立位或侧卧位可见多个气液平面。绞窄性肠梗阻可见孤立、突出胀大的肠袢。

【治疗原则】

非手术治疗方法包括禁食禁饮、胃肠减压、解痉止痛、矫正体液失调、防治感染和中毒。

【护理要点】

(1)禁食、胃肠减压。

(2)应用解痉剂:腹痛病人在明确诊断后可遵医嘱适当给予解痉剂,如阿托品肌内注射。

【健康教育】

术后早期下床活动,防止发生肠粘连。

第八节　急性阑尾炎病人的护理

【病因】

阑尾管腔阻塞,主要是由于管壁内丰富淋巴滤泡的明显增生。

【临床表现】

1.症状

(1)腹痛:右下腹转移性疼痛。

(2)阑尾穿孔时体温可达39～40℃,门静脉炎时可出现寒战、高热和轻度黄疸。

2.体征

(1)右下腹压痛点常位于麦氏(McBurney)点。

(2)腹膜刺激征象:反跳痛,腹肌紧张,肠鸣音减弱或消失。

【治疗原则】

(1)绝大多数急性阑尾炎确诊后,应及早施行阑尾切除术。

(2)阑尾周围脓肿者先使用抗生素控制症状,一般3个月后再行手术切除阑尾。

【护理要点】

(1)病人取半卧位或斜坡卧位。

（2）对诊断明确、疼痛剧烈的病人，可遵医嘱给予解痉或止痛药，以缓解疼痛。

（3）内出血常发生在术后 24 小时内。

（4）切口感染是术后最常见的并发症，表现为术后 3～5 天体温升高。

（5）腹腔脓肿，表现为术后 5～7 天体温升高。

【健康教育】

（1）鼓励病人早期床上或下床活动，促进肠蠕动恢复，防止发生肠粘连。

（2）阑尾周围脓肿病人出院 3 个月后可行阑尾切除术。

第九节　腹外疝病人的护理

腹外疝可分为腹股沟斜疝和腹股沟直疝，其中腹股沟斜疝发病率最高。典型的腹外疝由疝环、疝囊、疝内容物和疝外被盖组成。疝内容物以小肠最为多见，大网膜次之。

【病因及分类】

1.病因　包括腹壁强度降低和腹腔内压力增高。

2.分类　腹股沟斜疝分为易复性疝、难复性疝、嵌顿性疝、绞窄性疝；嵌顿若未能及时解除，可使动脉血流减少，最后导致全阻断，即为绞窄性疝。

【腹股沟斜疝和腹股沟直疝的鉴别】

鉴别要点	腹股沟斜疝	腹股沟直疝
发病年龄	多见于儿童及青壮年	多见于老年
突出途径	经腹股沟管突出，可进阴囊	由直疝三角突出，不进阴囊
疝块外形	椭圆形或梨形，上部呈蒂柄状	半球形，基底较宽
回纳疝块后压住疝环	疝块不再突出	疝块仍可突出

【治疗原则】

（1）半岁以下婴幼儿可暂不行手术治疗。

（2）单纯疝囊高位结扎术适用于婴幼儿及绞窄性斜疝因肠坏死而局部有严重感染者。

（3）绞窄性疝的内容物已坏死，需手术治疗。

【护理要点】

（1）术前避免咳嗽、便秘、排尿困难等腹压升高因素。

（2）术后护理取平卧位，膝下垫一软枕，以利于切口愈合和减轻切口疼痛。

（3）术后 6～12 小时无恶心、呕吐，可进水及流食，次日可进半流食、软食或普食。

（4）为避免阴囊内积血、积液和促进淋巴回流，术后可用丁字带将阴囊托起，预防阴囊水肿。

【健康教育】

出院后逐渐增加活动量，3 个月内应避免重体力劳动或提举重物。

第十节　痔病人的护理

【病因及分类】

1.病因　直肠静脉回流受阻，静脉丛淤血、扩张。

2.分类　痔分为内痔、外痔和混合痔 3 类。内痔好发于截石位 3、7、11 点。混合痔是因直肠上、下静脉丛互相吻合，由齿状线上、下静脉丛同时曲张而形成。

【临床表现】

1.内痔　主要表现为排便时无痛性出血和痔块脱出，分为 4 期。

分期	临床表现	
Ⅰ期	排便时无痛性出血,痔块不脱出肛门外	
Ⅱ期	便血加重,严重时呈喷射状,排便时痔块脱出,便后能自行回纳	
Ⅲ期	便血量减少,痔块脱出不能自行回纳,需用手托回	
Ⅳ期	痔块长期脱出肛门外或回纳后又即脱出	

2.血栓性外痔　有肛门剧痛,肛门表面可见红色或暗红色硬结。

【治疗原则】

1.Ⅰ～Ⅱ期内痔　可选用注射疗法、胶圈套扎法。

2.Ⅱ、Ⅲ期内痔及混合痔　行痔核切除术。对疼痛剧烈的血栓性外痔,可行血栓性外痔剥离术。

【护理要点】

(1)有效缓解疼痛:局部热敷或温水坐浴。

(2)保持大便通畅,避免用力排便。

(3)术后1～2天以无渣或少渣流食、半流食为主。

(4)术后24小时内,每4～6小时嘱病人排尿一次。

(5)术后保持肛门周围皮肤清洁,每次大便后用1:5000高锰酸钾温水溶液坐浴。

第十一节　肛瘘病人的护理

【病因】

直肠肛管周围脓肿。

【临床表现】

疼痛、瘘口排脓、发热、肛周瘙痒。

【辅助检查】

1.直肠指检　可触及硬结样内口及条索状瘘管。

2.特殊检查　从外口注入亚甲蓝溶液,根据染色部位确定内口。

【护理要点】

1.保持大便通畅。

2.加强肛周皮肤护理　手术后第2天开始,每日早、晚及便后用1:5000高锰酸钾溶液坐浴。

3.挂线后护理　每5～7天至门诊收紧药线,直到药线脱落。

4.术后并发症的预防和护理　为防止肛门狭窄,术后5～10天内可用示指扩肛;术后3天起指导病人进行提肛运动。

第十二节　直肠肛管周围脓肿病人的护理

【病因】

由肛窦炎、肛腺感染引起,是最常见的脓肿。

【临床表现】

肛门周围脓肿最常见。脓肿形成后有波动感。

【辅助检查】

局部穿刺抽到脓液可确诊。

【护理要点】

(1)指导病人用1:5000高锰酸钾溶液3000mL坐浴,温度为43～46℃,每日2～3次,每次20～30分钟。

（2）当脓液变稀、引流量小于 50mL/d 时，可考虑拔管。

第十三节　肝硬化病人的护理

病理变化有广泛肝细胞变性、坏死、结节性再生、结缔组织增生及纤维化，导致肝小叶结构和假小叶形成，致使肝脏血液循环障碍和肝细胞的功能丧失，肝脏逐渐变形、变硬而发展为肝硬化。

假小叶形成是肝硬化的标志性病理特征，临床上常以肝功能损害和门脉高压为主要表现，晚期常有严重并发症，如消化道出血、肝性脑病等。

【病因】

我国以病毒性肝炎为主，多见于乙型肝炎；国外多见于酒精中毒。

【临床表现】

1. 代偿期　症状轻、无特异性，常以疲乏无力、食欲减退为主要表现。

2. 失代偿期　主要为肝功能减退和门脉高压症两类临床表现。

类型	表现	特点
肝功能减退	全身症状	不规则低热、消瘦，面色晦暗无光泽（肝病面容）
	消化道症状	食欲减退、畏食，进食后常感上腹饱胀不适，稍进油腻肉食易引起腹泻
	出血倾向和贫血	皮肤紫癜、胃肠出血等倾向，病人可有程度不同的贫血
	内分泌紊乱	由于肝功能减退，对雌激素灭活能力减退，男性出现性欲减退、睾丸萎缩，女性病人可有月经失调、闭经、不孕等症状；在病人面部、颈、上胸、肩背、上肢等上腔静脉引流部位可见蜘蛛痣或血管扩张；在手掌大、小鱼际及指端腹侧有红斑，称为肝掌；可有继发性醛固酮和抗利尿激素增多，使水钠潴留，对腹水形成起重要作用
门脉高压症	脾大	由于脾脏淤血，可有轻、中度脾脏肿大。晚期可脾功能亢进，白细胞、血小板和红细胞计数减少
	侧支循环建立和开放	当门脉压达到 200mmH$_2$O 以上时，消化器官和脾的回心血液流经肝脏受阻，导致门静脉与腔静脉之间建立许多侧支循环。①食管下段和胃底静脉曲张；②腹壁和脐周静脉曲张；③痔静脉扩张
	腹水	肝硬化最突出的临床表现。当腹水量超过 1000mL，叩诊有移动性浊音

3. 并发症及其表现

并发症	表现
上消化道出血	肝硬化最常见的并发症，多突然发生大量呕血或黑便
肝性脑病	晚期肝硬化最严重的并发症，亦是常见死亡原因
感染	自发性腹膜炎多为革兰氏阴性杆菌感染，表现为腹痛，腹水迅速增长，重者出现中毒性休克。体征可有全腹压痛、腹膜刺激征
肝肺综合征	为严重的肝病、肺血管扩张和低氧血症的三联症
其他	由于病人摄入不足、长期应用利尿药等因素，易造成电解质和酸碱平衡紊乱；肝硬化病人若在短期内出现肝增大，且表面有肿块，持续肝区疼痛或腹水呈血性，应考虑原发性肝癌的可能

【辅助检查】

检查项目	意义
血常规	失代偿期可有贫血,脾功能亢进时白细胞和血小板计数减少
血生化检查	白蛋白降低,球蛋白增高;血清总蛋白正常、降低或增高,但白蛋白降低、球蛋白增高。失代偿期凝血酶原时间可有不同程度地延长。胆固醇酯常低于正常
腹水检查	肝硬化腹水多为漏出液,若合并原发性腹膜炎时,可呈渗出液。腹水呈血性,应考虑癌变可能,需做细胞学检查
其他检查	肝穿刺活检可确诊肝硬化

【治疗原则】

1. 饮食　宜食高热量、高蛋白质、维生素丰富、易消化的食物。

2. 肝功能损害显著或肝性脑病先兆者　应限制或禁食蛋白质,禁用损害肝脏药物;肝性脑病病人宜补充维生素,但维生素 B_6 可影响多巴胺进入脑部,故不宜用或少用。

3. 腹水治疗　应限制盐的摄入,避免进食粗糙、坚硬食物,忌酒;使用利尿药,定期输注白蛋白。

要点	内容
限制钠、水的摄入	每日摄入盐在 1~2g,进水量限制在 1000mL 左右
增加钠、水的排泄	1. 利尿治疗以每千克体重不超过 0.5kg 为宜,利尿药使用不宜过猛,避免诱发肝性脑病。 2. 利尿药治疗无效可应用导泻药,如甘露醇。 3. 腹腔穿刺放腹水,每次放腹水在 4000~6000mL,亦可一次放 10000mL,甚至放完,同时静脉点滴白蛋白 40~60g
腹水浓缩回输	提高血浆白蛋白浓度及有效循环血容量,改善肾血液循环,对顽固性腹水是一种较好的治疗方法

4. 药物治疗

(1)避免肝细胞负担:适当选用保肝药物。

(2)自发性腹膜炎:选择主要针对革兰氏阴性杆菌兼顾革兰氏阳性球菌的抗菌药物,用药时间不得少于 2 周。

【护理措施】

要点	措施
休息	大量腹水者取半卧位,以减轻呼吸困难和心悸
饮食护理	1. 高热量、高蛋白、高维生素、易消化的食物,避免进食油炸、粗糙尖锐或刺激性食物。 2. 肝功能损害显著或有肝性脑病先兆者、血氨偏高者应限制或禁食蛋白质,病情好转后再增加蛋白质摄入量。 3. 有腹水时应给予低盐或无盐饮食,限制进水量
皮肤护理	黄疸病人皮肤瘙痒,故应做好皮肤护理
腹腔穿刺放腹水的护理	术前测量体重、腹围、生命体征,排空膀胱;术中及术后监测生命体征,观察有无不适反应术毕应缚紧腹带,防止腹穿后腹内压骤降
防止分流术后血管吻合口破裂出血	48 小时内平卧位或 15° 低半卧位;翻身动作宜轻柔;一般手术后卧位 1 周;保持大、小便通畅

【健康教育】

指导病人少食含钠较高的食品,如味精、酱菜、松花蛋、香肠等。嘱病人遵医嘱用药,不随意加用药物,以免加重肝脏负担和导致肝功能损害,禁用对肝有损害的药物。

第十四节　细菌性肝脓肿病人的护理

【病因】

最常见致病菌为大肠杆菌和金黄色葡萄球菌;胆道系统是最主要的入侵途径。

【临床表现】

寒战和高热、肝区疼痛。其中寒战和高热是最常见的早期症状。

【护理要点】

(1)脓腔引流液少于10mL 时,可拔除引流管,改为凡士林纱条引流。

(2)除必须控制入水量者,保证高热病人每天至少摄入2000mL 液体,以防缺水。

第十五节　肝性脑病病人的护理

肝性脑病又称肝昏迷,是严重肝病引起的以代谢紊乱为基础的中枢神经系统功能失调的综合病症,主要临床表现为意识障碍、行为失常和昏迷。

氨是促发肝性脑病最主要的神经毒素,其对大脑的毒性作用主要是干扰脑的能量代谢,致使高能磷酸化合物浓度降低。

【病因】

1.病因　各型肝硬化及门体分流手术后是引起肝性脑病最常见原因,其中以病毒性肝炎后肝硬化最多见。

2.诱因

(1)上消化道出血:出血后血液淤积在胃肠道内,经细菌分解作用后,产生大量的氨,由肠壁扩散至血液循环,引起血氨升高,从而促发肝性脑病。

(2)大量排钾利尿、放腹水:可引起低钾性碱中毒,促进 NH_3 透过血 – 脑屏障,进入脑细胞产生氨中毒。

(3)高蛋白饮食。

(4)感染。

(5)药物:利尿药、安眠药(如地西泮)、镇静药、麻醉药等。

(6)便秘:可使含氨、胺类及其有毒衍生物与肠黏膜接触时间延长,有利于毒物的吸收。

【临床表现】

分期	临床表现	口诀记忆
一期(前驱期)	**轻度的**性格改变和行为失常,存在扑翼样震颤,脑电图多数正常	性格改变行失常
二期(昏迷前期)	精神错乱、睡眠**时间倒错**、**行为失常**、腱反射亢进、肌张力增高、巴宾斯基征阳性,扑翼样震颤存在,脑电图表现异常	意乱行失睡眠障
三期(昏迷期)	昏睡、**精神错乱为主**,可唤醒。扑翼样震颤仍存在	昏睡神乱神经征
四期(昏迷期)	神志完全丧失,不能唤醒。昏迷**状态**,无法引出扑翼样震颤。深昏迷时,各种反射消失,肌张力降低,瞳孔散大。脑电图明显异常	不能唤醒神志丧

【辅助检查】

检查项目	表现	
血氨	慢性肝性脑病有血氨升高,急性肝性脑病多正常	
脑电图检查	脑电图明显异常,典型改变为节律变慢	
简易智力测验	对于诊断早期肝性脑病、亚临床肝性脑病最有价值	

【治疗原则】

要点	方法	
消除诱因	1. 积极防治感染和上消化道出血。 2. 避免快速、大量排钾利尿和放腹水,纠正电解质和酸碱平衡紊乱。 3. 不用或慎用镇静安眠药、麻醉药	
减少肠内毒物的生成和吸收	1. 减少或临时停止蛋白质饮食。 2. 灌肠或导泻:清除肠内含氨物质或积血,保持大便通畅,可用生理盐水或弱酸性溶液灌肠,禁用肥皂水灌肠。可口服硫酸镁导泻。对急性门体分流性脑病昏迷病人以 33.3% 乳果糖 500mL 灌肠作为首选治疗。 3. 抑制肠道细菌生长:①口服抗生素如甲硝唑、新霉素等,抑制肠内细菌生长,促进乳酸杆菌繁殖,减少氨的形成和吸收。②口服乳果糖,从而减少氨的产生、吸收,目的:酸化肠道	
促进有毒物质的代谢清除,纠正氨基酸的代谢紊乱	1. 降氨药物:①谷氨酸钾或谷氨酸钠与游离氨结合形成谷氨酰胺,从而降低血氨。该药物偏碱性,使用前可先用 3~5g 维生素 C,碱中毒时慎用。②精氨酸可促进尿素循环,从而降血氨。该药酸性,适用于碱中毒时。 2. 支链氨基酸:口服或静脉滴注以支链氨基酸为主的氨基酸混合液,可纠正氨基酸代谢的不平衡,抑制大脑中枢神经递质的形成	

【护理措施】

要点	措施	
避免各种诱发因素	1. 避免应用催眠镇静药、麻醉等,禁用吗啡、哌替啶等,如临床需要,遵医嘱可用地西泮、氨苯那敏等。 2. 防止感染:如有感染症状出现,应及时报告医师并遵医嘱及时、准确地给予抗生素。 3. 防止大量口服水分或输液:过多液体可引起低血钾,稀释性低血钠、脑水肿等,可加重肝性脑病。 4. 避免快速利尿和大量放腹水,及时纠正频繁的腹泻和呕吐,防止有效循环血容量减少、水电解质紊乱和酸碱失衡。 5. 保持大便通畅:①大便通畅有利于清除肠内含氨物质。②便秘者,可口服或鼻饲 50% 硫酸镁 30~50mL 导泻,也可用生理盐水或弱酸溶液灌肠。③忌用肥皂水灌肠,因其可使肠腔内呈碱性	
饮食护理	1. 限制蛋白质摄入,发病开始数日内禁食蛋白质,供给足够的热量和维生素,以糖类为主要食物 2. Ⅰ~Ⅱ期病人疾病开始数日应限制蛋白质在 20g 之内,Ⅲ~Ⅳ期病人应禁止从胃肠道补充蛋白质,可鼻饲或静脉注射 25% 的葡萄糖溶液。 3. 足量的葡萄糖除提供热量和减少组织蛋白分解产氨外,又有利于促进谷氨酸结合形成谷氨酰胺而降低血氨。 4. 清醒后可逐步增加蛋白饮食,每天控制在 20g 以内,最好给予植物蛋白,如豆制品。植物蛋白含支链氨基酸,含蛋氨酸、芳香族氨基酸少,适用于肝性脑病。 5. 显著腹水病人应限制钠、水量,限钠应 250mg/d,水入量一般为尿量加 1000mL/d	

续表

要点	措施
意识障碍病人护理	对烦躁不安者须加床栏,必要时宜用保护带,以防坠床
昏迷病人的护理	保持病人卧姿舒适,头偏向一侧,保证病人呼吸道通畅,必要时给予吸氧
药物护理	静脉点滴精氨酸时速度不宜过快,以免出现流涎、面色潮红与呕吐等不良反应

第十六节　胆道感染病人的护理

项目	胆囊炎	急性梗阻性化脓性胆管炎
病因	急性胆囊炎的病因是胆囊管梗阻和细菌感染;慢性胆囊炎的病因主要是胆囊结石	是急性胆管完全梗阻和化脓性感染所致,胆管结石是最常见的梗阻因素
临床表现	1.症状　右上腹阵发性绞痛,饱餐、进食油腻食物后发作,疼痛可放射至右肩及右肩下部。 2.体征　Murphy征阳性	Charcot三联症(腹痛、寒战高热、黄疸)基础上,出现休克和神经精神症状,即Reynolds五联症
辅助检查	B超	血常规、B超、PTC和ERCP检查
治疗原则	主要为手术治疗	紧急手术解除胆道梗阻并减压
护理要点	卧床休息;合理饮食;药物止痛;控制感染;维持体液平衡;加强观察	T管护理 (1)放置T管的主要目的是引流胆汁。 (2)正常胆汁呈深绿色或棕黄色,每天量为300~700mL。 (3)引流量过少提示T管阻塞;引流量过多提示胆总管下段不够通畅。 (4)术后10~14天可考虑拔管,拔管前先夹管1~2天。 (5)拔管后伤口用凡士林堵塞,1~2天会自行闭合。 (6)T管家庭护理指导:避免盆浴,引流管伤口每日换药一次

第十七节　胆道蛔虫病病人的护理

【病因】

蛔虫是肠道内寄生虫,Oddi括约肌功能失调,蛔虫钻入胆道引起症状。

【临床表现】

1. 症状　突发剑突下阵发性"钻顶样"剧烈绞痛,可向右肩背部放射。
2. 体征　剑突下或偏右有轻度深压痛。
3. 特点　剧烈的腹部疼痛与不相称的轻微腹部体征,即症状与体征不符。

【辅助检查】

B超是本病的首选检查方法。

【治疗原则】

绝大多数病人可用非手术疗法治愈;驱虫最好在症状缓解期进行。

【护理要点】

正确服用驱虫药,应于清晨空腹或晚上睡前服用。

第十八节　胆石症病人的护理

项目	胆囊结石	胆管结石
病因	主要与脂类代谢异常、胆囊的细菌感染和收缩排空功能减退有关	以胆色素结石或混合性结石为主
临床表现	腹痛,起病常在饱餐、进油腻食物后;Murphy 征阳性	腹痛、寒战高热和黄疸,称为 Charcot 三联症
治疗原则	手术时机最好在急性发作后缓解期为宜	急诊手术适用于积极消炎利胆治疗 1～2 天后病情仍恶化,出现腹膜刺激征或出现 Reynolds 五联症者,应立即行胆总管切开取石及引流术

第十九节　急性胰腺炎病人的护理

急性胰腺炎是各种病因导致的胰腺及其周围组织被胰腺分泌的消化酶自身消化所致的化学性炎症,是消化系统常见病。临床上以急性腹痛、恶心、呕吐及血淀粉酶增高为特点。

【病因】

1. 胆道疾病　以胆石症最为常见。

2. 胰管阻塞　常见病因为胰管结石。

3. 酗酒和饮食不节、暴饮暴食。

【发病机制】

正常情况下,当胰液进入十二指肠后,在肠激酶作用下,首先胰蛋白酶原被激活,形成胰蛋白酶。急性胰腺炎具有与自身消化理论相关的发病机制:

(1)各种病因导致胰腺腺泡内无活性的酶原被激活,发生胰腺自身消化的连锁反应。

(2)胰腺导管通透性增加,活性胰酶渗入胰腺组织,加重胰腺炎症。

【临床表现】

表现	特点
症状	腹痛为本病主要表现和首发症状,常位于中上腹,向腰背部呈带状放射。弯腰抱膝位可减轻疼痛。水肿型病人腹痛 3～5 天可缓解
	恶心、呕吐、腹胀、发热
	低血压或休克:常见于出血坏死型病人,这与胰蛋白酶激活各种血管活性物质如缓激肽致使血管扩张,并发消化道出血、血容量不足有关
	水、电解质及酸碱平衡紊乱: 1.呕吐频繁病人可有代谢性碱中毒。 2.出血坏死型者常有脱水和代谢性酸中毒,并伴低血钾、低血镁、低血钙。 3.低钙血症引起手足抽搐,为预后不佳,多因坏死的胰腺脂肪组织分解出大量的脂肪酸与钙结合成脂肪酸钙,钙大量消耗所致,同时也与胰腺炎时刺激甲状腺分泌降钙素有关
体征	1.水肿型病人腹部体征轻微,表现为上腹有轻度压痛,无腹紧张与反跳痛。 2.出血坏死型病人上腹部体征明显,并发急性腹膜炎时全腹压痛、腹肌紧张、反跳痛。 3.部分病人因胰酶、坏死组织及出血沿腹膜间隙与肌层渗入到腹壁下,致两侧肋腹部皮肤表现为暗灰蓝色(Grey－Turner 征);也可致脐周皮肤青紫(Cullen 征)

【辅助检查】

检查项目	表现
血清淀粉酶(首选)	起病后 6～12 小时开始升高,48 小时达高峰,持续 3～5 天,超过正常值 3 倍可确诊本病
尿淀粉酶	起病后 12～14 小时开始升高,下降缓慢。但病情的严重性与淀粉酶升高的程度并不一致,出血坏死型胰腺炎淀粉酶值可正常或低于正常

【治疗原则】

1. 抑制或减少胰液分泌

(1)禁食:多数病人需禁食 1～3 天,减少胃酸与食物刺激胰液分泌。

(2)胃肠减压:明显腹胀的病人应进行胃肠减压,减轻呕吐与腹胀。

(3)药物治疗。

药物	作用
H_2 受体拮抗剂	减少胃酸分泌,从而减少对胰腺分泌的刺激
抗胆碱能药阿托品或盐酸消旋山莨菪碱	抑制胃肠分泌,从而减少胃酸分泌
生长抑素类药物(施他宁)	抑制胰液和胰酶分泌,常用于重症胰腺炎

2. 解痉镇痛　疼痛剧烈者可用哌替啶肌内注射,禁用吗啡。因吗啡可引起 Oddi 括约肌痉挛,加重疼痛。

3. 应用抗生素　选用对胰腺有较好渗透性的抗生素(如亚胺培南或喹诺酮类等),并联合应用对厌氧菌有效的药物(如甲硝唑)。

4. 补充血容量、抗休克治疗　输全血、血浆、白蛋白或血浆代用品。

【护理措施】

1. 休息　协助病人采取舒适卧位(如屈膝侧卧位),以减轻疼痛。

2. 饮食护理

(1)禁食并给予胃肠减压。

(2)腹痛和呕吐基本消失后,可进食低脂低糖流食,而后逐步恢复正常饮食,以便使胰腺分泌减少。可选用少量优质蛋白质(每日 25g 左右),以利于胰腺的恢复。

【健康指导】

避免暴饮暴食,多食低脂、无刺激的食物,戒烟、酒等,以防本病复发。

第二十节　上消化道大出血病人的护理

上消化道出血是指屈氏韧带以上的消化道出血。

上消化道大出血是指在数小时内失血量超过 1000mL 或占循环血容量的 20%,主要表现为呕血和(或)黑便。

【病因】

1. 上消化道疾病最常见的病因　消化性溃疡。

2. 肝硬化合并门静脉高压病人引起上消化出血的原因　食管 – 胃底静脉曲张破裂。

【临床表现】

表现	特点
呕血与黑便	上消化道出血特征性表现,呕血多呈咖啡色,黑便呈柏油样,黏稠而发亮
失血性周围循环衰竭	头晕、乏力、突然起立发生晕厥、心率加快、出汗、脉细数、血压下降、皮肤湿冷、精神烦躁或意识不清
氮质血症	血尿素氮常增高,24～48小时可达高峰,一般不超过14.3mmol/L(40mg/dL),3～4天后降至正常。其原因主要是上消化道大量出血后,大量血液进入肠道,血液中蛋白质的消化产物在肠道被吸收引起
发热	24小时内出现低热,一般不超过38.5℃
血象变化	出血24小时内网织红细胞可增高

【辅助检查】

1. 内镜检查　是上消化道出血病因诊断的首选检查措施。一般在上消化道出血后24～48小时内进行急诊内视检查。

2. X线钡餐造影检查　目前主张X线钡餐检查应在出血已经停止且病情基本稳定数天后进行。此检查对经胃镜检查出血原因不明或疑病变在十二指肠降段以下小肠段,有特殊的诊断价值。

【治疗原则】

要点	方法
一般抢救措施	1. 卧床休息,保持呼吸道通畅,避免呕血时误吸引起窒息,必要时吸氧。 2. 出血期间应禁食
积极补充血容量	1. 上消化道出血伴休克时,首要的治疗措施是迅速补充血容量。 2. 肝硬化病人可输新鲜血,因库存血含氨多,易诱发肝性脑病
止血措施	1. 药物治疗　①对于胃、十二指肠出血,可遵医嘱应用去甲肾上腺素胃内灌注治疗。②对于食管静脉曲张破裂、消化性溃疡、急性胃黏膜损害出血,可应用垂体后叶素止血治疗。但冠心病、高血压、孕妇者禁用。 2. 气囊压迫止血　适用于食管胃底静脉曲张破裂出血,持续压迫时间最长不超过24小时。 3. 内镜直视下止血　内镜过程如见有活动性出血或暴露血管的溃疡,应进行内镜直视下止血

【护理措施】

要点	措施
休息	1. 大量出血病人应绝对卧床休息,将下肢略抬高,以保证脑部血供。 2. 呕血时头偏向一侧,避免误吸,保证呼吸道通畅
治疗护理	输液开始时宜快,必要时测定中心静脉压来调整输液量和速度
三(四)腔管的护理	1. 当胃囊充气不足或破裂时,食管囊可向上移动,阻塞于喉部而引起窒息,观察有无突然发生的呼吸困难或窒息表现。 2. 持续放置三(四)腔管24小时后应放气数分钟,再注气加压,以免食管–胃底黏膜受压过久而致黏膜糜烂、缺血性坏死。间断应用气囊压迫,一般以3～4天为限,继续出血者可适当延长。 3. 出血停止后,放出囊内气体,继续观察24小时,未再出血可考虑拔管。拔管前口服液状石蜡20～30mL,润滑黏膜和管、囊外壁,抽尽囊内气体,以缓慢、轻巧的动作拔管
饮食护理	1. 急性大出血病人应禁食。 2. 少量出血、无呕吐、无明显活动性出血病人,可选用温凉、清淡、无刺激性流食

第二十一节　慢性便秘病人的护理

便秘是指便次太少或排便困难、不畅,粪便干结、太硬、量少,是一种常见的症状,严重时影响生活质量。

【病因】

肠易激综合征为便秘最常见原因。

【临床表现】

慢性便秘的主要临床表现为:①排便次数 < 3 次/周,严重者长达 2 ~ 4 周才排便一次;②排便困难,排便时间可长达 30 分钟以上。

【治疗原则】

1. 食疗　食用膳食纤维能改变粪便性质和排便习惯,含膳食纤维最多的食物是麦麸。

2. 养成排便习惯　清肠后可给轻矿物油,5 ~ 15mL/(kg·d),或乳果糖 15 ~ 30mL/d,使便次至少达到每天 1 次。

3. 药物治疗

(1)容积性泻剂:能起到膳食纤维的作用,使液体摄取增加。

(2)润滑性泻剂:液状石蜡能软化粪便。由于影响脂溶性维生素吸收,故以餐间服用较合适。

【护理措施】

(1)鼓励病人多饮开水,每天清晨可饮一杯温开水或盐水。多食含粗纤维丰富的食物,如芹菜、豆角、白菜等。

(2)培养病人养成定时排便的习惯。

(3)协助病人采取最佳的排便姿势,以合理地利用重力和腹内压。

(4)进行适当的腹部按摩,顺结肠走行方向做环形按摩,刺激肠蠕动,协助排便。

(5)指导病人正确使用泻剂,但应告知病人长期使用泻剂的危害,即会使肠道失去自行排便的功能。

(6)必要时予以灌肠。

第二十二节　急腹症病人的护理

外科急腹症是指以急性腹痛为主要表现,需要早期诊断和紧急处理的腹部外科疾病。

【病因】

感染性疾病、出血性疾病、空腔脏器梗阻、缺血性疾病。

【分类】

内脏痛、躯体性疼痛、牵涉性疼痛。

【临床表现】

腹痛　外科急腹症一般先出现腹痛,后出现伴随症状。

【辅助检查】

1. X 线检查　消化道穿孔可见膈下游离气体。

2. 腹腔穿刺　脐与髂前上棘连线的中外 1/3 交界处做穿刺,若抽出不凝固性血性液体,多提示腹腔内出血;若穿刺液的淀粉酶测定结果为阳性,即考虑为急性胰腺炎。

【治疗原则】

对诊断尚未明确的急腹症病人,禁用止痛剂,禁忌给病人灌肠和用热水袋热敷,禁用腹泻药。

第四章 呼吸系统疾病病人的护理

第一节 呼吸系统的解剖生理

一、呼吸道

(1)呼吸道:以环状软骨为界,呼吸道分为上、下呼吸道。

(2)导气部从鼻腔开始,直至肺内终末细支气管,主导气体交换功能。

(3)左、右支气管分叉水平对应的解剖部位是隆凸处(胸骨角)。

(4)右支气管粗、短、直,异物更容易进入右肺。

二、肺和胸膜

(1)肺内气体交换主要在肺泡,通过气-血屏障进行。

(2)正常胸膜腔内为负压,腔内有少量浆液起润滑作用。

三、呼吸的调节

(1)正常情况下,中枢化学感受器通过感受 CO_2 的变化来调节呼吸。

(2)当 H^+ 浓度增高时,呼吸加深加快;反之,呼吸变浅变慢。

(3)肺具有通气和换气功能。

(4)呼吸系统的防御功能:物理防御、神经防御、生物防御、免疫防御。

四、小儿呼吸系统特点

(1)小儿鼻腔短小,无鼻毛,后鼻道狭窄,黏膜柔嫩,血管丰富,易于感染。

(2)婴幼儿体内免疫球蛋白含量低,分泌型 IgA(SIgA)低,且肺泡巨噬细胞功能不足,故易患呼吸道感染。

(3)婴儿咽鼓管宽、直、短,呈水平位,故咽炎时易致中耳炎。

(4)喉部狭长、窄,呈漏斗型,黏膜柔嫩,血管丰富,易发生炎症、肿胀,故喉炎时易发生梗阻而易导致窒息。

(5)肺组织发育未完善,含血量多而含气量少,易于感染。

(6)急性上呼吸道感染有 70% ~80% 由病毒引起。

(7)细菌感染以溶血性链球菌最常见。

(8)扁桃体炎常见于年长儿。

(9)生理特点:年龄越小,呼吸频率越高。

(10)气体弥散:二氧化碳的弥散速度 >氧气的弥散速度,二氧化碳比氧气容易弥散。

(11)临床上常见的急性上呼吸道感染有普通感冒,病毒性咽炎、喉炎和支气管炎,细菌性咽炎、扁桃体炎3型。

类型	致病菌	临床表现
普通感冒(伤风)	鼻病毒、副流感病毒	急性鼻炎或卡他,一般无发热及全身症状,无并发症时 5~7 天可痊愈
病毒性咽炎、喉炎	病毒	咽炎　咽部明显充血水肿,颌下淋巴结肿大且有触痛。 喉炎　声音嘶哑,咳嗽时疼痛,常有发热
细菌性咽炎、扁桃体炎	溶血性链球菌	起病急,明显咽痛、畏寒、发热(>39℃),咽部充血,扁桃体充血肿大,有黄色点状渗出物,颌下淋巴结肿大、有压痛

（12）血常规检查。①病毒感染:白细胞正常或偏低,淋巴细胞增高。②细菌感染:白细胞计数和中性粒细胞增高,重者核左移。

（13）急性上呼吸道感染、病毒感染时可用利巴韦林和奥司他韦。

（14）高热时给予物理降温,>38.5℃时,遵医嘱药物降温,防止高热惊厥。

（15）痰多黏稠时,给予雾化吸入,保持呼吸道通畅。

第二节　急性感染性喉炎病人的护理

【临床表现】

（1）以犬吠样咳嗽、声音嘶哑、吸气性喉鸣音和三凹征为主要特征。

（2）多发生在冬春季节,婴幼儿多见。

（3）喉梗阻的分度。

分度	临床特点	巧记
Ⅰ度	仅于活动后出现吸气性喉鸣音和呼吸困难	活动后出现症状
Ⅱ度	安静时有喉鸣和吸气性呼吸困难;闻及管状呼吸音或传导音	安静时出现症状
Ⅲ度	喉鸣和吸气性呼吸困难,烦躁不安,口唇及指、趾端发绀,双眼圆睁,惊恐	出现精神兴奋
Ⅳ度	渐显衰弱,昏睡状态,三凹征不明显	精神抑制,昏迷

【治疗原则】

1.保持呼吸道通畅　用肾上腺皮质激素雾化吸入,可消肿或抑制变态反应,减轻喉头水肿。

2.严重缺氧或Ⅲ度以上喉梗阻者　立即行气管切开术。

【护理措施】

1.改善呼吸功能　遵医嘱给予雾化吸入,有利于缓解喉头水肿。

2.观察病情　尤其是咳嗽、咽痛等的变化。

3.饮食　保证营养和水分摄入。

第三节　急性支气管炎病人的护理

【病因】

最主要的病因是感染,最常见的病原体为病毒。常见诱因是过度劳累和受凉。

【临床表现】

1.症状　病人大多先有上呼吸道感染症状,以咳嗽为主,先干咳,再有痰,婴儿全身症状明显。哮喘性支气管炎以喘息为突出表现。

2.体征　肺部可闻及不固定的散在干、湿啰音。

【辅助检查】

病毒感染者白细胞正常或偏低,细菌感染者白细胞增高,中性粒细胞比例增高。

【治疗原则】

1. 对症治疗 主要是控制感染、化痰、平喘等对症治疗。

2. 用药治疗 常用祛痰剂有复方甘草合剂、氯化铵、溴己新（必嗽平）、氨溴索（沐舒坦）等。不使用镇咳剂或镇静剂，如可待因、地西泮、吗啡等，以免抑制咳嗽反射，影响痰液咳出。

【主要护理问题/护理措施】

1. 清理呼吸道无效：与呼吸道分泌物过多、痰液黏稠有关。

2. 发热的护理 体温超过 38.5℃时，采取物理降温，必要时给予药物降温。

第四节　肺炎病人的护理

【病因与分类】

分类标准	病因和分类
按解剖位置分类	1. 大叶性肺炎　又称肺泡性肺炎，成人常见，致病菌多为肺炎链球菌，炎症起源于肺泡，以一个肺段或肺叶分布。 2. 小叶性肺炎　又称支气管性肺炎，婴幼儿常见。主要引起细支气管、终末细支气管的炎症，不规则斑片状阴影。 3. 间质性肺炎
按病因分类	细菌性肺炎最为常见，最常见的病原菌是肺炎链球菌，其次是金黄色葡萄球菌、肺炎克雷伯菌。 1. 肺炎链球菌感染　铁锈色痰。 2. 金黄色葡萄球菌感染　黄色脓痰。 3. 铜绿假单胞菌感染　草绿色脓痰。 4. 肺炎克雷伯菌感染　胶冻状痰
按感染来源分类	1. 社区获得性肺炎　是指在医院环境之外获得的肺炎。主要致病菌为肺炎链球菌。 2. 医院获得性肺炎　病人在入院 48 小时后在医院内发生的肺炎。常见致病菌为革兰氏阴性杆菌，包括铜绿假单胞菌（别称绿脓杆菌）、克雷伯菌（别称肺炎杆菌）等，特点是易形成多发性脓肿

一、肺炎链球菌肺炎

【病因】

主要致病菌为肺炎链球菌，最重要的致病因素是荚膜多糖。

【病理分期】

1. 充血期 侵入肺泡的细菌生长繁殖，引起肺泡充血水肿。

2. 红色肝样变期 肺泡内充满纤维蛋白及红细胞，病灶呈暗红色。

3. 灰色肝样变期 肺泡内充满纤维蛋白及白细胞，病灶转为灰色。

4. 消散期 肺泡内纤维蛋白被溶解，细菌和细胞碎片被巨噬细胞吞噬。消散后不留纤维瘢痕。

【临床表现】

1. 以冬季与初春为高发季节，多见于既往健康的青壮年。

2. 症状 病前常有上呼吸道感染、受凉、淋雨、疲劳等情况。

(1)典型表现：寒战、高热、咳嗽、咳铁锈色痰，数小时内体温可达 39～41℃，呈稽留热，胸痛等。

(2)肺实变体征：患侧呼吸运动减弱，叩诊浊音，听诊呼吸音减弱及胸膜摩擦音。

(3)X 线片：可见大片阴影。

【治疗要点】

1. 首选青霉素,疗程一般 7 天,或在退热后 3 天停药。

2. 多重耐药菌株感染者可选用万古霉素。

【休克型肺炎】

若出现心率 >140 次/分、血压下降,提示发生了休克型肺炎。

1. 临床表现 出现神经、精神症状,体温不升或过高,心率 >140 次/分,血压逐渐下降,脉搏细弱,四肢厥冷,白细胞过高(>30×10⁹/L)或过低(<4×10⁹/L)。

2. 首要的措施是补充血容量 首选低分子右旋糖酐,既可补充血容量,又可降低血液黏度,预防弥散性血管内凝血(DIC)。补液量宜先多后少,输液速度不宜太快,防止心力衰竭和肺水肿的发生。按医嘱给予血管活性药(如异丙肾上腺素等),维持收缩压在 90 ~100mmHg。

3. 血容量补足指标 尿量 >30mL/h(最可靠指标),收缩压 >90mmHg,口唇红润、肢端温暖。血容量已补足而 24 小时尿量仍 <400mL 或每小时尿量 <20mL,考虑有肾功能不全。

4. 体位 取中凹卧位,头胸部抬高约 20°,下肢抬高约 30°。

5. 明显酸中毒 单通道输入碳酸氢钠。

【主要护理问题】

体温过高、体液不足等。

【护理措施】

1. 饮食 给予病人高蛋白质、高热量、高维生素、易消化的流质或半流质饮食。鼓励病人多饮水,每日饮水量在 1500 ~2000mL。

2. 高热护理 优先给予物理降温;尽量不用退热药,因大量出汗会影响临床判断,且易导致虚脱。

3. 体位 胸痛时嘱病人取患侧卧位。气急者给予半卧位,遵医嘱给予氧气吸入,流量 2 ~4L/min。

【健康教育】

预防上呼吸道感染。对年老体弱、免疫功能减退病人,可接种流感疫苗以预防再次感染。

二、小儿肺炎

(1)病程分类:急性肺炎,病程 <1 个月;迁延性肺炎,病程 1 ~3 个月;慢性肺炎,病程 >3 个月。

(2)一年四季均可发病,以冬春季节多见。

(3)病毒以呼吸道合胞病毒最多见,细菌以肺炎链球菌多见。

(4)以小叶性肺炎(支气管肺炎)最多见。

(5)2003 年在我国发生一种传染性非典型肺炎,世界卫生组织(WHO)将其命名为严重急性呼吸综合征。该病由新型冠状病毒引起,以肺间质病变为主,传染性强,病死率高。

(6)临床表现:发热、咳嗽、气促、呼吸困难及肺部固定湿啰音(以背部两侧下方及脊柱两旁较多,深吸气末更为明显)。

(7)重症肺炎与轻型肺炎的主要区别在于有神经、消化和循环系统受累。

神经系统:可合并中毒性脑病,表现有嗜睡、惊厥、昏迷、呼吸不规则等。

消化系统:可合并中毒性肠麻痹,表现有明显的腹胀、呼吸困难加重、肠鸣音消失等。

循环系统:可合并心衰。①呼吸加快(婴儿 >60 次/分,幼儿 >50 次/分,儿童 >40 次/分);②心率增快(婴儿 >180 次/分,幼儿 >160 次/分,儿童 >140 次/分);③突然极度烦躁不安、面色苍白或发灰、发绀;④心音低钝、奔马律、颈静脉怒张;⑤肝脏迅速增大;⑥尿少或无尿。具备前五项即可诊断。

(8)重症肺炎常存在混合性酸中毒。

(9)体征:①呼吸增快(40 ~80 次/分),可见鼻翼扇动和三凹征。②发绀:口周、鼻唇沟和指(趾)端发绀。③肺部啰音:早期不明显,以后可闻及固定的中、细湿啰音,以背部两侧下方及脊柱两旁较多,深吸气末更为明显。

三、几种不同病原体所致肺炎

肺炎类型	临床特点	治疗
腺病毒性肺炎	肺部体征出现较晚,咳嗽频繁、喘憋。 1. 本病多见于6个月~2岁幼儿。 2. 起病急、全身中毒症状明显。体温达39℃以上,呈稽留热或弛张热,持续2~3周。 3. 胸片特点为大小不等的片状阴影或融合成大病灶,肺气肿多见	抗病毒药物治疗
肺炎支原体肺炎	1. 肺部体征常不明显,刺激性干咳为突出表现。 2. 有的酷似百日咳样咳嗽,常有发热,热程1~3周	首选大环内酯类抗菌药物(如红霉素、阿奇霉素),疗程一般不少于2~3周,停药过早易于复发
金黄色葡萄球菌肺炎	肺部体征出现较早,多呈弛张热,易并发脓胸,可有猩红热样皮疹。 1. 多见于新生儿及婴幼儿。临床起病急、病情重、发展快。 2. 双肺可闻及中、细湿啰音,易并发脓胸、脓气胸	万古霉素
呼吸道合胞病毒肺炎	肺部体征主要为呼气相哮鸣音,以喘息、三凹征和气促为临床特点	抗病毒药物治疗,可选用利巴韦林等

【辅助检查】

1. 血常规　病毒性肺炎时白细胞总数大多正常或降低;细菌性肺炎时白细胞总数及中性粒细胞增高,并有核左移。

2. 病原学　50%~70%的支原体肺炎患儿血清冷凝集素试验可呈阳性。

3. 胸部X线　早期肺纹理增粗,以后出现大小不等的斑片阴影,可融合成片。

【治疗原则】

治疗主要为控制感染,改善通气功能,对症治疗,防治并发症。

(1)选用敏感抗生素,使用原则为早期、联合、足量、足疗程。

(2)用药时间应持续至体温正常后5~7天,临床症状消失后3天。

(3)体温持续不降或退而复升,剧烈咳嗽,常提示并发脓胸或脓气胸,应及时穿刺引流。

(4)严重患儿可使用糖皮质激素,疗程3~5天。

【护理措施】

(1)室温维持在18~20℃,湿度以50%~60%为宜。尽量使患儿安静,以减少机体的耗氧量。

(2)一般采用鼻导管给氧,氧流量为0.5~1L/min,氧浓度不超过40%;缺氧明显者可用面罩给氧,氧流量2~4L/min,氧浓度不超过40%。氧气应湿化,以免损伤呼吸道黏膜。

(3)避免过饱影响呼吸,喂哺时应耐心,防止呛咳。

(4)发热的护理:遵医嘱给予物理或药物降温,卧床休息,衣被不宜过多、过紧,以免影响散热,出汗后及时更换衣服。

(5)保持呼吸道通畅,舒适体位,定时翻身拍背,清除口腔分泌物,必要时用吸引器吸痰。

(6)密切观察病情:①若患儿出现烦躁不安、面色苍白、呼吸加快(>60次/分)、心率增快(>160次/分)、心音低钝或奔马律、肝脏短期内迅速增大时,考虑肺炎合并心力衰竭,应及时报告医生,立即给予吸氧并减慢输液速度。②若患儿突然咳粉红色泡沫痰,应考虑肺水肿,立即嘱患儿坐位,双腿下垂,给患儿吸入经20%~30%乙醇湿化的氧气,间歇吸入,每次吸入时间不宜超过20分钟。③若患儿出现烦躁、嗜睡、惊厥、昏迷、呼吸不规则等,应考虑脑水肿、中毒性脑病的可能。④若患儿病情突然加重,体温持续不降或退而复升、剧烈咳嗽、呼吸困难、面色青紫、烦躁不安,提示并发脓胸或脓气胸。⑤观察有无腹胀、肠鸣音减弱或消失、呕吐、便血情况,及时发现中毒性肠麻痹和胃肠道出血。⑥指导家长合理喂养,婴儿期提倡母乳喂养,多进行户外活动,及时接种各种疫苗。

附:毛细支气管炎

毛细支气管炎多见于1~6个月的婴儿,以喘息、三凹征和气促为主要临床特点,俗称喘憋性肺炎。

(1)主要由呼吸道合胞病毒引起。

(2)喘息和肺部哮鸣音为其突出表现。主要表现为下呼吸道梗阻症状,呼吸困难可呈阵发性,间歇期喘息,可见面色苍白、烦躁不安、口周和口唇发绀。

(3)治疗原则:主要为氧疗、控制喘息、病原治疗等。

(4)糖皮质激素用于严重的喘息发作者,甲泼尼龙、琥珀酸氢化可的松静脉滴注,也可采用吸入型糖皮质激素(如布地奈德悬液等)。

第五节　支气管扩张症病人的护理

支气管扩张症(简称支扩)是由支气管及其周围肺组织的慢性炎症损坏支气管壁,导致支气管管腔持久扩张和变形,临床上以慢性咳嗽、大量脓痰和反复咯血为特征。支扩多见于肺下叶,起初为柱状扩张,随着病变的发展,破坏严重,可演变为囊状扩张。肺结核引起的支气管扩张症多发生在肺上叶。

【病因】

婴幼儿期支气管-肺组织感染和支气管阻塞是支气管扩张最常见的原因,以婴幼儿期的麻疹、百日咳、支气管肺炎最为常见。

【发病机制】

支气管-肺组织的感染和支气管阻塞两者互为因果。

【临床表现】

1.典型表现　慢性咳嗽和大量脓性痰。①咳嗽多为阵发性,常在晨起和临睡时加重,与体位变动有关。②合并有厌氧菌感染时,则痰及呼气具有恶臭味。③痰放置数小时后可分三层,上层为泡沫,中层为黏液,下层为脓性物和坏死组织。④严重程度与痰量的估计。轻度<10 mL/d;中度10~150 mL/d;重度>150 mL/d。

2.咯血　反复咯血为本病的特点。①少量咯血为<100 mL/d;中量咯血为100~500 mL/d;大量咯血为>500 mL/d或一次咯血量>300 mL。②以咯血为唯一症状,临床称此类型为"干性支气管扩张"。

3.反复肺部感染　特点是同一肺段反复发生肺炎并迁延不愈。

4.慢性感染中毒症状　如反复感染,可出现发热、乏力、食欲减退、消瘦、贫血等。

5.体征　①肺下部闻及固定而持久的局限性湿啰音为支气管扩张症特征性病变。②长期反复感染多伴有慢性缺氧,见于肺源性心脏病和右心衰病人,可见发绀和杵状指(趾)。

【辅助检查】

1.高分辨率 CT 检查　可显示管壁增厚的柱状扩张或成串成簇的囊性改变,为主要确诊方法。

2.X 线检查　可见卷发影、蜂窝影、双轨征等。

【治疗原则】

控制感染,保持引流通畅,必要时手术治疗。

控制感染:选用合适抗生素。①常用阿莫西林、环丙沙星或头孢类抗生素口服,或青霉素肌内注射,每日 1 次。②铜绿假单胞菌感染者,常需第三代头孢菌素加氨基糖苷类药联合静脉用药。③厌氧菌混合感染者,加用甲硝唑或替硝唑等。

【常见护理问题】

1.清理呼吸道无效　与大量脓痰滞留呼吸道有关。

2.焦虑/恐惧　焦虑与反复咯血有关;恐惧与大咯血有关。

3.有窒息的危险　与大咯血有关。

【护理措施】

1.体位引流　是保持气道通畅,减少继发感染最关键的措施。

要点	内容
引流体位	原则上抬高病灶部位的位置,使引流支气管开口向下,有利于痰液随重力排出
引流时间	1.可从每次 5～10 分钟增加到每次 15～20 分钟。 2.引流宜在饭前进行,早晨效果最好;如需在餐后,应在餐后 1～2 小时进行
引流过程注意事项	1.鼓励病人做腹式深呼吸后用力咳痰,辅以胸部叩击等,以提高引流效果。 2.若出现咯血、发绀、头晕、出汗等,应及时终止引流。 3.高血压、心衰及高龄病人禁止行体位引流

2.饮食　给予高热量、高蛋白质、维生素丰富饮食,以补充消耗。鼓励病人多饮水,每天 1500mL 以上,以稀释痰液。

3.咯血护理

要点	大量咯血	小量咯血
咯血量的估计	＞500mL/d 或一次咯血量＞300mL	＜100mL/d
一般护理	禁食;绝对卧床休息	少量温凉流质饮食;以卧床休息为主
对症护理	1.卧床休息时取患侧卧位,咯血时头应偏向一侧。 2.一旦出现极度呼吸困难、双手乱抓、咯血中断,提示窒息(最严重并发症),应转为头低足高位或俯侧卧位,并及时清除积血。 3.避免用强镇咳剂、镇静剂,嘱病人不要屏气,以免使血液引流不畅形成血块,导致窒息。 4.垂体后叶素可收缩小动脉以止血,但也能使冠状动脉、子宫平滑肌收缩,高血压、冠心病及孕妇禁用	

第六节　慢性支气管炎和慢性阻塞性肺疾病病人的护理

一、慢性支气管炎

慢性支气管炎(简称慢支)是指气管、支气管黏膜及其周围组织的慢性非特异性炎症。

1.临床特征　慢性咳嗽、咳痰、喘息及反复发生感染。

2.最常见的并发症　肺气肿,肺气肿最常见的病因为慢性支气管炎。

3.病理变化 支气管壁炎性细胞浸润、充血水肿、纤维增生导致管壁增厚和管腔狭窄。

4.慢支引起肺气肿的主要病理变化

(1)支气管狭窄、软骨被破坏,导致呼气时气道过早陷闭使肺泡残气量增加,肺泡过度积气、膨胀。

(2)慢性炎症蔓延使肺泡破坏、融合成肺大疱。

(3)肺泡过度膨胀使肺血管受压,导致肺供血减少和营养障碍而使肺泡弹性减退。

5.肺泡过度积气 桶状胸、语颤减弱、叩诊过清音、奇脉、残气量增加、X线片示透亮度增加。

二、慢性阻塞性肺疾病

慢性阻塞性肺疾病(COPD)是一种以持续进行性气流受限为特征的肺部疾病,简称慢阻肺。

【病因】

吸烟(最重要因素)、大气污染、感染(主要因素)、寒冷气候等。

【病理】

COPD的病理改变主要为慢性支气管炎和肺气肿的病理改变。

【临床表现】

1.肺气肿的突出症状 在慢性咳嗽、咳痰的基础上出现逐渐加重(进行性)的呼气性呼吸困难。

2.呼气性呼吸困难 二氧化碳潴留(Ⅱ型呼吸衰竭),肺性脑病是死亡的首因。

3.肺性脑病 二氧化碳潴留等引起神经精神症状的一组综合征,可出现烦躁不安、失眠等,严重时有嗜睡、昏迷等。当病人躁动、失眠时慎用镇静剂(如地西泮、吗啡),因其可抑制呼吸中枢。

4.并发症 自发性气胸、肺部感染、呼吸衰竭等。

【COPD病程分期】

1.急性加重期 指短期内咳嗽、咳痰、喘息加重,可出现发热、痰量增多,痰呈脓性或黏液脓性。

2.稳定期 指病人咳嗽、咳痰、气短等症状稳定或症状轻微。

【辅助检查】

1.X线检查 肺气肿时,两肺透亮度增加,肋间距增宽。

2.肺功能检查 是判断持续气流受限的主要客观指标。①第1秒钟用力呼气容积占用力肺活量百分比(FEV_1/FVC)是评价气流受限的一项敏感指标。②吸入支气管扩张药后 $FEV_1/FVC < 70\%$ 及 $FEV_1 < 80\%$ 预计值者,可确定为持续气流受限。

【处理要点】

(1)稳定期演变为急性加重期最常见的原因是细菌感染,最重要的治疗措施是应用抗生素。

(2)稳定期应注意预防细菌感染,可通过适当运动、加强营养(高热量、高蛋白、高维生素饮食)等增强体质,不可应用抗生素预防,以免发生菌群失调。

(3)稳定期最重要的措施是呼吸功能锻炼,有效改善呼吸困难,锻炼包括缩唇呼气、腹式呼吸。

缩唇呼吸主要目的为延缓小气道陷闭,常将缩唇呼气融入腹式呼吸之中。

腹式呼吸是指鼻吸口呼,吸气时挺腹,呼气时收腹,深吸慢呼,吸与呼时间比为1:2或1:3。每日训练3~4次,每次重复8~10遍。

(4)呼吸功能锻炼增加能量消耗,因此只能在稳定期进行。

(5)提倡长期家庭氧疗,每天氧疗时间为10~15小时,低流量、低浓度持续给氧,氧流量为1~2L/min。

第七节 支气管哮喘病人的护理

支气管哮喘是由嗜酸性粒细胞(为主要细胞)、肥大细胞、巨噬细胞等多种炎性细胞参与的气道慢性炎症性疾病。**典型表现为**反复发作性的喘息、伴有哮鸣音的呼气性呼吸困难,常于夜间或凌晨发作、加重,多数病人可自行或治疗后缓解。

【病因】

1. 吸入性过敏原为主　花粉、虫螨、动物的毛屑等。

2. 感染。

3. 食物　鱼、虾、蟹、蛋、牛奶等。

【临床表现】

要点	表现
典型表现	发作性呼气性呼吸困难,伴有哮鸣音,胸闷、咳嗽、咳白色泡沫痰
哮喘持续状态	严重的哮喘发作持续 24 小时以上,经治疗不易缓解
体征	发作时双肺呈过度充气状态,哮鸣音广泛,呼气音延长。严重哮喘可出现"沉默肺"。奇脉、颈静脉怒张
并发症	自发性气胸、纵隔气肿、肺不张

【辅助检查】

1. 血象检查　发作时可有嗜酸性粒细胞增多。

2. 血气分析

病程	血气分析结果	记忆口诀
早期	由于过度通气可使 $PaCO_2$ 下降,pH 上升,表现为呼吸性碱中毒	口诀:早呼碱,晚呼酸
后期	缺氧加重而出现呼吸性酸中毒(CO_2潴留)合并代谢性酸中毒	

3. X 线检查　哮喘发作时两肺透亮度增加,呈过度充气状态。

4. 痰液检查　涂片可见较多的嗜酸性粒细胞及黏液栓。

5. 特异性变应原检查　变应性哮喘病人血清特异性 IgE 可较正常人明显升高。

【诊断】

支气管哮喘 = 过敏原 + 喘息、呼气性呼吸困难 + 肺部广泛哮鸣音 + 夜间和凌晨加重 + 自行缓解。

【治疗】

病情	首选治疗药物
慢性控制期	吸入型糖皮质激素 + 吸入型 β_2 受体激动药
急性发作期	吸入型 β_2 受体激动药,如沙丁胺醇
目前控制哮喘最有效的药物	糖皮质激素
预防哮喘发作	色甘酸钠

【护理要点】

(1)避免食用鱼、虾、蛋等可能诱发哮喘的食物。鼓励病人饮水,饮水量 > 2500mL/d,补充丢失的水分,稀释痰液,防止便秘。

(2)给予低流量低浓度持续鼻导管吸氧,可予蒸馏水湿化吸氧,不宜用酒精湿化,因酒精可能会诱发哮喘。发作严重时,应做好机械通气准备工作。

(3)两种吸入剂同时使用时,先吸入 β_2 受体激动剂,再吸入糖皮质激素。吸药后立即漱口,以防口咽部真菌感染。

(4)静脉注射氨茶碱时,速度不宜过快,防止出现胃肠道和心血管反应。

(5)应用糖皮质激素时,注意肥胖(库欣综合征)、糖尿病、高血压、骨质疏松、消化性溃疡等不良反应。

（6）尽量不用可能诱发哮喘的药物，如阿司匹林、普萘洛尔、吲哚美辛。

（7）注意保暖，预防呼吸道感染。

第八节　慢性肺源性心脏病病人的护理

【病因与机制】

1. 病因　我国肺心病最常见的病因是慢性阻塞性肺疾病（COPD）。

2. 机制　缺氧和高碳酸血症导致的肺动脉痉挛，是导致肺动脉高压最重要的因素。

【诊断】

慢性肺源性心脏病 = 老年人 + COPD 病史 + 右心衰（双下肢水肿、肝淤血）+ $P_2 > A_2$。

【临床表现】

要点	表现
代偿期	三尖瓣区可出现收缩期杂音或剑突下心脏搏动增强，提示右心室肥厚
失代偿期	呼吸衰竭　常有头痛、白天嗜睡、夜间兴奋；加重时出现神志恍惚、谵妄、躁动、抽搐、生理反射迟钝等肺性脑病的表现。明显发绀，球结膜充血水肿，皮肤潮红多汗
	心力衰竭　以右心衰竭为主，发绀明显，颈静脉怒张，肝颈静脉回流征阳性。肝大及压痛，下肢水肿
并发症	心律失常、休克、消化道出血、DIC，肺性脑病是慢性肺心病死亡的首要原因

【辅助检查】

1. 首选检查　胸部 X 线。有肺动脉高压征、右心室增大征，皆为诊断慢性肺心病的主要依据。

2. 心电图检查　主要表现为右心室肥大、肺型 P 波。

3. 血常规　红细胞及血红蛋白可增高。

4. 血气分析　低氧血症和/或高碳酸血症。

【治疗原则】

治疗以治肺为本，治心为辅。

1. 急性加重期治疗　积极控制感染；通畅呼吸道，改善呼吸功能。

（1）控制感染。

（2）氧疗：采取低浓度、低流量（流量 1 ~ 2L/min），24 小时持续不间断吸氧。

（3）适当使用利尿剂，以缓慢、小量、间歇为原则。

（4）当感染控制和呼吸功能改善后，心衰控制仍不满意者可加用强心药，使用洋地黄类药时应以快速、小剂量为原则。

2. 缓解期治疗　提高机体免疫力，如接种流感疫苗和肺炎球菌疫苗；家庭氧疗；营养疗法。

【护理要点】

（1）经鼻导管持续低流量吸氧，氧浓度一般在 28% ~ 30%，氧流量 1 ~ 2L/min，必要时给予面罩或呼吸机给氧。

（2）鼓励病人进行腹式呼吸、缩唇呼吸等呼吸功能锻炼。坚持家庭氧疗。

（3）病人烦躁不安时应警惕呼吸衰竭、电解质紊乱等情况发生。切勿随意使用安眠、镇静剂，以免诱发或加重肺性脑病。

（4）避免含糖量高的饮食，以免引起痰液黏稠。

（5）指导病人戒烟，预防上呼吸道感染。

第九节 血气胸病人的护理

一、损伤性气胸

要点	闭合性气胸	开放性气胸	张力性气胸
临床表现	胸腔压力低于大气压,胸闷、胸痛、呼吸困难,伤侧肺组织萎陷,肺萎陷<30%可无明显症状,肺萎陷>50%可有明显呼吸困难,气管向健侧移位,叩诊鼓音,呼吸音减弱或消失	胸腔压力等于大气压,明显呼吸困难,胸壁伤口处能听见空气出入胸膜腔的吹风声,纵隔扑动	胸腔压力高于大气压,严重或极度呼吸困难,患侧胸壁饱满,呼吸音消失,皮下气肿,叩诊高度鼓音
辅助检查	X线检查		
治疗原则	小量气胸无须处理,大量气胸需进行胸腔闭式引流	封闭伤口,胸腔闭式引流	排气减压,胸腔闭式引流
护理要点	胸腔闭式引流与护理 (1)排气在第2肋间锁骨中线附近;引流液体放置在第6、7肋间腋中线或腋后线处。脓胸引流应放置在脓腔最低位。 (2)胸腔闭式引流长管应在水面下3~4cm。 (3)水封瓶应置于病人胸部水平下60~100cm。 (4)搬运病人时,先用两把止血钳双重夹住胸腔引流管。 (5)正常的水柱上下波动4~6cm,若波动停止,表明该系统有堵塞或肺已完全膨胀。 (6)置管48~72小时后,引流量明显减少且颜色变淡,24小时引流液少于50mL,脓液少于10mL,X线胸片显示肺膨胀良好,病人无呼吸困难等症状即可拔管		
健康教育	1.气胸病人禁止乘坐飞机,如肺完全复张后1周可乘坐飞机。 2.气胸出院后1个月内尽量避免打喷嚏、大笑,不参加剧烈体育活动,3到6个月不要做牵拉动作、扩胸运动,以防诱发气胸		

二、损伤性血胸

1.胸腔运动起着去纤维蛋白作用,出血不凝固。

2.分类 根据胸内积血量,血胸分为小量血胸(<500mL),中量血胸(500~1000mL),大量血胸(>1000mL)。

3.临床表现 少量血胸可无明显症状,中等量血胸可有不同程度内出血症状,大量血胸可有内出血和休克症状。体检肋间隙饱满,气管向健侧移位,叩诊浊音。

4.注意活动性血胸的征象 胸膜腔闭式引流出血量大于每小时200mL,并持续3小时以上,提示胸膜腔内活动性出血。

第十节　呼吸衰竭病人的护理

项目	I 型呼吸衰竭	II 型呼吸衰竭
定义	$PaO_2 < 60mmHg$	$PaO_2 < 60mmHg$，$PaCO_2 > 50\ mmHg$
机制	弥散功能损害	肺泡通气功能障碍
病因	严重肺部感染性、ARDS、肺栓塞	COPD、呼吸肌功能障碍
临床表现	1.呼吸困难是呼吸衰竭最早出现的症状。病情严重时可出现三凹征，三凹征是指胸骨上窝、锁骨上窝和肋间隙在吸气时明显下陷。 2.发绀是缺氧的典型表现	
治疗原则	1.保持呼吸道通畅。 2.氧疗　确定吸氧浓度的原则是保证 PaO_2 迅速提高到 60mmHg 或脉搏容积氧血饱和度（SpO_2）达90% 以上的前提下，尽量减低吸氧浓度。 3.增加通气量，改善 CO_2 潴留 　（1）呼吸兴奋剂：尼可刹米、洛贝林。 　（2）机械通气	
护理措施	1.合理用氧　I 型呼吸衰竭病人予较高浓度（氧浓度 > 35%）的吸氧，II 型呼吸衰竭病人应给予低浓度（28% ~ 30%）、低流量（1 ~ 2L/min）鼻导管持续吸氧，以免缺氧纠正过快引起呼吸衰竭。 2.用药护理　遵医嘱使用呼吸兴奋剂如尼可刹米、洛贝林等，必须保持呼吸道通畅。对烦躁不安、失眠的病人，慎用镇静剂，以防引起呼吸抑制。 3.病情观察 　（1）神志与精神的改变，对发现肺性脑病先兆极为重要。如精神恍惚、白天嗜睡、夜间失眠、多语或躁动为肺性脑病表现。 　（2）观察应用呼吸兴奋剂的反应　若出现颜面潮红、面部肌肉颤动、烦躁不安等现象，表示呼吸兴奋剂过量，应减慢滴速或停用。 4.呼吸训练　II 型呼吸衰竭病人进行呼吸运动锻炼如缩唇呼吸、腹式呼吸，增加有效通气量，改善通气功能	

第十一节　急性呼吸窘迫综合征病人的护理

【病因和机制】

1.病因

（1）中国主要病因：重症肺炎。

（2）外国主要病因：吸入性肺炎。

2.机制　大量液体渗出形成的透明膜，导致发生顽固性低氧血症的机制主要是：肺内动静脉分流。

【临床表现】

主要表现为呼吸窘迫、顽固性低氧血症和呼吸衰竭。早期出现的症状是呼吸加快，并呈进行性加重的呼吸困难。

【诊断】

急性呼吸窘迫综合征（ARDS）= 急性胰腺炎（胆石症诱发）、严重创伤、溺水 + 顽固性低氧血症 + 吸氧治疗无效。

【护理问题】

气体交换受损　与肺毛细血管损伤、肺水肿、肺泡内透明膜形成致换气功能障碍有关。

【检查】

1. 动脉血气分析 动脉血氧分压≤60mmHg；氧合指数（PaO_2/FiO_2）<200mmHg（正常值为400~500mmHg）。

2. X线胸片 早期可无异常,继之出现斑片状以至融合成大片状的浸润阴影。

【治疗】

首选的治疗为呼吸末正压给氧(PEEP)。

【护理措施】

（1）维持适当体液平衡,严格控制输液速度,防止诱发或加重肺水肿。

（2）在血压稳定的前提下,可使用强效利尿剂促进水肿消退。

（3）迅速纠正低氧血症是抢救 ARDS 最重要的措施,给予高浓度（>50%）、高流量（4~6L/min）吸氧以提高氧分压,给氧过程中氧气充分湿化,防止气道黏膜干裂受损。

第五章 传染病病人的护理

第一节 传染病概述

传染病是由病原微生物和寄生虫感染人体后产生的具有传染性的疾病。

【传染病的基本特征】

有病原体、有传染性、有流行性及有感染后免疫。

【传染病流行过程】

1. 三个基本条件 传染源、传播途径、人群易感性。

2. 传染病流行过程除三个基本条件外,还要受自然因素和社会因素的制约,其中社会因素起主导作用。

基本条件	内容
传染源	指病原体已在体内生长繁殖并能将其排出体外的人和动物
传播途径	指病原体从传染源体内排出后,侵入另一个易感者体内所经历的途径
人群易感性	指某一特定人群中对某种传染病的易感程度

第二节 流行性感冒病人的护理

流行性感冒(简称流感)是由流感病毒引起的急性呼吸道传染病。潜伏期一般为 1~3 天,最短数小时,最长 4 天。

【病原学】

流感病毒属正黏病毒科,系 RNA 病毒。甲型流感病毒变异是常见的自然现象,主要是血凝素(H)和神经氨酸酶(N)的变异。

【流行病学】

要点	内容
流行特点	1. 流行以冬春季节为多见。 2. 大流行主要由甲型流感病毒引起
传染源	1. 主要传染源 病人和隐性感染者。 2. 自潜伏期末即可传染,传染期 1 周,以发病 3 天内传染性最强
传播途径	主要通过空气飞沫传播
易感人群	同型免疫力通常不超过 1 年,流感病毒三个型别之间无交叉免疫

【临床表现】

类型	临床表现
单纯型流感	急性高热,伴全身疼痛、乏力等全身中毒症状和轻度呼吸道症状
肺炎型流感	高热持续不退,剧烈咳嗽,咳血痰或脓性痰,呼吸急促,发绀,肺部可闻及湿啰音
中毒型流感	高热,休克,呼吸衰竭,中枢神经系统损害及弥散性血管内凝血(DIC)

【辅助检查】

1.病毒分离　是确定诊断的重要依据。

2.血清学检查　应用血凝抑制试验、补体结合试验等测定急性期和恢复期血清中的抗体,如有 4 倍以上增长即为阳性,可检测中和抗体,这些都有助于回顾性诊断和流行病学调查。

【治疗原则】

要点	治疗
隔离	隔离病人 1 周或至主要症状消失
抗病毒治疗	应在发病 48 小时内使用

【护理措施】

要点	措施
隔离	对疑似和确诊病人做好呼吸道隔离
休息和活动	急性期应卧床休息,协助病人做好生活护理

【健康教育】

要点	内容
疾病预防指导	流感流行时减少公众集会和集体娱乐活动;房间要定期通风,保持清洁;注意锻炼身体,增强机体抵抗力
保护易感人群	接种疫苗是预防流感的基本措施;老人、儿童、免疫抑制病人以及易出现并发症者,是流感疫苗最合适的接种对象
疾病知识指导	开窗通风,消毒食具、衣物、手帕

第三节　麻疹、水痘、流行性腮腺炎等几种传染病病人的护理

要点	麻疹	水痘	流行性腮腺炎	流行性乙型脑炎	猩红热	中毒型细菌性痢疾	流行性脑脊髓膜炎
致病菌	麻疹病毒	水痘-带状疱疹病毒	腮腺病毒	乙脑病毒	A 组乙型溶血性链球菌	志贺菌属	脑膜炎奈瑟菌(脑膜炎球菌)
传染源	麻疹病人(唯一的)	水痘病人(唯一的)	病人和隐性感染者	猪(传染源、中间宿主)	病人及带菌者	病人和带菌者	病人和带菌者
传播途径	飞沫、密切接触者可经手传播	飞沫、接触传播	飞沫、接触传播	蚊虫叮咬(传播媒介)	飞沫	消化道	飞沫

续表

要点	麻疹	水痘	流行性腮腺炎	流行性乙型脑炎	猩红热	中毒型细菌性痢疾	流行性脑脊髓膜炎
传染期	出疹前5天至后5天,合并肺炎延至10天	出疹前1~2天至疱疹结痂均有传染性	腮腺肿大前1天至消肿后3天	—	自发病前24小时至疾病高峰	—	从潜伏期末开始至发病10天内
临床表现	前驱期:麻疹黏膜斑(早期诊断);出疹期:初见于耳后发际、颈部,渐至面部、手、四肢及手心足底,疹间皮肤正常;恢复期:按出疹先后顺序消退,可有麦麸样脱屑及浅褐色色素沉着,7~10天消退	仅限表皮棘细胞层,皮疹分批出现,斑丘疹-疱疹-结痂。不同性状的皮疹同时存在是水痘皮疹的重要特征。向心性分布。为自限性疾病,一般10天左右自愈	以腮腺炎为主要表现,腮腺肿大为首发体征。脑膜脑炎、睾丸炎、急性胰腺炎	极期的严重症状:高热、惊厥、呼吸衰竭(致死的主要原因)	全身弥漫性鲜红色皮疹,疹间无正常皮肤、帕氏线、口周苍白圈,皮疹于48h达高峰。躯干为糠皮样脱屑,手掌、足底可见大片状脱皮,呈"手套""袜套"状	肠道病变轻,全身病变重,病变在脑组织中最为显著。起病急,突然高热,在肠道症状出现前即反复发生惊厥,短期内即可出现呼吸衰竭、休克症状	呼吸道感染期:传染性最强。败血症期:皮肤黏膜瘀点、瘀斑为本期特征性表现
并发症	支气管肺炎	皮肤继发性细菌感染	脑膜脑炎	呼吸衰竭(致死原因)	急性肾小球肾炎	脑水肿、脑疝、呼吸衰竭(死因)	—
辅助检查	检出特异性IgM抗体,有早期诊断价值	血清特异性抗体检查滴度增高4倍以上可确诊	血清特异性IgM抗体提示近期感染	特异性IgM抗体有早期诊断价值	—	大便培养:分离出痢疾杆菌是确诊的最直接证据	脑脊液涂片或皮肤淤点涂片找到致病菌可确诊
治疗原则	加强护理,对症治疗、预防感染;补充维生素A可减少并发症	首选阿昔洛韦(24h内应用);禁用阿司匹林	对症和支持治疗。病原治疗可用利巴韦林	处理好高热、惊厥、呼吸衰竭是抢救乙脑的关键	青霉素(首选)	阿米卡星、头孢噻肟钠、头孢曲松钠	青霉素(首选)
隔离	隔离至出疹后5天,有并发症者延至出疹后10天。接触的易感儿隔离观察21天	无并发症在家隔离至全部结痂或出疹后7天止。易感儿接触后隔离3周	隔离至腮腺肿大完全消退后3天,无并发症者在家中隔离,有接触史应观察3周	—	隔离至症状消失后1周,连续咽拭子培养3次阴性。有化脓性并发症者应隔离至治愈,密切接触者观察7天	隔离至临床症状消失后1周或连续3次大便培养阴性	隔离至症状消失后3天,但不少于发病后7天

要点	麻疹	水痘	流行性腮腺炎	流行性乙型脑炎	猩红热	中毒型细菌性痢疾	流行性脑脊髓膜炎
护理措施	卧床休息至皮疹消退、体温正常。高热时不宜用药或物理方法强行降温,尤其禁止酒精擦浴、冷敷	局部涂炉甘石洗剂或 5% 碳酸氢钠,亦可遵医嘱口服抗组胺药物。忌用阿司匹林,以免增加 Reye 综合征的危险	忌酸、辣、硬而干燥的食物,以免引起唾液分泌增多,肿痛加剧	遵医嘱给予药物降温或冬眠疗法(注意观察生命体征)	脱皮时可涂凡士林或液状石蜡,有大片脱皮时,嘱病人不要用手强行撕脱,须用消毒剪刀剪掉	病人的餐具、便器用含有效氯 500mg/L 的消毒液浸泡	瘀斑、瘀点在吸收过程中有痒感,应剪短指甲,避免抓破皮肤

第四节　病毒性肝炎病人的护理

【流行病学】

类型	传播途径	
甲肝、戊肝	主要经粪 - 口途径传播	
乙肝、丙肝、丁肝	经血液、体液、母婴途径传播	

【临床表现】

1. 急性黄疸型肝炎的临床表现

分期	临床表现	
黄疸前期	食欲减退、厌油、恶心、腹泻、腹胀等消化道症状	
黄疸期	尿色加深如浓茶样,巩膜和皮肤黄染	

2. 重型肝炎和淤胆型肝炎的临床表现

类型	临床表现	
重型肝炎	1. 黄疸迅速加深。 2. 肝脏进行性缩小,出现肝臭。 3. 出血倾向,凝血酶原活动度(PTA)低于 40%。 4. 精神神经系统症状、扑翼样震颤等,晚期可发生昏迷,深反射消失	
淤胆型肝炎	以肝内胆汁淤积为主要表现,伴全身皮肤瘙痒,粪便颜色变浅或灰白色	

【辅助检查】

检查项目		临床意义	
血清检查	ALT	是判定肝细胞损害的重要指标	
	凝血酶原活动度(PTA)检查	PTA 与肝损害程度成反比,可用于重型肝炎临床诊断及预后判断,重型肝炎 PTA ＜40%	
	血清蛋白检测	A/G 比值下降,见于慢性肝病	
	胆红素检测	黄疸型肝炎时,直接和间接胆红素均升高。淤胆型肝炎则以直接胆黄素升高为主	

续表

检查项目		临床意义
肝炎病毒 病原学 （标记物） 检测	抗 HAV IgM	是确诊甲肝最主要的标记物
	HBsAg	阳性见于乙肝病毒（HBV）感染者
	抗 HBs	阳性见于预防接种乙肝疫苗后或过去感染 HBV 并产生免疫力的恢复者
	HBeAg	阳性提示 HBV 复制活跃,传染性较强
	HBV DNA	是反映 HBV 感染最直接、最灵敏的指标
	HCV RNA	可作为抗病毒治疗病例选择及判断疗效的重要指标

【治疗原则】

要点	方法
隔离	1. 甲肝、戊肝　按肠道传染病隔离3~4周。 2. 乙肝、丙肝、丁肝　按血源性传染病及接触传染病隔离。 （1）乙肝表面抗原携带者需要随诊,可以工作(但不应从事饮食、幼儿、自来水、血制品等工作,且不能献血并应严格遵守个人卫生)。 （2）为阻断母婴传播,对新生儿最适宜的预防方法是应用乙肝疫苗＋高效价乙肝免疫球蛋白注射
饮食	急性肝炎应进易消化、维生素含量丰富的清淡食物;肝性脑病时,应限制蛋白质摄入量
药物治疗	抗病毒:首选干扰素和核苷类药物拉米夫定

【护理措施】

要点	措施
做好隔离 避免传染	1. 病人单位要有隔离标记,设立泡手桶、泡器械桶等消毒设施。 2. 排泄物要使用5%含氯消毒剂消毒后再倾倒。 3. 医护人员进行有创检查或操作应注意做好自我防护,一旦出现针刺伤,要挤出伤口的血并用流动水冲,边挤边冲,检查病毒的抗原与抗体,根据自身抗体情况必要时注射高效的免疫球蛋白
饮食护理	1. 肝炎急性期　宜进食清淡、易消化、富含维生素的流质饮食。 2. 黄疸消退期　补充蛋白质,以优质蛋白为主,如牛奶、瘦猪肉、鱼等。 3. 要避免长期摄入高糖高热量饮食
心理护理	鼓励病人宣泄悲伤和孤独等情绪,并为病人保密
健康教育	1. 病人排泄物、分泌物可用5%含氯消毒剂混合消毒30分钟后弃去。 2. 甲型肝炎易感者可接种甲型肝炎疫苗,对接触者可接种人血清免疫球蛋白,以防发病

第五节　艾滋病病人的护理

艾滋病即获得性免疫缺陷综合征（AIDS）,是由人类免疫缺陷病毒（HIV）引起的传染病。

【流行病学】

要点	内容
传染源	病人和 HIV 无症状病毒携带者
传播途径	性接触传播(是主要的传播途径)、母婴传播、血液传播
高危人群	男性同性恋者、多个性伴侣者、静脉药物依赖者和血制品使用者

【临床表现】

分期	临床表现	
急性期	以发热最常见,血清可检出 HIV RNA,而 HIV 抗体则在感染后数周才出现	
无症状期	无明显临床表现,具有传染性,一般持续 6~8 年	
艾滋病期	1. 淋巴结肿大的特点　除腹股沟以外有两个或两个以上部位的淋巴结肿大;淋巴结直径≥1cm,无压痛,无粘连;持续 3 个月以上。 2. 易发生机会性感染(肺孢子菌肺炎最常见)及恶性肿瘤(以卡波西肉瘤最常见)	

【辅助检查】

项目	临床意义	
免疫学检查	T 细胞绝对值下降,CD4$^+$T 淋巴细胞计数下降,CD4$^+$/CD8$^+$ 比值 < 1.0,此检查有助于判断治疗效果及预后	
血清学检查	HIV – 1/HIV – 2 抗体检查是 HIV 检测的金标准	
HIV RNA 定量检测	既有助于诊断,又可判断治疗效果及预后	

【治疗原则】

以抗病毒治疗为关键,齐多夫定是首选药。

【护理措施】

要点	措施	
隔离	艾滋病期病人应在执行血液、体液隔离的同时实施保护性隔离	
用药期间的观察	监测全血细胞计数,以防止出现中性粒细胞减少症;使用齐多夫定治疗者,注重其严重的骨髓抑制作用	
预防感染	医护人员在接触病人前、后,要认真洗手;在换药和做管道护理时,要严格执行无菌操作原则,做好接触性隔离;使用后的锐器应当直接放入耐刺、防渗漏的锐器盒	

【健康教育】

(1)已感染 HIV 的妇女应避免妊娠、生育,以防止母婴传播。HIV 感染的哺乳期妇女应人工喂养。

(2)告知病人安全性行为和使用安全套。

(3)无症状 HIV 携带者应每 3~6 个月进行一次免疫学检查。

(4)教会病人如何应用含氯消毒剂或漂白粉等消毒液,进行血、排泄物和分泌物的消毒。

第六节　结核病病人的护理

一、肺结核

肺结核是结核分枝杆菌引起的肺部慢性传染病。结核分枝杆菌可侵及全身多个脏器,但以肺部最为常见。

【流行病学】

排菌肺结核病人为重要传染源;主要经呼吸道传播。

【临床表现】

表现	特点
症状	午后低热盗汗、消瘦、乏力、食欲不振;多以干咳为主,伴咯血、胸痛及呼吸困难。胸痛可为结核性胸膜炎首发或主要症状
体征	肩胛间区闻及湿啰音。慢性纤维空洞型肺结核可有胸壁塌陷,纵隔、气管向患侧移位

【辅助检查】

项目	临床意义
痰结核菌检查	是确诊肺结核最特异的方法。痰菌阳性说明病灶是开放的,具有传染性
影像学检查	胸部 X 线检查是早期诊断肺结核的主要方法
结核菌素试验	取 5 IU 结核菌素于左前臂屈侧中、上 1/3 交界处做皮内注射,注射后 48 ~ 72 小时测量皮肤硬结的直径

肺结核菌素试验结果的临床意义如下。

硬结直径	临床意义
<5mm	阴性
5 ~ 9mm	弱阳性
10 ~ 19mm	阳性
≥20mm 或有水疱、坏死	强阳性

【治疗原则】

要点	方法
抗结核化学药物治疗(化疗)	化疗原则:早期、联合、适量、规律和全程治疗 (1)常用药物:杀菌剂有异烟肼、利福平、链霉素和吡嗪酰胺;抑菌剂有对氨基水杨酸钠、乙胺丁醇、氨硫脲等。 (2)方法:①常规疗法,12 ~ 18 个月;②短程疗法,6 ~ 9 个月
对症治疗	1.咯血治疗 (1)原则为患侧卧位。 (2)咯血较多时应取患侧半卧位,轻轻将气管内积血咯出,并给予垂体后叶素 5U 加入 50% 葡萄糖液 40mL 中,缓慢静注。 (3)咯血窒息是咯血致死的原因之一,需注意防范和紧急抢救。 2.胸腔穿刺　一般每次抽液量不超过 1L,抽液时如病人出现头晕、出汗、面色苍白、心悸、脉细、四肢发凉等"胸膜反应"时应立即停止抽液,让病人平卧,必要时皮下注射 0.1% 肾上腺素 0.5mL,并密切观察血压变化,预防休克的发生

【护理措施】

要点	措施
做好隔离,预防传染	1.呼吸道隔离,病人外出时应戴口罩。 2.不要随地吐痰,将痰吐在纸上用火焚烧。 3.同桌共餐时使用公筷,以预防传染。 4.接种卡介苗可减少肺结核的发生,服用异烟肼进行药物预防

续表

要点	措施
观察药物副作用	1. 利福平可出现黄疸、转氨酶一过性升高(利福平推荐早晨空腹或早饭前半小时服用)。 2. 链霉素可出现耳聋和肾功能损害。 3. 异烟肼可有周围神经炎的不良反应。 4. 乙胺丁醇可以出现球后视神经炎。 5. 对氨基水杨酸钠可有胃肠道刺激、变态反应
饮食护理	高热量、富含维生素、高蛋白质饮食,多食牛奶、豆浆、鸡蛋、鱼、肉、水果及蔬菜
咯血护理	1. 大咯血病人应绝对卧床休息,减少翻动,协助病人取患侧卧位 2. 大咯血者暂禁食,小量咯血者宜进少量凉或温的流质饮食 3. 做好窒息的预防及抢救配合 (1)密切观察病情变化,注意有无窒息先兆,咯血时不要屏气,应尽量将血轻轻咯出,否则易诱发喉头痉挛,出血引流不畅形成血块,造成呼吸道阻塞、窒息。 (2)一旦出现窒息,立即置病人于头低足高位,轻拍背部以利血块排出
心理护理	肺结核病程长、恢复慢,且病情易反复,病人容易产生急躁、恐惧心理,护士应做好心理护理,耐心向病人讲解疾病的知识,并给予帮助与支持
健康教育	1. 接种卡介苗可以获得免疫力。 2. 卡介苗不能预防感染,但可以减轻感染后的发病与病情。 3. 因酒精和抗结核药均有肝毒性,故嘱病人戒烟、戒酒

二、结核性脑膜炎

结核性脑膜炎是小儿结核病中最严重的类型。

【临床表现】

分期	特点
早期	主要症状为性情改变
中期	1. 剧烈头痛、喷射性呕吐、嗜睡、体温增高、惊厥。 2. 脑膜刺激征(颈项强直、Kerning 征和 Brudzinski 征阳性)是结核性脑膜炎最主要和常见的体征。 3. 婴幼儿以前囟饱满为主。 4. 可出现面神经瘫痪等

【辅助检查】

项目	临床意义
脑脊液检查	1. 压力增高,外观透明或呈毛玻璃状。 2. 淋巴细胞增高为主。 3. 蛋白定量增高。 4. 糖和氯化物含量均降低是结核性脑膜炎的典型改变。 5. 找到结核杆菌可确诊
胸部 X 线检查	胸片证实有血行播散对确诊结核性脑膜炎有意义

三、骨与关节结核、肠结核

1. **发病特征** 骨与关节结核多发生在活动多、负重大、易发生创伤的部位。
2. **护理措施** 肠结核病人避免进食产气食物。

第六章　皮肤及皮下组织疾病病人的护理

第一节　皮肤及皮下组织化脓性感染病人的护理

一、疖

疖是单个毛囊及其所属皮脂腺的急性化脓性感染,常发生于毛囊和皮脂腺丰富的头、面部、颈部、背部等。

【临床表现】

疖一般无全身症状。面部"危险三角区"的疖受到挤压时,引起化脓性海绵状静脉窦炎。

【治疗原则】

炎症早期红肿阶段局部涂以2%碘酒。已形成脓肿,需及时切开引流。

二、痈

痈是多个相邻毛囊及其周围组织的急性化脓性感染,常发生在颈部和背部。致病菌以金黄色葡萄球菌为主。

【临床表现】

中央部位破溃出脓,疮口呈蜂窝状。

【治疗原则】

初期涂2%碘酒或药物外敷。皮肤呈紫褐色或已破溃流脓时,切开排脓,清除坏死组织。

三、急性蜂窝织炎

急性蜂窝织炎致病菌多为溶血性链球菌。

【临床表现】

口唇、颌下与颈部的急性蜂窝织炎,易引起呼吸困难甚至窒息。由厌氧菌所致的急性蜂窝织炎,局部有捻发音。

【治疗原则】

脓肿形成应切开引流。眼底、颌下的急性蜂窝织炎尽早切开减压,以防窒息。

四、急性淋巴管炎和淋巴结炎

急性淋巴管炎和淋巴结炎的致病菌主要是β-溶血型链球菌、金黄色葡萄球菌。

【临床表现】

网状淋巴管炎即为丹毒。下肢丹毒反复发作可使淋巴管受阻而发生象皮肿;管状淋巴管炎在病灶表面出现一条或多条"红线"。

【治疗原则】

丹毒有接触传染性,应予以接触隔离。

第二节　手部急性化脓性感染病人的护理

1.感染致病菌　多为金黄色葡萄球菌。

2. 症状　当指动脉受压,疼痛转为搏动样跳痛。

3. 治疗　脓性指头炎若疼痛剧烈时,应及时在末节患指侧面做纵行切开减压引流。

第七章 妊娠、分娩和产褥期疾病病人的护理

第一节 女性生殖系统解剖生理

一、外生殖器

外生殖器包括：阴阜、大阴唇、小阴唇、阴蒂和阴道前庭。

二、内生殖器

内生殖器包括：子宫、阴道、输卵及卵巢，后两者合称为子宫附件。

1. 内生殖器及其功能

内生殖器	功能及解剖结构
子宫	1. **功能** 孕育胚胎、胎儿和产生月经的器官。 2. **解剖结构** 子宫体与子宫颈之间形成的最狭窄部分称为子宫峡部，在非孕期长约 1cm。 3. **组织结构** 子宫体壁分为三层，内为黏膜层（子宫内膜），中为肌层，外为浆膜层。宫颈外口柱状上皮与鳞状上皮交界处是子宫颈癌的好发部位。 4. **子宫韧带** ①圆韧带：维持子宫呈前倾位置；②阔韧带：保持子宫位于盆腔中央；③主韧带：固定宫颈，保持子宫不致下垂的主要韧带；④宫底韧带：将宫颈向后向上牵引，维持子宫前倾位置
阴道	为性交、月经血排出及胎儿娩出的通道
输卵管	由内向外分为四部分：间质部、峡部、壶腹部和伞端
卵巢	为一对性腺器官，具有生殖和内分泌功能

2. 内生殖器邻近器官包括

尿道、膀胱、输尿管、直肠和阑尾。尿道长 4～5cm，女性尿道短、宽、直，接近阴道，易发生泌尿系统感染。

三、骨盆

骨盆平面	径线
入口平面	1. 入口前后径 也称真结合径。平均值约为 11cm。 2. 入口横径 平均值约为 13cm。 3. 入口斜径 平均值约为 12.75cm
中骨盆平面	此平面是骨盆最小平面 1. 前后径 平均值约为 11.5cm。 2. 横径 也称坐骨棘间径。两坐骨棘间的距离，平均值约为 10cm
出口平面	1. 前后径 平均值约为 11.5cm。 2. 横径 即坐骨结节间径，平均值约为 9cm。 3. 前矢状径 平均值约为 6cm。 4. 后矢状径 骶尾关节至坐骨结节间径中点间的距离，平均值约为 8.5cm。若出口横径较短而出口后矢状径较长，两径之和 >15cm 时，一般足月的胎儿可通过后三角区经阴道娩出

四、妇女一生各时期的生理特点

青春期：月经初潮为青春期重要标志。

五、卵巢周期性变化及内分泌功能

1. 卵巢周期性变化

（1）排卵：排卵时间一般为下次月经来潮前的 14 天左右。

（2）黄体退化：若卵子未受精，黄体在排卵 9 ~ 10 天开始退化。

2. 卵巢功能　产生卵子并排卵，分泌性激素。

3. 卵巢激素的生理功能　卵巢主要合成及分泌的激素有雌激素、孕激素和少量雄激素。

4. 卵巢激素的作用

激素	子宫	输卵管	乳腺	水钠
雌激素	宫颈黏液分泌增多、变稀，有利于精子通过，故有助于受孕	加强输卵管的节律性收缩	乳腺管增生	促进体内水钠潴留
孕激素	降低子宫对缩宫素的敏感性；使增生期子宫内膜转化为分泌期内膜	抑制输卵管的收缩	促进乳腺腺泡发育	促进体内水钠排泄

六、子宫内膜的周期性变化及月经的表现

周期	表现
增殖期	月经周期的第 5 ~ 14 天
分泌期	月经周期的第 15 ~ 28 天
月经期	月经周期的第 1 ~ 4 天。此期雌激素水平降低且无孕激素，内膜小动脉、组织缺血缺氧而发生局灶性坏死，坏死的内膜组织剥落与血液混合排出，形成月经
月经	经期一般为 2 ~ 8 日。经量正常为 20 ~ 60mL，超过 80mL 为月经过多

第二节　妊娠期妇女的护理

一、胎儿附属物

项目	要点
胎盘的功能	1. 胎盘的形成　胎盘由羊膜、叶状绒毛膜和底蜕膜组成。 2. 胎盘的功能 （1）气体交换。 （2）营养物质供应。 （3）排出胎儿代谢产物。 （4）防御功能：IgG 可以通过胎盘，使胎儿得到抗体。 （5）合成功能：胎盘能合成数种激素和酶
脐带	长度为 30 ~ 100cm，脐带内有 2 条动脉、1 条静脉
羊水	妊娠中期以后胎儿的尿液成为羊水重要来源，正常足月妊娠羊水量为 800 ~ 1000mL
胎膜	胎膜由绒毛膜和羊膜组成

二、妊娠期母体变化

1. 生殖系统

（1）子宫峡部：非孕时长约 1cm，临产时其长度可达 7 ~ 10cm。

（2）卵巢：略微增大，停止排卵。

2. 循环及血液系统

（1）循环血容量于妊娠 6 周起开始增加，至妊娠 32 ~ 34 周达高峰，增加 30% ~ 45%，平均约增加 1450mL。

（2）血浆约增加 1000mL，红细胞约增加 450mL，使血液稀释，出现妊娠生理性贫血。如孕妇合并心脏病，在妊娠 32 ~ 34 周、分娩期（尤其是第二产程）及产褥期最初 3 天内，易发生心力衰竭。

3. 泌尿系统

（1）孕妇仰卧位尿量增加，故夜尿量多于日尿量。由于激素的作用，肾盂及输尿管轻度扩张，输尿管有尿液逆流现象，孕妇易患急性肾盂肾炎，以右侧多见。

4. 其他　体重：妊娠足月时体重平均增加 12.5kg。

三、妊娠诊断

要点	早期妊娠诊断	中晚期妊娠的诊断
临床表现	1. 停经　妊娠最早、最重要的症状。 2. 早孕反应　停经 6 周左右出现，12 周左右自行消失。 3. 尿频　至妊娠 12 周尿频症状自然缓解 4. 妇科检查　妊娠 6 ~ 8 周，阴道黏膜及宫颈充血，呈紫蓝色，子宫峡部极软，子宫体与子宫颈似不相连，称为黑加征	1. 子宫增大 2. 胎动　孕妇于妊娠 18 ~ 20 周时开始自觉胎动，胎动每小时 3 ~ 5 次 3. 胎心音　妊娠 18 ~ 20 周可听到胎心音，每分钟 110 ~ 160 次
辅助检查	1. 妊娠试验。 2. 超声检查是早期妊娠诊断快速准确的方法。 3. 黄体酮试验　每日肌注黄体酮 20mg，连用 3 ~ 5 天，若停药后超过 7 天未出现阴道流血，则早期妊娠的可能性很大。 4. 基础体温测定	B 型超声能显示胎儿数目、胎产式、胎心搏动和胎盘位置

四、产前检查

1. 产前检查时间　妊娠 6 ~ 13^{+6} 周、14 ~ 19^{+6} 周、20 ~ 24 周、25 ~ 28 周、29 ~ 32 周、33 ~ 36 周各一次，37 ~ 41 周则每周检查一次。

2. 预产期推算　末次月经第 1 天起，月份减 3 或加 9，日期加 7。如为阴历，月份仍减 3 或加 9，但日期加 15。

3. 产科检查——腹部检查　听诊：枕先露时，胎心音在脐下方右或左侧；臀先露时，胎心音在脐上方左或右侧；肩先露时，胎心音在脐部下方听得最清楚。

五、妊娠常见症状及其护理

常见症状	护理措施
恶心、呕吐	应避免空腹，少量多餐，食用清淡食物
水肿	嘱孕妇左侧卧位，下肢垫高 15°，避免长时间站或坐，以免加重水肿的发生
便秘	应养成每日定时排便的良好习惯，不可随便使用大便软化剂或轻泻剂
仰卧位性低血压综合征	妊娠末期，孕妇长时间仰卧，由于增大的子宫压迫下腔静脉，使回心血量及心排出量骤然减少，出现低血压。指导孕妇左侧卧位
贫血	应适当增加含铁食物的摄入，如动物肝脏、瘦肉等。如病情需要补充铁剂，应在餐后 20 分钟服用

第三节　分娩期妇女的护理

一、影响分娩的因素

项目	要点
产力	产力包括子宫收缩力(临产后的主要动力)、腹肌及膈肌收缩力(统称腹压)和肛提肌收缩力
产道	产道分骨产道及软产道 1.骨产道　骨盆大小影响分娩。 2.软产道 (1)子宫下段的形成:由非孕时期长约1cm的子宫峡部伸展形成。 (2)宫颈口扩张:胎膜多在宫口近开全时自然破裂
胎儿大小	1.双顶径　是胎头最大横径,临床以B型超声测此值判断胎儿大小,一般足月妊娠时平均值为9.3cm。 2.枕额径　妊娠足月时平均为11.3cm。 3.枕下前囟径　妊娠足月平均值为9.5cm,是胎头最小径线,胎头俯屈后以此径线通过产道。 4.枕颏径　妊娠足月平均值为13.3cm

二、正常分娩妇女的护理

1.枕先露的分娩机制

(1)衔接:指胎头双顶径进入骨盆入口平面,胎头颅骨最低点接近或达到坐骨棘水平。衔接时胎头以枕额径入盆。

(2)下降:临床上以观察胎头下降的程度作为判断产程进展的重要标志。

(3)俯屈:胎头下颏接近胸部,由胎头衔接时的枕额径变为枕下前囟径,以适应产道的最小径线,有利于胎头继续下降。

2.先兆临产　见红为分娩的先兆。正式临产前1~2天,阴道内流出少量血性黏液或血性白带,称为见红。

三、产程分期及护理

要点	第一产程(宫颈扩张期)	第二产程(胎儿娩出期)	第三产程(胎盘娩出期)
概念	从规律宫缩开始至宫口开全	从宫颈口开全到胎儿娩出	从胎儿娩出到胎盘娩出。一般5~15分钟,不超过30分钟
临床表现	1.规律宫缩。 2.宫颈扩张。 3.胎膜破裂　多发生在宫口近开全时。 4.产程图　以临产时间(h)为横坐标,以宫颈扩张度(cm)为纵坐标在左侧,胎头下降程度在右侧,画出宫颈扩张和胎头下降的曲线	1.宫缩时屏气用力,胎头于宫缩时暴露于阴道口,宫缩间歇时又缩回阴道内,称为胎头拨露。 2.若在宫缩间歇时,胎头也不再回缩,称为胎头着冠	胎盘剥离征象:子宫体变硬呈球形,子宫底升高达脐上;阴道少量流血;阴道口外露的一段脐带自行延长;用手掌尺侧在产妇耻骨联合上方轻压子宫下段,子宫体上升而外露的脐带不再回缩
护理	待产妇入院后,应当多活动(胎膜早破者除外),建议左侧卧位	正确使用腹压	出生30分钟即可哺乳,产妇在产房内观察2小时

第四节　产褥期妇女的护理

一、产褥期母体变化

子宫　产后第一天子宫底平脐,以后每日下降$1\sim2$cm,产后 10 天,子宫降至骨盆腔内,腹部检查测不到子宫底,产后 6 周恢复到正常未孕期大小。

二、产褥期妇女的护理

要点	临床表现	护理措施
恶露	1. 血性恶露　持续 $3\sim4$ 天。 2. 浆液恶露　持续 10 天左右。 3. 白色恶露　持续 3 周干净	正常恶露有血腥味,但无臭味,每日用 0.02% 碘伏液冲洗外阴两次,保持会阴清洁
会阴切口	产后会阴可有轻度水肿,一般于产后 $2\sim3$ 天自行消退	水肿严重者局部可用 50% 硫酸镁湿热敷,每日 $2\sim3$ 次,每次 20 分钟

第五节　流产病人的护理

【病因】

胎儿因素　胚胎或胎儿染色体异常是导致流产的主要原因。

【流产分类及处理措施】

类别	临床表现	处理措施
先兆流产	少量阴道流血,宫口未开	卧床休息,禁止性生活,减少刺激
难免流产	宫颈口已扩张,但组织尚未排出	尽早使胚胎及胎盘完全排出
不全流产	宫颈口已扩张,部分妊娠产物已排出	行吸宫术或钳刮术以清除宫腔内残留组织
完全流产	妊娠产物已完全排出,宫颈口已关闭	无感染征象,一般不需特殊处理
稽留流产	胚胎或胎儿已死亡,滞留在宫腔内尚未自然排出	及时促使胎儿和胎盘排出,处理前应做凝血功能检查
复发性流产	连续发生 3 次或 3 次以上的自然流产	预防为主

第六节　早产病人的护理

早产是指妊娠满 28 周至不满 37 足周之间分娩者。

要点	内容
临床表现	子宫收缩,可发生胎膜早破,伴有宫颈管消退 $\geq80\%$ 以及进行性宫口扩张 1cm 以上
护理措施	1. 预防早产,宫颈内口松弛者应于孕 $14\sim18$ 周做宫颈环扎术。 2. 药物治疗　主要治疗为抑制宫缩,如 β 肾上腺素受体激动剂,硫酸镁
健康教育	有生殖需求者至少半年后方可再次受孕

第七节　过期妊娠病人的护理

凡平时月经周期规律,妊娠达到或超过 42 周尚未分娩者称过期妊娠。

正确指导孕妇自数胎动,12 小时胎动的计算方法为一天的早、中、晚各数 1 次胎动,1 次数 1 小时,把 3 次数的胎动相加乘以 4 为 12 小时的胎动,大于 30 次为正常。

第八节　妊娠期高血压疾病病人的护理

妊娠期高血压疾病包括妊娠期高血压、子痫前期、子痫、慢性高血压并发子痫前期和慢性高血压,最基本的病理变化是全身小动脉痉挛。

【分类及临床表现】

分类		临床表现
妊娠期高血压		妊娠 20 周后出现高血压,收缩压≥140mmHg 和/或舒张压≥90mmHg,于产后 12 周恢复正常;尿蛋白(－);产后方可确诊
子痫前期	轻度	妊娠 20 周后出现 BP≥140/90mmHg,尿蛋白≥0.3g/24h 或随机尿蛋白(＋)
	重度	妊娠 20 周后出现 BP≥160/110mmHg,尿蛋白≥0.3g/24h 或随机尿蛋白(＋＋)
子痫		孕妇抽搐,不能用其他原因解释

【治疗原则】

休息、镇静、解痉(首要)、降压。

【护理措施】

1. 首选解痉药物　硫酸镁滴注速度以 1~1.5g/h 为宜,不超过 2g/h。

2. 中毒反应　首先是膝反射减弱或消失,呼吸小于 16 次/分,尿量少于 25mL/h 或每 24 小时小于 600mL。

3. 硫酸镁中毒　静推 10% 葡萄糖酸钙。

第九节　异位妊娠病人的护理

要点	内容	
异位妊娠部位	输卵管妊娠最常见,其中壶腹部妊娠约占 78%	
病因	输卵管炎症是最主要原因	
症状	妊娠 6~8 周后出现不规则阴道流血,腹痛是常见就诊原因	
辅助检查	阴道后穹隆穿刺是一种简单可靠的诊断方法	

第十节　胎盘早剥病人的护理

胎盘早剥分度	表现	治疗原则	学习提示
Ⅰ度	以外出血为主。胎盘剥离面积小,可无腹痛或轻微腹痛	必须及时根据病情采取剖宫产或经阴道分娩终止妊娠	胎盘剥离为有痛性出血,注意与前置胎盘出血相鉴别
Ⅱ度	以隐性出血为主。胎盘剥离面占胎盘面积 1/3 左右		
Ⅲ度	胎盘剥离面超过胎盘面积 1/2		

第十一节　前置胎盘病人的护理

前置胎盘是妊娠晚期严重并发症,也是妊娠晚期阴道流血最常见的原因。

	分类	临床表现	辅助检查	治疗原则
前置胎盘	完全性(中央型)前置胎盘	无痛性反复阴道流血为主要症状	超声波检查是最可靠的方法	1. 期待疗法　妊娠不足 36 周,流血不多者。 2. 终止妊娠　已出血休克病人。 3. 剖宫产手术　处理前置胎盘的主要手段
	部分性前置胎盘			
	边缘性前置胎盘			
	低置胎盘			

第十二节　羊水量异常病人的护理

异常类型	羊水量	病因	临床表现	辅助检查	治疗
急性羊水过多	妊娠任何时期羊水量超过 2000mL	1. 多胎妊娠。 2. 胎儿畸形　以中枢神经系统和上消化道畸形最为常见	多发生于妊娠 20～24 周,病人呼吸困难,不能平卧	B 超检查是重要的辅助检查	一次性放羊水的量不能超过 1500mL
慢性羊水过多			多发生于妊娠晚期		
羊水过少	妊娠足月时羊水量少于 300mL	胎儿畸形　先天泌尿系统畸形最多见	胎儿生长受限,宫内窘迫		如合并过期妊娠,及时终止妊娠

第十三节　多胎妊娠及巨大胎儿病人的护理

多胎妊娠是指一次妊娠同时有两个或两个以上的胎儿。巨大胎儿是指体重达到或超过 4000g 的胎儿。

项目	要点
症状	孕妇自述有多处胎动
体征	宫底高度大于正常孕周,可听到两个胎心,相差大于 10 次/分
辅助检查	7～8 周可见到两个妊娠囊,孕 13 周后可清楚显示两个胎头光环
产褥期	第二个胎儿娩出后立即肌内注射缩宫素,防止出血

第十四节　胎儿窘迫病人的护理

项目	要点
病因、病理	缺血、缺氧引起的系列变化
临床表现	胎心音改变　胎动异常或消失,缺氧早期胎心率 >160 次/分,缺氧严重时 <120 次/分

续表

项目	要点
治疗原则	1. 急性胎儿窘迫　改善胎儿缺氧状态,尽快终止妊娠。 2. 慢性胎儿窘迫　应针对病因处理 (1) 一般处理:左侧卧位,定时吸氧; (2) 期待疗法:孕周小,争取胎儿成熟后终止妊娠; (3) 终止妊娠:妊娠近足月,胎动减少,OCT 出现频繁晚期减速或重度变异减速、胎儿生物物理评分≤3分,均应剖宫产
健康教育	胎动计数 >30 次/12 小时为正常,胎动计数 <10 次/12 小时提示胎儿缺氧

第十五节　胎膜早破病人的护理

胎膜早破是指在临产前胎膜自然破裂,是常见的分娩期并发症。

项目	要点
临床表现	较多液体自阴道流出,当咳嗽、打喷嚏、负重等腹压增加时,羊水即流出,行阴道检查触不到羊膜囊
辅助检查	阴道液酸碱度检查羊水 pH 值为 7.0~7.5,正常阴道液 pH 值为 4.5~5.5
治疗原则	妊娠 24 周内的胎膜早破应终止妊娠;妊娠大于 34 周的孕妇,原则上不予保胎。胎膜早破大于 12 小时,给予抗生素预防感染
护理措施	抬高臀部,以防脐带脱垂

第十六节　妊娠期合并症病人的护理

一、妊娠合并心脏病

妊娠期、分娩期及产褥期均可能使心脏病病人的心脏负担加重而诱发心力衰竭,是孕产妇死亡的重要原因之一。

【治疗原则】

分期	内容
非孕期	根据孕妇所患心脏病类型、病情及心功能状态,确定病人是否可以妊娠。心功能Ⅲ级以上者不宜妊娠
妊娠期	1. 决定能否继续妊娠　凡不宜妊娠却已怀孕者,应在妊娠 12 周前行人工流产术;妊娠超过 12 周者应严密监护,对顽固性心力衰竭孕妇应行剖宫产术终止妊娠。 2. 定期产前检查　及早发现心衰早期征象
分娩期	第二产程时需助产,心功能Ⅲ~Ⅳ级、胎儿偏大、宫颈条件不佳、合并其他并发症者,可选择剖宫产术终止妊娠
产褥期	产后 3 天内(尤其 24 小时内),仍是心力衰竭发生的危险期。按医嘱心功能Ⅲ级或以上者不宜哺乳。不宜再妊娠者,可在产后 1 周后行绝育术

【护理措施】

分期	措施
妊娠期	1. 心功能Ⅰ~Ⅱ级者,应在妊娠 36~38 周入院待产。 2. 预防心力衰竭,休息时采取左侧卧位或半卧位。 3. 预防性治疗诱发心力衰竭的各种因素,尤其是上呼吸道感染等。 4. 发生急性心力衰竭时,病人应取坐位,双腿下垂;立即高流量加压吸氧

续表

分期	措施
分娩期	1.产程中可以给予抬高床头,鼓励产妇适当休息,必要时给予吸氧。 2.缩短第二产程,放宽进行阴道切开术或阴道助产术。 3.胎儿娩出后,立即在腹部放置沙袋,减少腹腔压力骤减对血液循环的影响。 4.产后给予缩宫素预防产后出血,禁用麦角新碱
产褥期	1.产后72小时内严密监测生命体征,产妇应取半卧位或左侧卧位。 2.心功能Ⅰ~Ⅱ级的产妇可以实施母乳喂养;Ⅲ级或以上者,应及时回乳

二、妊娠合并糖尿病

【糖尿病与妊娠的相互影响】

要点	内容
妊娠对糖尿病的影响	分娩过程中,产妇易发生低血糖
糖尿病对妊娠的影响	1.对孕妇 流产率、妊高征、羊水过多、手术产率、产伤及产后出血发生率相对高,且泌尿系统感染多见,感染后易引发酮症酸中毒. 2.对胎儿 巨大儿、胎儿畸形、早产和胎儿生长受限发生率明显增高。 3.对新生儿 可发生新生儿呼吸窘迫综合征、新生儿低血糖

【辅助检查】

检查项目	临床意义
血糖测定	达到以下任何一项标准者诊断为妊娠合并糖尿病: ①空腹血糖≥7.0mmol/L(126mg/dL); ②糖化血红蛋白(HbAlc)≥6.5%; ③伴有典型的高血糖或高血糖危险症状,同时随机血糖≥11.1mmol/L(200mg/dL)
OGTT试验	5分钟内口服含75g葡萄糖的液体300mL,分别抽取服糖前、后1小时、2小时的静脉血(从开始饮用葡萄糖水计算时间)。空腹及服糖后1小时、2小时的血糖值分别为5.1mmol/L、10.0mmol/L、8.5mmol/L。任何一点血糖值达到或超过上述标准即诊断为GDM

【护理措施】

分期	措施
非孕期	严重的糖尿病病人不宜妊娠
妊娠期	1.指导孕妇正确控制血糖,使其掌握注射胰岛素的正确过程。 2.孕期监测血糖变化
分娩期	无论新生儿体重大小均按早产儿提供护理。新生儿娩出30分钟内根据血糖情况滴服10%葡萄糖液,预防低血糖
产褥期	分娩后胰岛素用量应减少至分娩前1/2~1/3,并根据产后空腹血糖值调整胰岛素用量

三、妊娠期贫血

要点	内容
缺铁性贫血最为常见	1.血红蛋白<100g/L,血细胞比容<0.33或红细胞计数<3.5×10^{12}/L则可诊断为妊娠期贫血。 2.血清铁测定 孕妇血清铁<6.5μmol/L,为缺铁性贫血
护理措施	首选口服铁剂,同时服维生素C及稀盐酸可促进铁的吸收

第十七节　产力异常病人的护理

【病因】

病因	内容
子宫收缩乏力	1. 头盆不称或胎位异常。 2. 子宫局部因素　如子宫发育异常、子宫肌瘤等。 3. 精神因素　初产妇(尤其是高龄初产妇)精神过度紧张。 4. 内分泌失调　临产后,产妇体内激素变化,可影响肌细胞收缩,导致宫缩乏力。 5. 使用大剂量镇静剂、镇痛剂
子宫收缩过强	1. 急产发生于经产妇,其主要原因是软产道阻力小。 2. 缩宫素使用不当如引产时剂量过大

【临床表现】

要点	临床表现
子宫收缩乏力	协调性子宫收缩乏力:子宫收缩具有正常的节律性、对称性和极性,但收缩力弱,持续时间短,间歇期长且不规律
	不协调性子宫收缩乏力:持续腹痛,拒按,精神紧张,体力消耗,产程延长或停滞,严重者出现脱水、电解质紊乱、肠胀气、尿潴留。可出现胎儿宫内窘迫
	产程曲线异常 (1)潜伏期延长:从临产规律宫缩开始至宫口扩展4～6cm为潜伏期。初产妇大于20小时,经产妇大于14小时,超过20小时为潜伏期延长。 (2)活跃期延长:从宫口扩张4～6cm开始至宫口开全为活跃期。宫颈扩张速度<0.5cm/h为活跃期延长。 (3)活跃期停滞:当破膜且宫颈口扩张≥6cm后,若宫缩正常,宫口扩张停止达4小时以上称为活跃期停滞。 (4)第二产程延长:初产妇超过3小时(硬膜外麻醉无痛分娩时以超过4小时为标准),经产妇超过2小时尚未分娩。 (5)胎头下降延缓:下降速度<1cm/h,经产妇<2cm/h称胎头下降延缓。 (6)胎头下降停滞:活跃期晚期胎头停留在原处不下降达1小时以上。 (7)滞产:指总产程超过24小时
	对母儿的影响 (1)对产妇的影响:体力损耗,由于产程长,影响产妇进食、休息。 (2)对胎儿的影响:增加手术机会,胎儿产伤增加,易发生胎儿窘迫
子宫收缩过强	协调性子宫收缩过强　子宫收缩的节律性、对称性和极性均正常,仅子宫收缩力过强、过频,总产程不足3小时称为急产
	不协调性子宫收缩过强有两种表现 (1)强直性子宫收缩:产妇持续性腹痛、拒按腹部、烦躁不安。胎位触诊不清,胎心音听不清。 (2)子宫痉挛性狭窄环:狭窄环持续不放松
	对母儿的影响 (1)对产妇的影响:可致初产妇宫颈、阴道及会阴撕裂,子宫破裂,产褥感染,胎盘滞留或产后出血。 (2)对胎儿的影响:易发生胎儿窘迫

【治疗原则】

要点	方法
子宫收缩乏力	1. 协调性子宫收缩乏力 （1）加强子宫收缩：人工破膜、静脉滴注缩宫素； （2）第二产程：如无头盆不称，可加强宫缩，双顶径已通过坐骨棘平面，行产钳助产。 2. 不协调性子宫收缩乏力 禁用缩宫素

【护理措施】

要点	措施
子宫收缩乏力	缩宫素的静脉使用 将缩宫素 2.5U 加于 0.9% 生理盐水 500mL 内，从 4～5 滴/分开始静脉滴注并观察反应，根据宫缩的强弱进行调节，通常不超过 60 滴/分。宫缩间隔 2～3 分钟，持续 40～60 秒。若出现 10 分钟内宫缩超过 5 次、宫缩持续 1 分钟以上或胎心率有变化，应立即停止滴注
子宫收缩过强	给予宫缩抑制剂。嘱其不要向下屏气，以减慢分娩过程

第十八节 产道异常病人的护理

产道包括骨产道和软产道，是胎儿经阴道娩出的通道，产道异常可使胎儿娩出受阻，临床上以骨产道异常多见。

【临床表现】

要点	内容
骨产道异常	骨盆入口平面狭窄 常见于扁平骨盆。表现为胎头衔接受阻，不能入盆，前羊水囊受力不均，易致胎膜早破，或胎头骑跨在耻骨联合上方（即跨耻征阳性），表现为继发性宫缩乏力
	中骨盆及骨盆出口平面狭窄 两侧骨盆壁向内倾斜，状似漏斗，坐骨棘小于 10cm，坐骨结节间径小于 8cm，耻骨弓角度小于 90°，坐骨结节间径与出口后矢状径之和 <15cm
	骨盆三个平面狭窄 骨盆入口、中骨盆及出口平面均狭窄，每个平面径线均小于正常值 2cm 或更多，称为均小骨盆
软产道异常	外阴异常 外阴瘢痕、坚韧和水肿
	阴道异常 阴道横膈、纵隔、狭窄和尖锐湿疣
	宫颈异常 宫颈外口黏合、水肿、坚韧、瘢痕、子宫颈癌和宫颈肌瘤。软产道异常可影响胎头娩出，容易发生软产道裂伤、出血和感染

【护理措施】

要点	措施
产程的护理	1. 可疑头盆不称，协助医师试产。试产的护理要点为：专人守护，保证良好的产力；减少阴道检查次数；密切观察胎儿情况及产程进度；试产 2～4 小时，胎头仍未入盆，并伴胎儿窘迫，停止试产。 2. 中骨盆和出口平面狭窄 做好阴道手术助产和剖宫产的术前准备
预防感染及产后出血	胎儿娩出后，及时按医嘱使用宫缩剂、抗生素，预防产后出血及感染

第十九节　胎位异常病人的护理

项目	内容	
临床表现	分娩时除枕前位为正常胎位外,其余均为胎位异常,常见持续性枕后位或枕横位	
	持续性枕后位、枕横位	临产后胎头衔接较晚及俯屈不良;枕后位时,产妇自觉肛门坠落及排便感
	臀先露	臀先露是最常见的胎位异常 (1)孕妇常感肋下有圆而硬的胎头。 (2)腹部检查:宫底部可触到胎头;若未衔接,胎心在脐上方听得最清楚;衔接后,胎心听诊以脐下最明显。 (3)阴道检查:若胎膜已破,可触到胎臀、外生殖器及肛门
治疗原则	妊娠期处理	妊娠 30 周前臀先露多能自行转为头先露,不需处理;妊娠 30 周后仍为臀先露,应予矫正,方法有:①胸膝卧位;②激光照射或艾灸至阴穴;③外转胎位术。用上述方法无效者,于妊娠 32～34 周行外转胎位术
护理措施	选择阴道分娩的孕妇做好护理 (1)枕后位者,嘱其不要过早屏气用力,以防宫颈水肿及疲乏。 (2)防止胎膜早破:少活动,一旦胎膜早破,立即观察胎心,抬高床尾,预防脐带脱垂情况	

第二十节　产后出血病人的护理

产后出血是指胎儿娩出后 24 小时内出血量超过 500mL,剖宫产者超过 1000mL。产后出血在我国居产妇死亡原因的首位。

【病因及临床表现】

病因	内容	临床表现
子宫收缩乏力	产后出血的最主要原因	表现为宫底升高,子宫轮廓不清,阴道出血多
软产道裂伤	常因急产、子宫收缩过强等致使软产道损伤、软产道裂伤	阴道流血,血液鲜红,能自凝
胎盘因素	胎盘剥离不全、胎盘剥离后滞留、胎盘和(或)胎膜残留	发现胎盘母体面有缺损或胎膜有缺损而边缘有断裂的血管
凝血功能障碍	妊娠合并凝血功能障碍性疾病,如血小板减少症、白血病等	血不凝、不易止血

【治疗原则】

要点	内容
止血	针对原因迅速止血,补充血容量,纠正失血性休克,防治感染。 (1)按摩子宫:为常用有效的方法。 (2)应用宫缩剂。 (3)填塞宫腔,24 小时取出纱布条。 (4)结扎盆腔血管止血
软产道撕裂伤	及时、准确地修复缝合
胎盘因素	及时将胎盘取出
凝血功能障碍	针对不同病因、疾病种类进行治疗

第二十一节　羊水栓塞病人的护理

项目	内容
临床表现	心肺功能衰竭和休克　产妇突然发生寒战、呛咳、气急、烦躁不安等症状,随后出现发绀、呼吸困难、心率加快、抽搐、昏迷、血压下降,出现循环衰竭和休克状态
护理措施	人工破膜宜在宫缩的间歇期,破口要小并注意控制羊水的流出速度

第二十二节　子宫破裂病人的护理

子宫破裂是指妊娠晚期或分娩过程中子宫体部或子宫下段发生的破裂,是直接威胁产妇及胎儿生命的产科严重并发症。

要点	临床表现	处理原则
子宫瘢痕	由于剖宫产率增高,瘢痕子宫破裂有上升的趋势	1. 先兆子宫破裂　停止缩宫素使用 2. 子宫破裂　一旦确诊,无论胎儿是否存活,均尽快手术
先兆子宫破裂	四大临床表现 (1)子宫形成病理性缩复环; (2)下腹部压痛; (3)胎心率异常; (4)血尿出现	
完全性子宫破裂	产妇突感腹部撕裂、剧烈疼痛,子宫收缩骤然停止,腹痛可暂时缓解,即出现面色苍白、出冷汗、脉搏细数、呼吸急促、血压下降等休克征象;全腹有压痛和反跳痛,可在腹壁下清楚地扪及胎体,胎动和胎心消失	
不完全性子宫破裂	子宫破裂、肌层部分或全部断裂,浆膜层尚未穿破,宫腔与腹腔未相通,胎儿及附属物仍在宫腔内	

第二十三节　产褥感染病人的护理

产褥感染是指分娩时及产褥期生殖道受病原体感染引起局部和全身的炎性变化。

【病因】

要点	内容
诱因	女性生殖系统的自然防御能力在妊娠期及分娩期降低,受病原体感染后易致病
病原体	以厌氧菌为主
感染途径	1. 外源性感染　由外界的病原体侵入生殖道而引起的感染。 2. 内源性感染　正常孕产妇生殖道或其他部位寄生的病原体,当抵抗力降低等感染诱因出现时可致病

【临床表现】

1. 全身表现　发热、寒战等感染表现,严重者可出现感染性休克表现。
2. 盆腔、外阴感染表现　下腹部疼痛、恶露有异味等,严重者出现腹膜刺激征。

【护理措施】

要点	措施	
体位	采取半卧位或抬高床头,促进恶露引流、炎症局限,防止感染扩散	
饮食	高蛋白、高热量、高维生素饮食,保证足够的液体摄入	

第二十四节　晚期产后出血病人的护理

分娩24小时后,在产褥期内发生的子宫大量出血,称晚期产后出血。胎盘、胎膜残留是最常见的原因,以产后1~2周发病最常见。

第八章　新生儿和新生儿疾病的护理

第一节　正常新生儿的护理

新生儿指从脐带结扎到生后 28 天内的婴儿。

一、根据胎龄分类

分类	胎龄
早产儿	28 周≤胎龄＜37 周
足月儿	37 周≤胎龄＜42 周
过期产儿	胎龄≥42 周

二、根据出生体重分类

出生体重指出生 1 小时内的体重。

分类	出生体重
正常出生体重儿	2500g≤出生体重≤4000g
低出生体重儿	出生体重＜2500g
极低出生体重儿	体重＜1500g
超低出生体重儿	体重＜1000g
巨大儿	＞4000g
足月小样儿	胎龄已足,体重在2500g 以下

三、根据出生体重和胎龄关系分类

分类	百分位
适于胎龄儿	第10～90 百分位
小于胎龄儿	第10 百分位以下
大于胎龄儿	第90 百分位以上

四、高危儿

高危儿包括以下几种情况:①母亲异常妊娠史的新生儿;②异常分娩的新生儿;③出生时有异常的新生儿,如 Apgar 评分低于 7 分。

五、足月儿与早产儿外观比较

内容	正常足月儿	早产儿
概念	胎龄 37~42 周,体重 2500~4000g	胎龄 <37 周,体重多 <2500g
哭声	响亮	低微
肌张力	四肢屈曲	颈肌软弱,四肢肌张力低下
皮肤	红润,胎毛少	薄而红嫩,胎毛多
头发	分条清楚	细软而乱
耳壳	软骨发育好,耳舟成形、直挺	耳壳软,缺乏软骨,耳舟不清楚
指/趾甲	达到或超过指/趾端	未达到指/趾端
足纹	多	少
乳腺	乳晕清楚,结节 >4mm	乳晕不清,无结节或结节 <4mm
外生殖器	男婴睾丸已降至阴囊;女婴大阴唇遮盖小阴唇	男婴睾丸未降或未全降至阴囊;女婴大阴唇不能遮盖小阴唇

六、新生儿护理

要点	内容	
母乳喂养	1. 提供 6 个月以内孩子生长发育所需的营养。 2. 出生后早接触、早吸吮、早开奶,或出生后半小时。 3. 1~2 个月按需哺乳,2 个月以后按时哺乳。 4. 母乳是喂养婴儿的最佳食品	
皮肤护理	1. 新生儿沐浴　室温 26~28℃,湿度 55%~65%。 2. 水温 39~41℃,先放凉水,后放热水。 3. 正常儿臀部护理 (1)尿布选用柔软、吸水性良好,排便后及时更换,保持臀部皮肤清洁、干燥。 (2)大便后用温水洗净臀部,并涂护臀膏。 (3)尿布不可过紧、过松,不宜垫橡胶单或塑料布	
脐带护理	1. 正常脐部　75% 酒精消毒。 2. 脐部感染化脓严重时　3% 过氧化氢和75% 酒精(0.2%~0.5%碘伏)消毒。 3. 脐部有肉芽组织　10%硝酸银溶液灼烧。 4. 脐部必须保持干燥	
保暖	1. 分娩室室温 26~28℃。 2. 实行 24 小时母婴同室。 3. 在出生 6 小时后给新生儿洗澡	

七、新生儿的特殊生理状态

生理状态	内容	
生理性体重下降	1. 原因　水分丢失较多,胎粪排出,水分蒸发和散热。 2. 下降范围　3%~9%,不超过10%。 3. 恢复时间　7~10日	
生理性黄疸	1. 出现时间　2~3日,4~5日最重。 2. 表现　情况良好,食欲正常	无需处理
乳腺肿大	1. 表现　乳房触及蚕豆或鹅蛋大小的肿块。 2. 出现时间　出生后3~5日。 3. 原因　雌激素突然中断所致。 4. 消退时间　多于2~3周消退	
假月经	1. 表现　阴道流出少量的血液。 2. 出现时间　出生后5~7日。 3. 原因　雌激素突然中断所致。 4. 消退时间　1周后	
"马牙"	表现　上颚中线和齿龈上常有黄白色小斑点	

第二节　早产儿的护理

要点	措施
保暖	1. 体重小于2000g者,应尽早使用暖箱或远红外辐射床保暖。 2. 维持室温在24~26℃,湿度在55%~65%
合理喂养	1. 出生体重1500g以上而无青紫的患儿,可于出生后2~4小时喂10%葡萄糖水2mL/kg。 2. 无呕吐者,可在6~8小时喂乳。 3. 出生体重在1500g以下或伴有青紫者,可适当延迟喂养时间。 4. 喂乳量　根据消化道的消化及吸收能力而定,以不发生胃内潴留及呕吐为原则。 5. 喂养后,患儿宜取右侧卧位
维持有效呼吸	1. 氧浓度　30%~40%。 2. 动脉氧分压　50~80mmHg。 3. 经皮血氧饱和度　88%~93%
预防出血	1. 缺乏维生素K依赖凝血因子。 2. 肌肉注射维生素K_1,连用3日

第三节　新生儿窒息的护理

　　新生儿窒息是胎儿由于宫内窘迫、缺氧或娩出过程中呼吸、循环障碍,导致生后1min仅有心跳、无自主呼吸或未建立规律呼吸。

【病因】

病因	常见疾病	
孕母因素	严重贫血、心脏病、糖尿病、妊娠高血压综合征、吸毒或吸烟、<16岁或>35岁等	
胎盘、脐带因素	前置胎盘、胎盘早剥、胎盘老化、脐带打结、绕颈、受压	
分娩因素	难产、手术产(如高位产钳)、产程中药物(如麻醉剂、镇静剂、催产剂)使用不当等	
胎儿因素	早产儿、巨大儿、先天畸形、宫内感染、呼吸道阻塞	

【新生儿 Apgar 评分法】

体征	评分标准		
	0分	1分	2分
皮肤颜色	青紫或苍白	躯干红、四肢紫	全身红
心率(次/分)	无	<100	≥100
弹足底或插胃管反应	无反应	有些动作,如皱眉	哭、喷嚏
肌张力	松弛	四肢略屈曲	四肢能活动
呼吸	无	慢,不规则	正常,哭声响
评判标准	正常(8~10分)	轻度窒息(4~7分)	重度窒息(0~3分)
评分时间	1.1分钟评分 判断窒息程度。 2.5及10分钟评分 判断复苏效果及预后		

【复苏流程】

要点		内容	
按照 ABCDE 流程复苏	A (清理呼吸道)	1.新生儿娩出的首要护理措施。 2.15~20s内完成。 3.吸分泌物时间 不超过10s	
	B (建立呼吸)	1.无呼吸或心率<100次/分行正压人工呼吸,频率为40~60次/分。 2.30秒后,若心率<60次/分,行胸外心脏按压	
	C (维持正常循环)	胸外心脏按压 1.方法 拇指法(首选)或双指法。 2.部位 按压胸骨中下1/3处。 3.频率 100~120次/分。 4.按压深度1.5~2cm,按压与通气比为3:1	
	D(药物治疗)	遵医嘱立即给予1:1000肾上腺素	
	E(评价)	复苏过程中,每30s评估一次,以确定下一步抢救措施	
保暖	抢救台温度维持30~32℃		

第四节　新生儿缺氧缺血性脑病的护理

新生儿缺氧缺血性脑病(HIE)是由各种围生期因素引起的部分或完全缺氧、脑血流减少或暂停而导致胎儿和新生儿的脑损伤,是新生儿窒息后的严重并发症,脑损伤部位与胎龄有关,足月儿累及脑皮质、矢状窦旁区,早产儿易发生脑室周围白质区。

【病因】

缺氧是 HIE 发病的核心,围生期窒息是最主要的病因。

【分度及临床表现】

根据意识、肌张力、原始反射改变、有无惊厥、病程及预后等,HIE 临床分为轻、中、重三度。

项目	分度		
	轻度	中度	重度
意识	激惹	嗜睡	昏迷
肌张力	正常	减低	松软或增高
拥抱反射	活跃	减弱	消失
吸吮反射	正常	减弱	消失
惊厥	可有肌阵挛	常有	多见,呈持续状态
中枢性呼吸衰竭	无	有	明显
瞳孔变化	正常或扩大	缩小	不等大,对光反射迟钝
前囟张力	正常	正常或稍饱满	饱满、紧张
病程	<3 天	<14 天	数周
预后	良好	可能有后遗症	病死率高,可有后遗症

【辅助检查】

检查项目	临床意义
血清肌酸磷酸激酶同工酶(CPKBB)	正常值 <10U/L,脑组织受损时升高
神经元特异性烯醇化酶(NSE)	正常值 <6μg/L,神经元受损时此酶活性升高
脑电图	根据脑损害程度显示不同程度的改变,可确定严重程度、判断预后和对惊厥鉴别,中度见癫痫样波或电压改变
头颅 B 超	对脑室及其周围出血具有较高的特异性
CT	适合生后 2 ~5 日检查

【治疗原则】

要点	方法
支持疗法	给氧,改善通气;纠正酸中毒、低血糖;维持血压稳定
控制惊厥	苯巴比妥钠,20mg/kg,15 ~30 分钟静脉滴入;若不能控制惊厥,1 小时后可加用 10mg/kg,12 ~24 小时后给维持量,每日 3 ~5mg/kg。肝功能不全者用苯妥英钠。顽固性抽搐者加用地西泮或水合氯醛
治疗脑水肿	控制入量,呋塞米(速尿)静脉推注,严重者可用 20% 甘露醇
亚低温治疗	采用人工诱导方法将体温下降 2 ~4℃,减少脑组织的基础代谢,保护神经细胞。仅适用于足月儿,对早产儿尚不宜采用

【护理措施】

要点	措施
保持呼吸道通畅	选择适宜的给氧方式,维持血氧饱和度的稳定。足月儿血氧饱和度维持在 85% ~98%,早产儿维持在 88% ~93%
病情观察	观察神志、肌张力、前囟张力、瞳孔、体温、呼吸、心率、血压、尿量和窒息所致各系统症状
合理喂养	保证足够的热量供给,不能经口喂养者可鼻饲喂养,保证患儿的生理需要量

要点	措施
功能障碍者	固定肢体功能位,病情平稳后,早期开展动作训练,感知刺激,促进脑功能恢复
亚低温治疗的护理	1. 降温　采用循环水冷却法进行选择性头部降温,体温降至35.5℃时开启体部保暖,使脑温(临床以鼻咽部温度作为温控标准)下降至34℃的时间应控制在30~90分钟。 2. 注意保暖,保持病人肛温在34~35℃,头部重点降温的病可使头颅温度维持在34~35℃。 3. 复温　宜缓慢,时间>5小时,体温上升速度不高于0.5℃/min,避免快速复温引起低血压,体温恢复正常后,4小时测体温1次。 4. 监测　持续动态心电监测、肛温监测、SpO$_2$监测、呼吸监测,每小时测量血压,若出现心率过缓及心律失常,与医生联系是否停止亚低温的治疗

【健康教育】

掌握康复训练的内容,坚持有效的功能训练。定期医院随访,根据患儿的康复状态指导康复训练的内容,促进康复。

第五节　新生儿颅内出血的护理

【病因】

病因	内容
早产儿	32周以下的早产儿因毛细血管发育不成熟、脆弱,动脉压突然升高,导致毛细血管破裂、出血、缺血、缺氧窒息,引起低氧及高碳酸血症,导致颅内出血的发生
外伤	产伤性引起颅内出血,足月儿多见。因胎头过大、臀产、急产、产程过长、高位产钳、多次吸引器助产等,使胎儿头部受挤压而致硬脑膜下出血或蛛网膜下腔出血

【临床表现】

症状、体征与出血部位和出血量有关,一般出生后数小时至1~2天出现。

要点	表现
神志改变激惹	过度兴奋或表情淡漠、嗜睡、昏迷等
眼部变化	凝视、斜视、眼球震颤等
颅内压增高	前囟隆起、脑性尖叫、惊厥、血压增高等
呼吸改变	呼吸增快、减慢、不规则或暂停等
肌张力改变	早期肌张力增高,以后减低
瞳孔	双侧瞳孔不等大,对光反应差
其他	拥抱反射减弱或消失,低体温,黄疸与贫血等

【治疗原则】

1. 支持疗法　保持安静,减少搬动,刺激性操作。维持正常 PaO$_2$、PaCO$_2$、pH 等。
2. 止血及对症处理　控制惊厥、降低颅内压。

【护理措施】

要点	措施
观察病情,降低颅内压	1. 观察并记录　①呼吸、心率、体温;②神志与反射;③瞳孔;④囟门;⑤肌张力等。 2. 保持头高位(抬高头肩部15°~30°)　集中操作,动作轻、稳、准,减少移动和刺激。遵医嘱用降颅内压药物

续表

要点	措施
保持呼吸道通畅	及时清除呼吸道分泌物。呼吸衰竭或严重呼吸暂停时气管插管、机械通气
供给热量,维持体温稳定	出血早期禁止直接哺乳。病情稳定后直接吸吮,观察吃奶情况,有明显呕吐、反射消失,提示颅内压增高。体温过高进行物理降温,体温过低注意保暖
健康教育	告知病情严重程度、治疗效果及预后,及早进行功能训练和智力开发

第六节　新生儿黄疸的护理

新生儿由于毛细血管丰富,血清胆红素超过 $85\mu mol/L$,出现肉眼可见的黄疸。新生儿黄疸是新生儿时期由于胆红素在体内积聚,引起巩膜、皮肤、黏膜、体液和其他组织黄染的现象,分为生理性黄疸和病理性黄疸,引起黄疸的原因多而复杂,病情轻重不一,重者可致胆红素脑病(核黄疸),引起严重后遗症。新生儿黄疸分为生理性黄疸和病理性黄疸两类。

【黄疸分类】

分类	特点
生理性黄疸	1. 一般情况良好。 2. 足月儿生后 2~3 天出现,4~5 天达高峰,5~7 天消退,最迟不超过 2 周;早产儿多于生后 3~5 天出现,5~7 天达高峰,7~9 天消退,最长延迟到 3~4 周。 3. 每日血清胆红素升高 $<85\mu mol/L$ 或每小时上升 $<8.5\mu mol/L$。 4. 足月儿血清胆红素 $<221\mu mol/L(12.9mg/dL)$,早产儿 $<257\mu mol/L(15mg/dL)$ 是生理性黄疸
病理性黄疸	1. 生后 24 小时内出现黄疸。 2. 血清总胆红素值已达到相应日龄及相应危险因素下的光疗干预标准,或每日上升 $>85\mu mol/L(5mg/dL)$ 或每小时 $>8.5\mu mol/L(0.5mg/dL)$。 3. 持续时间长,足月儿 >2 周,早产儿 >4 周。 4. 血清结合胆红素 $>34\mu mol/L$。 5. 黄疸退而复现。 具备以上任何一项者均可诊断

【病理性黄疸分类】

分类	内容
胆红素生成过多	如红细胞增多症、感染、血型不合等
肝脏胆红素代谢障碍	肝细胞摄取和结合胆红素功能低下,使血清未结合胆红素升高
胆汁排泄障碍	如肝炎、胆管阻塞等

重点提示:新生儿颅内出血和胆红素脑病均可表现为尖叫、凝视等。但胆红素脑病有胆红素升高、皮肤黄染等表现,而新生儿颅内出血则无。

【病理性黄疸病因】

感染性	非感染性
新生儿肝炎、新生儿败血症及其他感染	新生儿溶血症、胆道闭锁、药物、母乳性黄疸、遗传性疾病(如红细胞葡萄糖-6-磷酸脱氢酶缺乏症等)

【护理措施】

要点	措施
病情观察	1. 观察黄疸的部位、程度及进展　轻度黄疸,面部黄染;中度黄疸,躯干部皮肤黄染;重度黄疸,四肢和手、足心出现黄染。 2. 神经系统和精神反应　烦躁、拒乳、尖叫、凝视、角弓反张甚至抽搐等症状。 3. 排泄　大小便次数、颜色、性质及量等。 4. 体温、脉搏、呼吸:维持体温在 36～37℃,避免低体温时游离脂肪酸过高,与胆红素竞争和白蛋白的结合,早产儿应放置暖箱中
生活护理	尽早开奶,促进胎粪排出,利于肠道菌群的建立,不能经口进食或入量不足者,根据医嘱给予静脉营养
用药护理	遵医嘱给予肝酶诱导剂,输血浆或白蛋白,促进游离胆红素与白蛋白结合,预防胆红素脑病的发生
光照治疗 (蓝光光源 主峰波长 450nm)	1. 遵医嘱选择蓝光,保证每根灯管蓝光亮度,擦净灯管污迹及灰尘。 2. 用 20W 灯管,总功率为 160～320W 预热光疗箱,灯下温度 30℃左右放入患儿,管间距离 2～5cm,灯管与患儿距离 30～50cm。 3. 全身裸露以增加照射面积;穿好尿裤并戴遮光眼罩,保护会阴部和眼睛。单面光疗箱每 2 小时更换体位 1 次,专人巡视,以免口鼻受压影响呼吸。 4. 12～24 小时测定一次血清胆红素浓度,光疗结束后观察有无反跳现象。 5. 观察体温变化,保持在 36.5～37.2℃,根据体温调节蓝光箱温度。肛温超过 37.8℃或低于 35℃,要暂停光疗。 6. 光照治疗时不显性失水增加,遵医嘱静脉输液及喂奶、喂水,保证营养及水分供给。 7. 进食后 30 分钟内给予头肩部抬高,用柔软布类固定患儿背部使其呈右侧卧位,预防呕吐,防止窒息。 8. 加强巡视,及时安抚患儿,减少哭闹。

第七节　新生儿寒冷损伤综合征的护理

新生儿寒冷损伤综合征简称新生儿冷伤,指新生儿期由多种原因引起皮肤和皮下脂肪变硬和水肿的一组疾病,又称新生儿硬肿病。早产儿发病率高。由于新生儿棕色脂肪产热不足,使皮肤血管痉挛收缩,造成组织缺氧、代谢性酸中毒和微循环障碍,引起弥散性血管内凝血和全身多器官损伤,甚至多器官衰竭。

【病因】

寒冷、早产、低体重、感染和窒息是其致病因素。

【临床表现】

(1)体温低,皮肤发凉、硬肿,颜色暗红,不易提起,按之如硬橡皮。

(2)食欲不振或拒乳,反应差。

(3)硬肿发生顺序:小腿—大腿外侧—双下肢—臀部—面颊—上肢—全身,严重者可导致肺出血、循环和呼吸衰竭及急性肾衰竭等多脏器损害合并弥散性血管内凝血而危及生命。

(4)并发症:肺出血。

【新生儿硬肿病的分度】

项目	分度		
	轻度	中度	重度
体温	≥35℃	<35℃	<30℃
皮肤硬肿范围	<20%	20%～50%	>50%

【新生儿硬肿病的护理措施】

要点	措施
复温	关键措施,原则是循序渐进,逐步复温 1. 肛温 >30℃,肛－腋温差为正值的轻、中度硬肿患儿置于已预热至中性温度的暖箱中,根据体温恢复情况逐渐调整到 30～34℃,6～12 小时恢复正常体温。 2. 肛温 <30℃,腋－肛温差为负值的重度患儿,将患儿置于比肛温高 1～2℃ 的暖箱中,逐步提高暖箱温度,每小时提高 1～1.5℃,箱温不超过 34℃,每小时监测肛温、腋温 1 次,于 12～24 小时恢复正常体温
合理喂养	提供能量与水分,保证足够热量供给
预防感染	加强消毒管理,严格遵守操作规范,保持患儿皮肤完整性
观察病情	监测体温、心率、呼吸及硬肿范围,观察暖箱及室温、湿度的变化,及时调整

第八节　新生儿脐炎的护理

新生儿脐炎是指断脐残端被细菌入侵、繁殖所引起的急性炎症。常见致病菌为金黄色葡萄球菌,其次为大肠杆菌、铜绿假单胞菌、溶血性链球菌等。

新生儿脐炎多由断脐时或出生后处理不当引起细菌感染。

【临床表现】

分度	脐部表现	其他表现
轻者	脐轮与脐部周围皮肤轻度发红,可有少量浆液	除脐部异常外,体温及食欲均正常
重者	脐部及脐周皮肤明显发肿、发硬,脓性分泌物多并带有臭味,可向周围及皮肤组织扩散引起腹壁蜂窝组织炎、腹膜炎、败血症	发热、吃奶少等非特异性表现

【护理措施】

分度	护理措施
轻者	可用安尔碘或 0.5% 碘伏及 75% 酒精
重度	遵医嘱应用抗生素
消毒原则	由内向外环形消毒,洗澡时不要弄湿脐部,洗澡后要用干面纸巾吸干脐窝水分,保持脐部干燥

第九节　新生儿低血糖的护理

新生儿全血血糖 <2.2mmol/L,应诊断为新生儿低血糖,不考虑胎龄、日龄和体重。

【病因】

分类	病因
暂时性低血糖	1. 糖尿和脂肪储备不足,主要见于早产儿、小于胎龄儿及窒息缺氧、败血症、先天性心脏病患儿等 2. 葡萄糖利用增多,多见于患有糖尿病母亲的患儿、Rh 血型不合溶血病患儿等
持续性低血糖	指低血糖持续到婴儿期或儿童期,常见于胰岛素细胞瘤、先天性垂体功能低下、遗传代谢病等

【辅助检查】

血糖测定　①高危儿应在生后 4 小时内监测血糖;以后每隔 4 小时复查,直至血糖浓度稳定。②对可能发生低血糖者,进行持续血糖监测。

【治疗原则】

无症状低血糖者,可口服葡萄糖,并密切监测血糖,不能纠正者,可按 $6 \sim 8\,mg/(kg \cdot min)$ 速率滴注;有症状低血糖者,应静脉输注葡萄糖。对持续或反复低血糖者,除静脉输注葡萄糖外,根据病情需要可增加氢化可的松、胰岛素治疗。

第十节　新生儿低钙血症的护理

新生儿低钙血症是指血清总钙低于 $1.8\,mmol/L(7\,mg/dL)$ 或血清游离钙低于 $0.9\,mmol/L(3.5\,mg/dL)$。新生儿低钙血症是新生儿惊厥的常见原因。

【病因】

与新生儿甲状旁腺功能低下有关,骨质钙不能入血,导致低钙血症。

分类	概念	病因
早期低血钙	指出生后 72 小时发生	常见于早产儿、小于胎龄儿及感染、窒息患儿等
晚期低血钙	指出生后 72 小时以后发生	常见于牛乳喂养的足月儿

【临床表现】

临床表现主要是神经、肌肉兴奋性增高,表现为烦躁不安、肌肉抽动及震颤,可见惊跳、手足搐搦,发作期间一般情况良好。

【辅助检查】

血清总钙低于 $1.8\,mmol/L$,碱性磷酸酶正常。

【护理措施】

要点	措施
补钙	1. 静脉补钙　①缓慢注射或滴注稀释的 10% 葡萄糖酸钙;②心率低于 80 次/分,应暂停注射;③药液外渗,给予 25% ~ 50% 硫酸镁局部湿敷,以免造成组织坏死。 2. 口服补钙　①首选氯化钙溶液,可稀释后服用,较小婴儿使用不宜超过 1 周;②两次喂奶之间给药;③禁忌与牛奶同服;④保持适宜的钙磷比例,防止低钙血症的发生
观察病情	备好抢救物品,避免不必要操作,防止惊厥和喉痉挛的发生

第九章 泌尿生殖系统疾病病人的护理

第一节 泌尿系统解剖生理

要点		内容
肾脏	肾小体	肾小球及肾小囊构成的球状结构。肾单位中滤过膜(滤过屏障)是最为重要的结构,正常成人安静时的双肾血流量约为1L/min
	肾小管	①重吸收功能;②分泌和排泄功能;③浓缩和稀释功能
	肾小球旁器	调节球旁细胞分泌肾素
	肾皮质和肾髓质	肾的皮质和髓质内含有大量肾单位和许多集合小管,构成肾的实质部分
输尿管		起于肾盂,止并开口于膀胱,全长25～30cm。有3个狭窄部,即输尿管的起始部、跨越髂血管处、穿入膀胱壁内
膀胱		贮存尿液的肌性囊状器官,成人一般容量为300～500mL
尿道		男性尿道全程有尿道内口、尿道膜部、尿道外口3处狭窄,是尿路结石最易滞留处。女性尿道因宽、短、直,后方又邻近肛门等原因,易患尿路逆行感染
排尿		副交感神经兴奋时,可促进排尿;交感神经兴奋时,则阻止排尿

第二节 肾小球肾炎病人的护理

一、急性肾小球肾炎

急性肾小球肾炎简称急性肾炎,以急性起病,血尿、蛋白尿、水肿、高血压和肾小球滤过率下降为特点的肾小球疾病,可伴有一过性肾功能损害。

【病因】

本病是由乙型溶血性链球菌A组感染引起的一种免疫复合物性肾小球肾炎。

总结:风湿性心脏瓣膜病、猩红热、急性淋巴管炎的主要致病菌是乙型溶血性链球菌。

【临床表现】

要点		特点
一般表现		本病好发于5～14岁儿童,男性多见。潜伏期为1~3周
典型表现	血尿	镜下血尿为主,肉眼血尿尿色可呈洗肉水样
	水肿	是最常见的症状,初仅累及眼睑及颜面,晨起重;重者波及全身
	高血压	系水、钠潴留血容量扩大所致,一般为轻或中度增高
并发症		心力衰竭(老年病人多见)、高血压脑病(儿童多见)和急性肾衰竭(极少见)

【辅助检查】

项目	表现
尿液检查	尿液镜下检查,尿中红细胞多为变形红细胞,还可见红细胞管型,是急性肾炎的重要特点。尿沉渣还可见肾小管上皮细胞、白细胞、透明和颗粒管型。尿蛋白通常为(＋)～(＋＋)
血液检查	红细胞计数及血红蛋白可稍低,白细胞计数可正常或增高。血沉增快,2～3个月内恢复正常
肾功能检查	肾小球滤过率(GFR)呈不同程度下降,但肾血浆流量仍可正常
血补体测定	早期血总补体及 C_3 均明显下降,8周内恢复正常
诊断公式:急性肾小球肾炎 = 感染 + 血尿 + 高血压 + 水肿 + 抗 ASO 增高(或 C_3 下降)	

【治疗要点】

急性肾小球肾炎的治疗以卧床休息和对症治疗为主。

要点	方法
卧床休息	急性期症状明显者通常需卧床休息4～6周,待肉眼血尿消失、血压恢复正常、水肿减退即可逐步增加室内活动量
对症治疗	宜限制盐、水、蛋白质摄入,利尿、降压治疗
控制感染灶	感染灶持续存在时选用无肾毒性抗生素积极治疗
透析治疗	发生急性肾衰竭且有透析指征者,应及时给予透析治疗,以度过危险期

【护理措施】

要点	措施
休息	起病4～6周内卧床休息,至水肿消退、血压正常、肉眼血尿消失,可在室内轻度活动
饮食护理	给予高糖、高维生素、适量蛋白质和脂肪的低盐饮食,急性期1～2周内,应控制钠的摄入,每日1～2g,水肿消退后每日3～5g;水肿严重、尿少、氮质血症者,应限制水及蛋白质的摄入,水肿消退、血压恢复正常后,逐渐由低盐饮食过渡到普通饮食
病情观察	1. 尿量 每周测体重2次,每周留晨尿2次,准确记录24小时出入量。 2. 血压 每天测血压2次,观察病人有无剧烈头痛、呕吐、眼花、视物不清等症状。 3. 预防并发症的护理 密切观察病人生命体征的变化,水肿严重者如出现烦躁不安、呼吸困难、心率增快、不能平卧、肺底湿性音、肝脏增大等,要立即报告医生,同时给予半卧位和吸氧,遵医嘱给予利尿药,还可静脉点滴硝普钠或酚妥拉明,降低循环血量,减轻心脏负荷,必要时给予洋地黄制剂。 4. 用药护理 注意利尿药和降压药物的疗效和不良反应
健康教育	预防链球菌感染。平日应加强锻炼,注意皮肤清洁卫生,以减少呼吸道及皮肤感染

二、慢性肾小球肾炎

慢性肾小球肾炎是一组病情迁延、病变进展缓慢,最终将发展成为慢性肾衰竭的原发性肾小球疾病。临床上以水肿、高血压、蛋白尿、血尿及肾功能损害为基本表现。

【病因】

发病的起始因素是免疫介导炎症,多数病例肾小球内有免疫复合物沉积。

【临床表现】

表现	特点
尿液改变	①蛋白尿为必有的表现;②血尿,多数镜下血尿;③尿量一般在每日 1000mL 以下。肾小管功能损害明显者,夜尿增多
轻、中度水肿	晨起多为眼睑、颜面水肿,下午双下肢水肿明显
高血压	多数病人可有不同程度的高血压
其他	肾功能呈进行性损害

【辅助检查】

项目	临床意义
尿检查	蛋白尿 + 有肉眼血尿或镜下血尿及管型尿。24 小时尿蛋白定量常在 1～3g;尿中多形性红细胞及管型尿(颗粒管型、透明管型)等;尿比重多在 1.020 以下,晚期常固定在 1.010
血液检查	晚期血浆白蛋白降低,血脂升高,内生肌酐清除率下降,血尿素氮、血肌酐上升,血红蛋白下降至中度正色素性贫血,血沉增快,血免疫复合物阳性,补体正常或下降
肾功能检查	酚红排泄试验及尿浓缩稀释功能减退
B 超检查	双肾对称性缩小
肾活组织检查	可确定慢性肾炎的病理类型

【治疗原则】

本病的治疗原则为防止和延缓肾功能进行性恶化,改善临床症状及防止严重并发症。

(1)应避免体力活动、受凉,防止感染,避免使用对肾有损害的药。

(2)低蛋白、低磷饮食,应选优质蛋白食物。

(3)水肿、高血压病人应限制盐的摄入(＜3g/d)。

(4)利尿、降压、抗凝治疗,ACEI 或 ARB 除具有降压作用外,还有减少尿蛋白和延缓肾功能恶化的肾脏保护作用。

【护理措施】

要点	措施
饮食护理	1. 蛋白质的摄入量为每日每千克体重 0.6～0.8g,其中 60% 以上为优质蛋白质。 2. 饱和脂肪酸和非饱和脂肪酸比为 1:1,其余热量由糖供给。 3. 盐每天摄入 1～3g,并补充多种维生素
病情观察	1. 注意有无尿毒症早期征象,如头痛、嗜睡、食欲减退、恶心、呕吐、尿少和出血倾向等。 2. 注意有无心脏损害的征象,如心悸、脉率增快、交替脉、心律失常,严重时可出现呼吸困难、夜间不能平卧、烦躁不安等心力衰竭表现。 3. 注意有无高血压脑病征象,如剧烈头痛、呕吐、黑矇和抽搐等,须定时测血压
健康教育	1. 注意个人卫生,预防感染,以免复发 2. 遵医嘱坚持用药,避免应用对肾脏有损害的药物(如链霉素、庆大霉素和卡那霉素等)

总结:心力衰竭每日食盐量不超过 5g,高血压每日食盐量不超过 6g,急性和慢性肾小球肾炎发生水肿时,每日食盐量不超过 3g

附：小儿肾小球肾炎

【小儿尿量特点】

年龄	正常尿量（mL/d）	少尿（mL/d）	无尿（mL/d）
婴儿期	400～500	200	50
幼儿期	500～600		
学龄前期	600～800	300	
学龄期	800～1400	400	

【小儿急性肾小球肾炎的护理措施】

要点	措施
水肿、高血压、血尿消失	可下床轻微活动或户外散步
血沉正常	可上学
Addis 计数正常	可恢复正常生活

第三节　肾病综合征病人的护理

原发性肾病综合征是指原发于肾脏本身疾病（如急性肾炎、急进性肾炎、肾性肾炎等）过程中发生的肾病综合征。继发性肾病综合征病因很多，常见为糖尿病肾病、肾淀粉样变性、狼疮性肾炎、过敏性紫癜、感染及药物。肾病综合征有四大临床特点。

【病因与临床表现】

表现	特点
大量蛋白尿	最根本的病理生理改变，24小时尿蛋白定量测定＞3.5g。大量蛋白通过尿液丢失而导致低蛋白血症，低蛋白血症再导致血浆胶体渗透压降低，水分外渗，形成水肿
低白蛋白血症	血浆白蛋白低于30g/L
水肿	为最常见症状，低白蛋白血症导致血浆胶体渗透压减低，水分外渗所致。水肿从眼睑、颜面部开始，以后则逐渐以下肢为主，呈可凹性
高脂血症	当肝脏代偿合成蛋白质时，脂蛋白合成亦随之增加，导致高脂血症，其中以高胆固醇血症最为常见
并发症	1. 感染　是主要并发症。常发生呼吸道、泌尿道、皮肤感染。 2. 血栓及栓塞　多数肾病综合征病人血液呈高凝状态，常可自发形成血栓，多见于肾静脉、下肢静脉。 3. 动脉粥样硬化。 4. 急性肾衰竭。 5. 电解质紊乱　低钠、低钾、低钙血症。 6. 高血压

记忆歌谣：肾病综合征"三高一低"征；血中蛋白降，尿中蛋白升；水肿不减轻，血中血脂升

【辅助检查】

项目	表现
尿液检查	24 小时尿蛋白定量测定 > 3.5g，尿沉渣常见颗粒管型及红细胞
血液检查	血浆白蛋白低于 30g/L，血清胆固醇及甘油三酯可升高
肾功能	肌酐清除率可正常或降低，尿素氮、肌酐可正常或升高
肾活检	病理检查可以确定病理类型

【治疗原则】

要点	方法
一般治疗	1. 休息　严重水肿、体腔积液时需卧床休息。 2. 饮食采用优质蛋白（富含必需氨基酸的动物蛋白），热量要保证充分，每日每千克体重不少于126～147kJ（30～35kcal）。水肿时应低盐（食盐 <3g/d）。
对症治疗	1. 利尿消肿。 2. 减少尿蛋白　血管紧张素转换酶抑制药能直接降低肾小球内高压，从而减少尿蛋白排泄，并延缓肾功能损害。
抑制免疫与炎症反应	1. 激素治疗　糖皮质激素应用一定要遵从下列用药原则：①起始用量要足。②减撤药物要慢。③维持用药要久，服半年至 1 年或更久。 2. 细胞毒药物　环磷酰胺，不良反应有骨髓抑制、中毒性肝炎、出血性膀胱炎及脱发，并可出现性腺抑制（尤其男性）

【护理措施】

要点		措施
一般护理	饮食护理	1. 蛋白质摄入　每日每千克体重 1g 优质蛋白。 2. 脂肪　占供能的 30%～40%，饱和脂肪酸和非饱和脂肪酸比为 1:1，其余热量由糖供给。 3. 盐　摄入量不超过 3g/d。 4. 水　摄入量应根据病情而定，高度水肿而尿量少者应严格控制入量。准确记录出入量
	皮肤护理	1. 保持皮肤清洁、干燥。 2. 避免皮肤长时间受压，经常更换体位，并有适当支托，预防水肿的皮肤受摩擦或损伤。 3. 避免医源性皮肤损伤，注射时用 5～6 号针头，拔针后压迫一段时间。
用药护理	激素和细胞毒药物	应用环孢素的病人，服药期间应注意监测血药浓度，观察有无不良反应的出现，如肝肾毒性、高血压、高尿酸血症、高血钾、多毛及牙龈增生等
	利尿药物	使用过程中监测电解质等，注意初始利尿不能过猛，以免血容量不足诱发血栓形成和损伤肾功能
	输注血浆制品	不可过多过频，因长时间的肾小球高滤过及肾小管高重吸收，有可能造成肾小球及肾小管上皮细胞的损伤，从而损害肾功能，也影响激素的疗效，对伴有心脏病的病人亦要慎用此法利尿
预防感染		1. 使用激素期间应限制探视，房间每日紫外线消毒 1 小时，病人应戴口罩。 2. 严格无菌操作技术。 3. 病室定时通风，每次 20～30 分钟，每日 2 次

第四节　慢性肾衰竭病人的护理

慢性肾衰竭是指各种原发性或继发性慢性肾脏病进行性进展引起肾小球滤过率下降和肾功能损害,出现以代谢产物潴留引起全身各系统症状,水、电解质紊乱及酸碱平衡失调的一组临床综合征。

【病因】

病因	代表疾病
原发性肾脏疾病	肾小球肾炎、慢性肾盂肾炎
继发于全身疾病的肾脏病变	糖尿病肾病、高血压肾病、狼疮性肾炎和过敏性紫癜肾炎
慢性尿路梗阻性肾病	结石、前列腺增生
先天性疾病	多囊肾、遗传性肾炎、肾发育不良等

我国以慢性肾小球肾炎、糖尿病肾病、高血压肾病等较多见。

【我国慢性肾衰竭分期方法】

慢性肾衰竭分期	肌酐清除率 Ccr(mL/min)	血肌酐 Scr(μmol/L)
肾功能代偿期	50～80	133～177
肾功能失代偿期	20～50	186～442
肾衰竭期	10～20	451～707
尿毒症期	<10	≥707

【临床表现】

表现	特点	备注
消化系统	食欲不振、腹部不适及呼气中有尿臭味	食欲减退、腹部不适是最早、最常出现的症状
心血管系统	高血压和心力衰竭	心力衰竭是尿毒症病人最常见的死亡原因
呼吸系统	酸中毒时呼吸深而长	代谢产物潴留可引起尿毒症性支气管炎、胸膜炎、肺炎
血液系统	贫血并有出血倾向	EPO 生成减少、铁摄入不足
骨骼系统	可引起肾性骨营养不良症,缺乏活性维生素 D_3	骨酸痛、行走不便等
皮肤	可形成尿素霜引起瘙痒	与尿素霜的沉积有关
水、电解质和酸碱平衡失调	多尿、夜尿多,晚期病人尿量可少于 400mL/d	引起水、钠潴留,出现水肿、高血压甚至心力衰竭
	血钾异常	由于利尿、呕吐、腹泻、摄入不足可出现低血钾。终末期病人常发生高血钾,主要因进食水果、肉类多,尿量少及使用保钾利尿药造成
	酸中毒	肾衰竭所致
	低钙与高磷血症	钙摄入不足和尿磷排出减少有关

【辅助检查】

项目	表现
血常规	血红蛋白多在 80g/L 以下,最低达 20g/L。白细胞与血小板正常或偏低
尿常规	尿蛋白(+)~(+++),晚期可呈阴性。尿沉渣有管型,蜡样管型对诊断有意义。可有红细胞、白细胞,若数量增多表示病情活动或有感染。尿量可正常但夜尿多,尿比重低,严重者尿比重固定在 1.010~1.012
肾功能检查	血肌酐、尿素、尿酸增高;内生肌酐清除率降低,是肾衰竭的敏感指标;血钙偏低,血磷增高。血清钾、钠浓度可正常、降低或增高,有代谢性酸中毒等
其他检查	B 型超声检查示双肾体积小,肾萎缩,肾图示双肾功能明显受损

【治疗原则】

要点	方法
原则	治疗原发病和纠正加重肾衰的可逆因素是关键
饮食	优质低蛋白质、高热量、多种维生素、低磷高钙、限盐饮食。每日液体入量为前 1 天出液量加不显性失水(呼吸、大便等)加 500mL
对症治疗	1. 高血压　利尿,血管紧张素转换酶抑制药(首选)。 2. 并发症　控制感染但避免肾毒药物,纠正水、电解质、酸碱平衡失调、贫血

【护理措施】

要点	措施
饮食护理	见治疗原则,注意改善病人食欲、少量多餐
对症护理	少尿、高钾血症 1. 采集血钾标本时针筒要干燥,采血部位结扎勿过紧,血取出后沿试管壁注入,以防溶血,影响检验结果。 2. 忌用含钾量高的食物和药物(包括钾盐、青霉素、螺内酯等)。 3. 忌输库存血

总结:①慢性肾衰竭病人,护士应着重观察:高血钾。②慢性肾衰竭病人最危险的电解质紊乱是:高血钾。③诊断慢性肾衰竭最重要的尿常规指标是:蜡样管型

第五节　急性肾衰竭病人的护理

急性肾衰竭是指由各种病因引起的肾功能在短期内(数小时或数日)急剧下降的临床综合征。主要表现为少尿或无尿,血尿素氮和肌酐迅速升高,水、电解质、酸碱失衡及尿毒症症状。

【病因】

病因	代表疾病
肾前性急性肾衰竭	呕吐、腹泻、休克、大面积烧伤、充血性心力衰竭等
肾性急性肾衰竭	肾大血管疾病、急性肾小管坏死等
肾后性急性肾衰竭	输尿管结石、尿路梗阻、膀胱颈梗阻等

总结:肾前性急性肾衰竭主要是由肾血流量减少引起;肾性急性肾衰竭主要是由肾脏本身疾病引起;肾后性急性肾衰竭主要是由尿路梗阻引起

【临床表现】

急性肾衰竭临床上将其分为少尿期、多尿期及恢复期三个阶段。

1. 少尿期

表现	特点
少(无)尿	1. 典型为 7～14 天,也可短至几天,也可长达 4～6 周。 2. 少尿 <400mL/d,无尿 <100mL/d,没有少尿症状者大多预后良好
水、电解质和酸碱平衡失调	1. 水过多导致急性心力衰竭(主要死因之一)、肺水肿、脑水肿 2. 高钾血症(是最严重的并发症,也是最常见死因),心律失常

2. 多尿期　尿量增加的速度较快,甚至每日尿量可达 3000～5000mL 或更多,是肾功能开始恢复的标志,多尿期每日尿量超过 400mL。早期高钾血症,后期低钾血症。

3. 恢复期　病人尿量正常,病情稳定,各项化验指标平稳。

【辅助检查】

项目	表现
血液检查	1. 轻至中度贫血,白细胞增多,血小板减少。 2. 血尿素氮和肌酐　无并发症时,每日血尿素氮上升 3.6～7.1mmol/L、血肌酐上升 44.2～88.4μmol/L;在高分解状态时,每日血肌酐可升高 176.8μmol/L 或以上。 3. 电解质　血清钾升高 >5.5mmol/L。血清钠正常或偏低,血清钙降低,血清磷升高。 4. 血 pH 值 <7.35
尿液检查	1. 尿量　少尿型,每日尿量在 400mL 以下;非少尿型尿量正常或增多。 2. 尿常规　外观浑浊,尿色深,有时呈酱油色;尿比重低且固定(在 1.015 以下);尿呈酸性;尿蛋白定性(+)～(+++);尿沉渣镜检可见肾小管上皮细胞、上皮细胞管型、颗粒管型及少许红细胞、白细胞等

【治疗原则】

要点	方法
首要原则	积极治疗原发病、纠正可逆病因,维持体液平衡,预防和治疗并发症
少尿期	保持液体平衡,一般采用"量出为入"的原则,每日进水量为前一天液体总排出量加 500mL
多尿期	最初 1～2 天仍按少尿期的治疗原则处理
恢复期	除继续病因治疗外,无须特殊治疗,注重营养,避免使用损害肾脏的药物

【护理措施】

要点		措施
饮食护理	限制蛋白	1. 摄入高生物效价优质蛋白质(如瘦肉、鱼、禽、蛋、奶类)饮食,0.8g/(kg·d)。 2. 透析病人给予高蛋白饮食,1.0g～1.2g/(kg·d)
	保证热量	低蛋白饮食病人需高碳水化合物和高脂饮食
	水平衡	少尿期应严格计算 24 小时的出、入液量,按照"量出为入"的原则补充入液量
	减少钾摄入	尽量避免食用含钾多的食物,如白菜、萝卜、榨菜、橘子、香蕉、梨、桃、葡萄、西瓜等
病情观察	出、入量	严格记录病人 24 小时的液体出、入量,入量包括饮水量、补液量、食物所含水量等,出量包括尿量、呕吐物、粪便、透析的超滤液量等
	感染征象	有无呼吸道、泌尿道、皮肤、胆道、血液等部位感染的征象
用药护理		高血钾紧急处理:立即建立血管输液通道,5% 碳酸氢钠 100～200mL 或 10% 葡萄糖酸钙 10～20mL 稀释或高渗糖 + 胰岛素,比例为(3～5):1IU,缓慢静注

第六节 尿石症病人的护理

【病因】

要点	内容
流行病学因素	年龄、性别、职业、饮食成分和结构、水分摄入量、气候、代谢和遗传等因素
尿液因素	尿液中钙、草酸或尿酸排出量增加。上尿道结石大多为草酸钙结石,下尿道结石主要以磷酸镁铵结石为主
泌尿系局部因素	尿路梗阻、尿路感染及尿路异物

【临床表现】

肾和输尿管结石主要表现是与活动有关的疼痛和血尿;膀胱结石的典型症状是排尿突然中断,改变体位尿液可继续排出。

【治疗原则】

1. 非手术治疗 适用于结石小于 0.6cm 者。

2. 体外冲击波碎石(ESWL) 最适宜于 <2.5cm 的结石。两次治疗间隔时间大于 7 天。

【护理要点】

(1)每日饮水量 3000mL 以上,睡前 250mL,保持每日尿量在 2000mL 以上。

(2)术前 1 小时拍摄腹平片,进行结石定位。

(3)肾盂造瘘者,冲洗时应严格无菌操作,冲洗量不超过 5~10mL。

(4)肾实质切开取石及肾部分切除的病人,应绝对卧床 2 周。

(5)发现膀胱大出血,要及时、尽量将血块吸出,并行持续膀胱冲洗。

(6)血块堵塞导尿管后会加重出血,用肾上腺素 1mg 加入 200mL 冲洗液或冰盐水冲洗膀胱可帮助止血。

(7)前后尿道手术治疗后,病人常出现尿道狭窄,需定期进行尿道扩张。

(8)动物蛋白和含糖食物的摄入要适量。含钙结石者宜食用含纤维丰富食物,限制含钙、草酸成分多的食物;尿酸结石者不宜服用含嘌呤高的食物,如动物内脏。

第七节 泌尿系统损伤病人的护理

项目	肾损伤	膀胱损伤	尿道损伤
病因	闭合性损伤最多见。直接暴力或间接暴力所致	开放性损伤多见于战伤。闭合性损伤多为膀胱充盈时受撞击等导致	前尿道损伤以球部多见,后尿道损伤以膜部多见。会阴部骑跨伤是引起球部损伤最主要的原因,骨盆骨折是引起膜部损伤最常见的原因
临床表现	血尿(常见)、疼痛、肿块、发热、休克	休克、腹痛和腹膜刺激症状、血尿和排尿困难、尿瘘	最主要的是尿道出血、排尿困难及尿潴留
辅助检查	血尿是诊断肾损伤的重要依据;CT 为首选检查	膀胱造影是确诊膀胱破裂的主要手段,也可以采用膀胱注水试验	导尿可以检查尿道是否连续、完整

续表

项目	肾损伤	膀胱损伤	尿道损伤
治疗原则	首先治疗危及生命的伤情,多数可经非手术治疗而治愈	1. 对严重损伤、出血导致休克者,积极抗休克治疗。 2. 膀胱挫伤或早期较小的膀胱破裂,留置尿管持续引流尿液 7~10 天,破口可自愈。 3. 耻骨上膀胱造瘘要开放冲洗导管,冲洗速度 60 滴/分。每次冲洗量不宜超过 100mL;膀胱部分切除术者每次冲洗量应少于 50mL	闭合性损伤应留置导尿管 7~14 天作为支架,以利于尿道的愈合
护理要点	绝对卧床休息 2~4 周。损伤后 4~6周肾挫裂伤才趋于愈合,过早活动会发生继发性出血。血尿颜色加深,说明出血加重	术后保持引流管通畅,造瘘管一般 10 日左右拔除,拔除前需先夹管	术后常规留置导尿管 2~3 周,应做好引流管的护理,以预防泌尿系统感染

第八节　尿路感染病人的护理

【病因】

要点	内容
致病菌	主要为细菌感染所致,以革兰氏阴性杆菌为主,以大肠埃希菌最为多见,其次为变形杆菌、克雷伯菌
感染途径	上行感染是最常见的感染途径,血行感染少见
易感因素	尿路梗阻、机体抵抗力降低、女性尿道短、直而宽,括约肌收缩力弱等

【临床表现】

1. 膀胱炎　约占尿路感染的 60%。主要表现为尿频、尿急、尿痛,伴有耻骨弓上不适。
2. 急性肾盂肾炎　起病急骤、畏寒、发热(可达 40℃),常出现膀胱刺激征,多伴有肾区叩击痛和下腹部不适,肋脊角有压痛。

【辅助检查】

项目	临床意义
尿常规	白细胞常 >5 个/HP,若见白细胞(或脓细胞)管型,对肾盂肾炎有诊断价值
尿细菌定量培养	菌落计数≥10^5/mL 为有意义(如无尿感症状,则要求 2 次定量培养,且为同一种菌种),$10^4 \sim 10^5$/mL 为可疑阳性,<10^4mL 则可能是污染

【治疗原则】

1. 治疗目的　纠正诱因,采取合理药物消灭细菌,辅以全身支持疗法。
2. 抗炎(急性肾盂肾炎)　通常是症状完全消失、尿检阴性后,继续用药 3~5 天,复查尿常规和尿培养 1 次/周,共 2~3 周,若均呈阴性则临床治愈。

【护理措施】

要点		措施
一般护理	休息	急性发作期的第 1 周应卧床休息,慢性肾盂肾炎病人不宜从事重体力活动
	饮食	清淡多营养,多饮水,饮水量 >2500mL/天
用药护理	注意药物不良反应	喹诺酮类——消化道反应;氨基糖苷类——肾毒性、耳毒性
清洁中段尿培养标本的采集	留取前	肥皂水清洗外阴,不宜用消毒剂
	药物影响	使用抗生素药物前或停药后 5 天收集标本,不宜多饮水,并保证尿液在膀胱内停留 6~8 小时,以提高阳性率
	送检	留取中段尿,置于无菌容器内,1 小时内送检,以防杂菌生长

附：小儿泌尿道感染

1. 新生儿 多由血行感染引起。一般局部泌尿系症状不明显。以全身症状为主,症状轻重不一,可为无症状性细菌尿或严重的败血症表现,可有发热、体温不升、体重不增、拒奶、腹泻、黄疸、嗜睡和惊厥等。

2. 婴幼儿 仍以全身症状为主,局部症状轻微或阙如。主要表现为发热、呕吐、腹痛、腹泻等。部分患儿可有尿路刺激症状如尿线中断、排尿时哭闹、夜间遗尿等。患儿还可由于尿频致尿布经常浸湿而引发顽固性尿布皮炎。

第九节 前列腺增生病人的护理

【临床表现】

尿频是前列腺增生病人最初出现的症状;进行性排尿困难是典型表现症状。

【辅助检查】

常用 B 型超声检查测残余量;前列腺特异抗原(PSA)测定可以排除前列腺癌的可能性。

【护理要点】

(1)嘱病人食用粗纤维、易消化食物,以防便秘;忌饮酒及辛辣食物,多饮水,严禁憋尿。如出现严重的排尿困难和急性尿潴留,应施行导尿。

(2)手术后利用三腔气囊导管控制出血,将 30 ~ 50mL 生理盐水注入气囊内。

(3)施行 TURP 术后常规用生理盐水持续膀胱冲洗 1 ~ 2 天。冲洗液温度控制在 25 ~ 30℃,冲洗速度色深则快、色浅则慢。

(4)TURP 术后 3 ~ 5 天尿液清澈,可拔除导尿管。耻骨上前列腺切除术后 5 ~ 7 天、耻骨后前列腺切除术后 7 ~ 9 天拔出导尿管;通常术后 10 ~ 14 天,排尿通畅时拔除膀胱造瘘管。

(5)术后最初几天通常会出现血尿,术后第一天会有鲜血,以后逐渐清澈。

(6)术后 1 ~ 2 个月内避免剧烈活动,如提重物、跑步、骑自行车、性生活等。

(7)术后前列腺窝的修复需 3 ~ 6 个月,应多饮水。

(8)经尿道前列腺电切后 1 个月,经膀胱前列腺切除 2 个月后可恢复性生活。

第十节 外阴炎病人的护理

外阴炎主要指外阴部的皮肤与黏膜的炎症,主要由病原体感染和各种物理、化学因素刺激引起,包括炎症、女性抵抗力下降、内衣过紧或穿化纤内裤及经期使用卫生巾造成的会阴部通透性差而引发外阴炎。

【临床表现】

表现	特点	备注
症状	外阴瘙痒、疼痛、红肿、烧灼感	性交、排尿、排便后加重,严重者可出现外阴溃疡
体征	外阴部充血、肿胀、糜烂,有抓痕	重者溃疡或湿疹;慢性病人外阴皮肤或黏膜增厚、粗糙、皲裂

【辅助检查】

阴道分泌物中寻找病原体,必要时做细菌培养。

【治疗原则】

要点	方法
病因治疗	寻找病因,积极治疗糖尿病;及时治疗尿瘘、粪瘘。保持外阴部清洁
局部治疗	局部使用 0.1% 聚维酮碘液和 1:5000 的高锰酸钾溶液坐浴,水温在 40℃ 左右,每次 15~30 分钟,每日 1~2 次。临床上常用浓度为 1:2000~1:5000 的溶液
物理治疗	急性期局部照射微波或红外线

【护理措施】

要点	措施
一般护理	针对病因指导病人保持外阴清洁、干燥,消除局部刺激;患病期间减少辛辣食物的摄入;避免局部使用刺激性的药物或清洗液
疾病护理	坐浴时应将会阴部浸没于药液中;月经期间禁止坐浴;指导病人做好外阴部护理,减少局部摩擦和混合感染的发生

第十一节　阴道炎病人的护理

一、滴虫阴道炎

正常女性阴道菌群中,乳酸杆菌为优势菌,它与其他阴道菌处于平衡状态,当某些因素(如月经前后雌激素水平降低)导致阴道 pH 上升,有利于厌氧菌的生长,常于月经前后发作。

【病因】

滴虫阴道炎是由阴道毛滴虫引起,还可通过性交直接传播或经公共浴池、浴盆、毛巾、坐便器等间接传播。

要点	内容
病原体	阴道毛滴虫
生长繁殖温度	25~40℃
pH	5.2~6.6 生存

【临床表现】

表现	特点
潜伏期	4~28 天
症状	稀薄的泡沫状白带增多及外阴瘙痒,可伴有烧灼感、疼痛和性交痛,如伴尿道感染时,有尿频、尿急、尿痛或血尿
体征	阴道黏膜充血,严重者有散在出血斑点,白带呈灰白色、黄白色或黄绿色脓性泡沫状
辅助检查	1. 生理盐水悬滴法　低倍显微镜下找寻滴虫,阳性率可达 80%~90%。 2. 培养法　可疑者但悬滴法多次未找到滴虫时,可送培养,阳性率可达 98% 左右

【治疗原则】

要点	方法
全身用药	初次治疗可单次口服甲硝唑 2g 或替硝唑 2g
性伴侣的治疗	由性行为传播,性伴侣应同时进行治疗

【护理措施】

要点	措施
一般护理	保持外阴、阴道清洁;避免进食辛辣等刺激性的食物;将内裤煮沸消毒5～10分钟以消灭病原体,避免交叉感染
疾病护理	1. 治疗期间勤换内裤,避免性生活。 2. 放药前用酸性溶液灌洗阴道后,将药品送入阴道后穹隆部。 3. 指导病人配偶同时进行治疗,如口服甲硝唑或替硝唑2g顿服,并告知病人口服上述药后需24小时或72小时内禁酒。 4. 因甲硝唑可透过胎盘到达胎儿体内,故孕20周前禁用此药。 5. 服药期间及服药后12～24小时内不宜哺乳。 6. 及时发现用药后不良反应,并报告医生停药。甲硝唑的不良反应以消化道反应最为常见,包括恶心、呕吐、食欲缺乏、腹部绞痛,一般不影响治疗
健康教育	1. 告知病人治愈的标准及随访要求是:滴虫性阴道炎易于月经期后复发,应在月经干净后复查,连续三次滴虫检查阴性者为治愈。 2. 教育病人养成良好的卫生习惯,避免无保护性交,减少疾病的发生。 3. 复查白带前24～48小时禁止阴道用药和同房

二、外阴阴道假丝酵母菌病

外阴阴道假丝酵母菌病,是一种常见的外阴、阴道炎症。

【病因】

要点	内容
致病菌	80%～90%由白假丝酵母菌引起,是一种寄生于阴道、口腔、肠道的条件致病菌。它适宜在温度为25～40℃、酸性、潮湿环境中生长
感染途径	可通过自身传播、性交直接传染、接触被污染的衣物间接传染
易感因素	妊娠、糖尿病病人及大量接受雌激素或大量应用免疫制剂治疗者

【临床表现】

表现	特点
症状	外阴瘙痒,灼痛,白带呈豆渣样。妇科检查可见外阴红斑、水肿
体征	外阴有抓痕,小阴唇内侧及阴道黏膜附有白色膜状物,急性期可见糜烂及浅表溃疡

【辅助检查】

革兰染色法　为首选的检查法,阳性率为80%。

【治疗原则】

要点	方法
消除诱因	积极治疗糖尿病,及时停用广谱抗生素、雌激素、皮质类固醇激素
局部用药	首选2%～4%碳酸氢钠溶液坐浴或冲洗阴道,并局部用咪康唑栓剂、克霉唑栓剂或制霉菌素栓剂
全身用药	适用于未婚无性生活女性;不愿采用局部用药者或月经来潮者
性伴侣的治疗	无需对性伴侣行常规治疗,龟头炎病人应进行相应检查及治疗

【护理措施】

要点	措施
一般护理	温开水清洗外阴,避免使用刺激性洗液;保持外阴清洁干燥,患病期间避免进食辛辣等刺激性的食物;治疗期间勤换内裤,避免性生活
疾病护理	指导阴道用药的病人在放药前,用 2% ~4% 碳酸氢钠溶液灌洗阴道后再采取下蹲位,将药片送入阴道后穹隆部;妊娠期合并感染者,为避免胎儿感染,应坚持局部治疗;注意糖尿病病人的血糖变化,消除病因
健康教育	查白带前 24 ~48 小时禁止阴道用药和同房,月经前复查阴道分泌物

三、细菌性阴道病

细菌性阴道病是生育年龄妇女最常见的阴道感染,它的自然病史表现为自愈性或复发性。细菌性阴道病为阴道内菌群失调所致的一种混合感染。其他细菌如加德纳菌、各种厌氧菌等大量繁殖。

【临床表现】

表现	特点
症状	臭味或鱼腥味,可有轻度外阴瘙痒或烧灼感
体征	白带为均匀一致的量较多的稀薄白带,阴道黏膜无红肿或充血等炎症表现

【辅助检查】

项目	表现及临床意义
胺试验	产生烂鱼样腥臭味即为阳性
线索细胞检查	当线索细胞 >20% 时为阳性
阴道 pH 检查	pH 值 >4.5

【治疗原则】

要点	方法
全身用药	口服甲硝唑,连续服药 7 天
局部用药	甲硝唑置于阴道内,连续 7 天
性伴侣治疗	对反复发作或难治性细菌性阴道病人给予性伴侣治疗
妊娠妇女的治疗	口服甲硝唑,连续服药 7 天

【护理措施】

要点	措施
一般护理	注意性卫生,避免过频或无保护的性生活;孕期注意个人卫生,保持外阴阴道卫生;教会病人自我护理的方法,保持外阴清洁干燥,避免交叉感染
疾病护理	病人口服甲硝唑后需 24 小时禁酒,替硝唑口服后 72 时禁酒;治疗期间勤换内裤,减少性生活;指导阴道用药的病人在放药前,用酸性溶液灌洗阴道后将药片送入阴道后穹隆部;孕 20 周前禁用;服药期间及服药后 12 ~24 小时内不宜哺乳
健康教育	教育病人养成良好的卫生习惯,平日切勿进行阴道冲洗。避免不洁的性行为

四、萎缩性阴道炎

萎缩性阴道炎常见于自然绝经及卵巢切除术后妇女。

【病因】

绝经后妇女卵巢功能减退,雌激素水平降低,阴道黏膜萎缩变薄,乳酸杆菌减少,阴道 pH 值上升,抵抗力下降,引起致病菌的侵入和繁殖而引发阴道炎症。

【临床表现】

表现	特点
症状	阴道分泌物增多,白带呈稀薄淡黄色或血性白带
体征	检查见阴道呈萎缩性改变;上皮萎缩;皱襞消失;上皮平滑;阴道黏膜充血,常有小出血点

【辅助检查】

项目	表现及临床意义
阴道分泌物检查	大量白细胞及基底层细胞,无滴虫及假丝酵母菌
宫颈防癌涂片检查	与子宫恶性肿瘤相鉴别
局部活组织检查	阴道溃疡者与阴道癌相鉴别

【治疗原则】

总的原则为增加阴道抵抗力,抑制细菌的生长繁殖。

要点	方法
增加阴道酸度	1% 乳酸或 0.1% ~0.5% 醋酸液冲洗阴道每日 1 次
局部用药	甲硝唑 200mg 阴道内放药,共用 7~10 天
雌激素替代疗法	针对病因,可局部或全身给药,补充雌激素,乳腺癌及子宫内膜癌者禁用

【护理措施】

要点	措施
一般护理	注意个人卫生,勤换内裤,保持会阴部清洁干燥;加强锻炼,增强机体抵抗力;不用过热或有刺激性的清洗液清洗外阴
疾病护理	治疗期间勤换内裤,避免性生活;指导病人注意局部用药前、后手的卫生,减少感染的机会;指导阴道用药的病人在放药前,用酸性溶液灌洗阴道后将药片送入阴道后穹隆部
健康教育	养成卫生习惯,避免使用盆浴,擦拭应遵循从前到后,必要时可用润滑剂以减少对阴道的损伤

五、婴幼儿外阴阴道炎

婴幼儿外阴阴道炎是由大肠埃希菌及葡萄球菌、链球菌、淋菌、滴虫等病原体通过患病母亲或保育员的手、衣物、浴盆、毛巾等引起的炎症,多与外阴炎同时存在。常见于 5 岁以下幼女。

【病因】

婴幼儿外阴未发育、阴道上皮薄,细菌极易侵入;阴道 pH 呈中性;婴幼儿卫生习惯不良。

【临床表现】

表现	特点
外阴瘙痒	患儿烦躁不安、哭闹不止或手抓外阴部
分泌物增多	外阴、阴蒂、尿道口、阴道口黏膜充血、水肿,有脓性分泌物自阴道口流出
泌尿系统感染	尿频、尿急、尿痛

【治疗原则】

(1)针对病原体选择相应的口服抗生素治疗。

(2)可用吸管将抗生素溶液滴入阴道。

（3）对症处理。

（4）保持外阴清洁、干燥,减少摩擦。

【护理措施】

要点	措施
一般护理	保持外阴清洁、干燥,减少摩擦;避免穿开裆裤,减少污染机会;养成良好的卫生习惯,便后清洗外阴;防止交叉感染,专物专用
疾病护理	指导患儿家长注意为患儿局部用药前、后洗手,减少感染的机会;保持患儿外阴清洁、干燥,治疗期间勤换内裤;协助患儿保持双手清洁,避免搔抓引起感染加重
健康教育	家长及时治疗自身所患疾病,防止将病原体传染给孩子;对物品进行消毒,患儿外阴进行护理;指导家长用药的方法

第十二节　子宫颈炎和盆腔炎性疾病病人的护理

一、子宫颈炎

子宫颈炎症包括宫颈阴道部及宫颈管黏膜炎症,是妇科最常见的下生殖道炎症,约有50%的已婚妇女患过此病。临床有急性和慢性两种,急性子宫颈炎症常与急性子宫内膜炎或急性阴道炎同时发生,临床上以慢性子宫颈炎、宫颈糜烂最为常见。

【病因】

类型	病因及病原体
急性子宫颈炎	常见淋病奈瑟菌、沙眼衣原体
慢性子宫颈炎	主要为葡萄球菌、链球菌、大肠杆菌及厌氧菌,近年来淋菌及沙眼衣原体也已成为最常见的病原体

【临床表现及分型】

类型	表现
急性子宫颈炎	1.症状　大量脓性白带、腰酸、下腹坠痛、尿频、尿急、体温升高。 2.体征　检查可见宫颈充血、肿大,有脓性白带从宫口流出
慢性子宫颈炎	1.症状　白带增多、腰骶部疼痛、性交后出血、盆腔部下坠痛或者不孕;尿路刺激症状。 2.体征　妇科检查可见宫颈糜烂、肥大,有时质较硬,有时可见息肉、裂伤、外翻及宫颈腺囊肿

【辅助检查】

项目	临床意义
分泌物悬滴法	显微镜下找滴虫及多形核白细胞
宫颈分泌物涂片	行革兰氏染色查找淋菌,此法女性病人的检出率低
培养法	阳性率较高,同时可做药敏实验
聚合酶链反应（PCR）	检测和确诊淋病奈氏菌感染的主要方法
宫颈刮片细胞学检查	1.已婚妇女应每年做一次宫颈癌筛查。 2.宫颈及宫颈管炎症需排除恶变者
TCT检查	目前国际上最先进的一种宫颈癌细胞学检查技术,对宫颈癌细胞的检出率为100%,是应用于妇女宫颈癌筛查的最先进技术

【治疗原则】

要点	方法
急性子宫颈炎	针对病原体给予全身抗生素治疗,同时禁止性生活
慢性子宫颈炎	以局部治疗为主
物理治疗	激光、冷冻、微波
手术治疗	息肉摘除或宫颈切除术

【护理措施】

要点	措施
急性护理措施	1. 做好生活护理,保证病人充分休息。 2. 及时更换衣物,保持外阴及阴道清洁。 3. 给予高蛋白、高维生素饮食。 4. 密切观察病情变化,及时给予心理上的关怀
慢性护理措施	1. 注意个人卫生,保持局部清洁、干燥;指导育龄妇女如何采取避孕措施,减少人工流产的发生。 2. 指导病人注意局部用药前、后手的卫生,减少感染发生。 3. 教会病人正确的放药方法,使药物送达位置准确

二、盆腔炎性疾病

盆腔炎是指女性生殖道的一组感染性疾病,主要包括子宫内膜炎、输卵管炎、输卵管卵巢囊肿、盆腔腹膜炎。盆腔炎多发生在性活跃期及育龄妇女。

【病因】

病原体:原寄生在阴道的菌群及外界的病原体。

【临床表现】

表现	特点
症状	下腹痛伴发热,阴道分泌物增多,消化系统症状(腹膜炎时),膀胱刺激症状或直肠刺激症状
体征	病人呈急性病容,体温升高,心率加快,下腹有压痛、反跳痛,宫颈充血、有举痛,子宫体增大,有压痛,活动受限,双侧附件压痛明显

【辅助检查】

项目	表现
宫颈或阴道分泌物检查	有淋菌和(或)结核菌感染
血液检查	血沉增快,白细胞增高,C 反应蛋白增高
影像学检查	有盆腔或输卵管积液、输卵管卵巢肿物
后穹隆穿刺	怀疑盆腔脓肿时行此项检查

【治疗原则】

要点	方法
疾病治疗	1. 支持疗法　卧床休息,取半坐卧位以利于脓液积聚于直肠子宫陷凹,给予高热量、高蛋白、高维生素流食,高热者给予物理降温。 2. 抗生素药物治疗　对轻型急性盆腔炎,以应用青霉素、阿米卡星或甲硝唑静脉滴注为主;对重型急性盆腔炎,以联合应用2种或2种以上抗生素为宜。 3. 中药治疗。 4. 手术治疗
后遗症治疗	1. 一般治疗　消除病人思想顾虑,增加营养,提高机体抵抗力。 2. 物理治疗　改善局部血液循环,促进炎症的吸收和消退。 3. 药物治疗　中药以清热利湿、活血化瘀为主;西药主要应用抗生素及松解粘连药物。 4. 手术治疗　手术以彻底治愈为原则

【护理措施】

要点	措施
护理措施	做好生活护理,保证病人获得充分的休息和睡眠;给予高蛋白、高热量、高维生素、易消化的饮食;禁止经期性生活、热敷、按摩腹部、阴道灌洗及不必要的妇科检查,防止炎症扩散;协助病人保持半坐卧位,以促进脓液局限,减少炎症扩散
后遗症的护理	指导病人养成良好的卫生习惯,经期不要盆浴、游泳、性交、过度劳累等,注意性生活卫生;减少疾病的发生;指导病人遵医嘱用药,不中途停药,确保疗效

第十三节　功能失调性子宫出血病人的护理

　　功能失调性子宫出血简称"功血",是妇科常见病之一,根据卵巢功能状态不同,可分为排卵性功血和无排卵性功血。无排卵性功血多发生于青春期与绝经过渡期妇女。

【病因】

　　导致功能失调性子宫出血的内、外因包括应急、恐惧、忧伤、精神过度紧张、气候和环境变化,过度劳累和某些疾病等因素通过大脑皮质和神经递质,引起下丘脑-垂体-卵巢轴的功能调节异常。

【临床表现】

类型	表现
无排卵性功血	不规则的子宫出血,月经周期紊乱
排卵性功血	黄体功能不足;宫内膜不规则脱落

【辅助检查】

项目	临床意义
妇科检查	盆腔检查有无器质性病灶发现
诊断性刮宫	目的是止血和明确子宫内膜病理诊断。宜在经期前或月经来潮6个小时内刮宫。子宫内膜不规则脱落在月经第5~6日刮宫

续表

项目	临床意义
宫腔镜检查	可直视病变部位取活检以诊断宫腔病变
基础体温测定（BBT）	是测定排卵的简易可行方法。无排卵性功血 BBT 无上升改变而呈单相曲线。黄体功能不足者 BBT 呈双相型,但高温相<11 日。子宫内膜不规则脱落者 BBT 呈双相型,但高温相下降缓慢
影像学检查	判断有无排卵

【治疗原则】

类型	方法
无排卵性功血	1. 支持治疗　加强营养,保证休息,防治感染,纠正贫血。 2. 药物治疗　以止血、调整月经周期、促使卵巢排卵为原则。 3. 手术治疗　①刮宫术;②子宫内膜切除术;③子宫切除术
排卵性月经失调	1. 促进卵泡发育,刺激黄体功能和黄体功能替代。 2. 调节下丘脑－垂体－卵巢轴的功能,促进黄体萎缩

【护理措施】

要点	措施
一般护理	出血期间卧床休息,适当限制活动及探视时间;鼓励病人进食高蛋白、高维生素及含铁量高的食物,同时注意多食粗纤维食物,以保持大便的通畅;保持会阴清洁,勤换卫生护垫和内裤;出血期间禁止性生活及盆浴
疾病护理	注意观察病人阴道出血情况、皮肤及黏膜苍白的程度;严密观察与感染有关的症状、体征,监测白细胞计数和分类

第十四节　痛经病人的护理

痛经是妇科常见的症状之一,常在月经前后或月经期出现下腹部疼痛、坠胀、腰酸或其他不适(如头痛、头晕、乏力、恶心等),严重者可影响生活和工作。痛经分为原发性痛经和继发性痛经,其中原发性痛经占痛经 90% 以上,本节仅叙述原发性痛经。原发性痛经多发生于青春期,初潮 1~2 年内。

【病因】

病因	内容
子宫收缩异常	子宫收缩不协调造成子宫血流减少,缺血引起痛经
前列腺素异常	主要与月经时子宫内膜前列腺素增高,刺激子宫收缩有关
血管紧张素增高缩宫素	经期血管紧张素增高可使子宫过度收缩和缺血;血管紧张素可影响缩宫素受体,加重痛经
精神、神经因素	恐惧、焦虑、精神过度紧张、寒冷刺激、经期剧烈运动等内在、外在的应激都可使痛阈降低,引起痛经

【临床表现】

表现	特点
症状	1. 主要表现为阵发性、痉挛性下腹疼痛。疼痛可放射到外阴、肛门、腰骶部、大腿内侧。最早出现疼痛为经前 12 小时,第 1 天来潮最剧烈,2 ~ 3 天后缓解。 2. 常伴有恶心、呕吐、腹泻、乏力、头痛等症状
体征	妇科检查无器质性病变

【治疗原则】

1. 以精神治疗为主　避免精神刺激或过度疲劳。

2. 对症治疗　给予镇痛、镇静、解痉类药物。

3. 病因治疗　口服避孕药抑制子宫内膜生长,减少子宫内膜前列腺素含量;也可用前列腺素合成酶抑制剂,以减少前列腺素的释放,达到减轻疼痛的目的。

【护理措施】

要点	措施
一般护理	向病人提供有关经期生理卫生知识,消除病人恐惧心理;鼓励病人积极锻炼身体,改善不良的生活习惯。
疾病护理	遵医嘱给予止痛药、镇静剂;腹部热敷或进食热饮;经期经常服用止痛剂的病人,应注意观察药物依赖症状的出现,并提供给医生;避孕药物治疗适用于有避孕要求的痛经妇女
健康教育	向病人介绍有关月经的生理卫生及保健知识;教育病人养成良好的生活习惯,合理休息,保证充足睡眠,鼓励摄取足够的营养;鼓励病人积极参加体育锻炼,增强体质

第十五节　围绝经期综合征病人的护理

围绝经期是指妇女从性成熟期进入老年期的过渡时期,包括绝经前期、绝经期和绝经后期。围绝经期综合征多发生在 45 ~ 55 岁妇女。绝经是指月经完全停止 1 年以上。

【病因】

内分泌因素(围绝经期症状尤为明显)。

【临床表现】

表现	特点
月经改变	主要症状为月经紊乱、闭经。主要表现为月经频发、月经稀发、不规则子宫出血和痛经
全身症状	血管舒缩症状和精神神经症状:潮热
泌尿生殖道症状	生殖器官萎缩,阴道黏膜变薄,分泌物减少,尿道括约肌松弛,常出现尿失禁,排尿困难,反复尿路感染,阴道发干,性交困难,反复发作的阴道炎等症状
代谢障碍	表现为骨质疏松、体格变小,易出现骨折

【治疗原则】

要点	方法
一般治疗	1. 精神心理治疗。 2. 镇静剂可改善睡眠;谷维素可调节自主神经功能。 3. 加强体育锻炼,补充钙剂、维生素 D、降钙素等预防骨质疏松
激素替代治疗	1. 因性激素缺乏而出现或将要出现健康问题的妇女。 2. 血栓性静脉炎等病人不适宜使用激素替代治疗

【护理措施】

要点	措施
一般护理	注意补充足够蛋白质,多食富含钙的食物,鼓励多晒太阳以利于钙的吸收
疾病护理	告知病人激素治疗目的、剂量、用药方法及可能出现的不良反应;对围绝经期异常阴道出血的妇女,应取子宫内膜活检以排除恶性病变
健康教育	帮助病人解决各种心理矛盾、情绪障碍等问题,使其以乐观的态度迎接老年期的到来

第十六节 子宫内膜异位症病人的护理

具有生长功能的子宫内膜组织(腺体和间质)出现在子宫体以外部位的疾病,以卵巢、直肠子宫凹陷及宫骶韧带等部位最常见。

【病因】

其病因尚未完全明确。

【临床表现】

表现	特点
症状	1. 痛经 病人多为继发性痛经且成进行性加重,疼痛部位多在腰骶及下腹部,可放射到会阴、肛门及阴道等部位。 2. 非月经期下腹痛及深部性交痛;急腹症和盆腔外疼痛
体征	双合诊检查可发现子宫后倾固定,直肠子宫陷凹、宫颈骶韧带扪及触痛性结节。单侧或双侧附件与子宫粘连,活动差,有轻压痛。阴道后穹隆部可看到紫蓝色结节

【辅助检查】

1. 超声波检查 了解异位囊肿的位置、大小和形状。
2. 血清癌抗原125(CA125)值测定 主要用于监测疗效和复发。
3. 腹腔镜检查 是诊断子宫内膜异位症的最佳方法。

【治疗原则】

要点	方法
期待治疗	病人每3~6个月随访一次,适用于症状较轻、有生育要求的病人
手术治疗	腹腔镜为首选手术方法,适用于药物治疗不佳、病情加重、希望生育者
手术、药物联合	术前3~6个月给予药物治疗,使病灶缩小、软化,有利于手术

【护理措施】

要点	措施
一般护理	保温、休息、进食热的流食以缓解痛痛
病情护理	注意观察疼痛的程度、月经紊乱情况、药物治疗的效果及副作用;指导病人正确用药,提高疗效;做好手术病人的术前、术后护理,减少并发症的发生
健康教育	防止经血逆流:指导育龄妇女正确使用避孕药物,抑制排卵,促进子宫内膜萎缩,减少子宫内膜异位症的发生,宫颈及阴道手术应在月经干净后3~7日进行;教育妇女定期进行妇科体检,尽早发现子宫内膜异位症,以免丧失治疗该病的最佳时机

第十七节 子宫脱垂病人的护理

子宫从正常位置沿着阴道下降,宫颈外口达到坐骨棘水平以下,甚至子宫全部脱出于阴道口以外,称之为子宫脱垂。子宫脱垂常伴有阴道前、后壁膨出,临床以阴道前膨出为多见。Ⅰ度:宫颈外口距处女膜缘<4cm,未到处女膜缘,称为轻型;当宫颈外口已达处女膜缘,但未超过该缘,妇科检查时可在阴道口看见宫颈,称为重型。Ⅱ度:宫颈已脱出阴道口,宫体仍在阴道内,称为轻型;宫颈和部分宫体已脱出阴道口,称为重型。Ⅲ度:宫颈及宫体全部脱出阴道口外。

【病因】

要点	内容	
分娩损伤	最主要的病因	
产后过早进行体力劳动	产后支持子宫的筋膜和韧带需要 42 天才可恢复	
腹压长期过高	长期排便困难、慢性咳嗽、重体力劳动	
盆底组织退行性改变	老年病人或长期哺乳的妇女,出现子宫脱垂或脱垂加重	

【临床表现】

表现		特点	
症状	Ⅰ度	一般无症状	
	Ⅱ度、Ⅲ度	1. 腰背酸痛及下坠感。 2. 肿物自阴道中脱出。 3. 排便异常　尿频尿急便秘	
体征		1. 检查时可见子宫脱出,膀胱及直肠膨出。 2. 宫颈及阴道黏膜增厚,宫颈肥大,宫颈及阴道壁溃疡,少量出血或脉性分泌物	

【治疗原则】

要点	方法	
保守治疗	1. 改善营养状况,增强机体的抗病能力。 2. 注意休息,避免过重的体力劳动。 3. 积极治疗致使腹压增高的慢性病。 4. 加强盆底肌的训练,增强盆底组织的弹性。 5. 运用子宫托治疗,使子宫及阴道壁维持在阴道内。	
手术治疗	凡保守治疗无效或Ⅱ、Ⅲ度子宫脱垂者,均可根据年龄、生育要求、全身状况采取不同的手术方式	

【护理措施】

要点	措施	
一般护理	1. 进食高蛋白、高维生素的膳食,以改善病人全身状况。 2. 局部脱出组织每日用1:5000 的高锰酸钾坐浴,擦干后涂抹含抗生素的软膏于溃疡面上。禁止使用酸性或碱性等刺激性药液;会阴冲洗后嘱病人更换干净的棉质内裤,或用清洁丁字带,以有效地支托下垂的子宫,避免或减少摩擦;指导病人练床上仰卧位排尿;及时就医并将脱出物还纳,避免长时间摩擦;使用卫生巾时需选择吸水性、透气性均佳的用品	
疾病护理	1. 为病人选择合适型号的子宫托,教会病人放置的方法。 2. 定期复查　上托后应于第 1、3、6 个月时到医院复查 1 次,以后每 3 ~ 6 个月到医院检查 1 次。 3. 手术后卧床休息 7 ~ 10 天,根据不同术式遵医嘱保留尿管,期间按保留尿管常规护理,大便后冲洗会阴 1 次/日直至拔尿管	
健康教育	术后休息 3 个月,避免重体力劳动半年,禁止性生活及盆浴;告知病人复诊时间为出院后 1 个月、3 个月时;实行计划生育,避免多孕、多胎	

第十八节　急性乳腺炎病人的护理

急性乳腺炎是乳腺的急性化脓性感染,好发于产后 3~4 周,病人多是产后哺乳的妇女,以初产妇多见。

【病因】

病因	说明
乳汁淤积	是最常见的原因
细菌入侵感染	主要途径是乳头破损或皲裂,使细菌沿淋巴管入侵。多为金黄色葡萄球菌感染所致

【临床表现】

表现	特点
局部表现	病人患侧乳房胀痛,局部红、肿、发热、压痛,常有患侧淋巴结肿大和压痛
全身表现	随着炎症发展,病人继之出现高热、寒战,脉率加快。感染严重者,可并发脓毒症

【辅助检查】

项目	表现
实验室检查	血白细胞计数及中性粒细胞比例均升高
诊断性穿刺	抽到脓液表明脓肿,做细菌培养和药物敏感性试验

【治疗原则】

要点	方法
一般处理	除患乳停止哺乳并排空乳汁外,局部热敷或理疗,以利于早期炎症消散;水肿明显者可用 25% 硫酸镁溶液湿热敷。囊肿未形成前以抗生素药物治疗为主,囊肿形成后应及时切开引流
抗生素	选用青霉素治疗或用耐青霉素酶的苯唑西林,或根据细菌培养结果调整抗生素。原则为早期,足量
中药治疗	服用蒲公英、野菊花等清热解毒类中药,并用金黄散或鱼石脂软膏局部外敷。
脓肿处理	脓肿形成后及时做切开引流,切口呈放射状至乳晕处;乳晕部脓肿可沿乳晕边缘做弧形切口,深部脓肿在乳房下缘做弓形切口

【护理措施】

要点	措施
一般护理	高蛋白、高热量、高维生素、低脂肪食物,休息。养成良好的哺乳期卫生习惯,保持乳房清洁,勤更衣、定期沐浴
疾病护理	患乳暂停哺乳,定时用吸乳器吸空乳汁,或用手、梳子背沿乳管方向加压按摩;局部热敷或用宽松的胸罩托起两侧乳房;高热者,予以物理降温;脓肿切开后,保持引流通畅,及时更换敷料
健康教育	1. 避免乳汁淤积　告知病人这是预防的关键,每次哺乳之后应将剩余的乳汁吸空。 2. 保持清洁　每次哺乳前、后均需清洁乳头,以保持局部干燥和洁净

第十章　精神障碍病人的护理

第一节　精神障碍症状学

一、常见精神症状

（一）感觉障碍

感觉障碍类型	特点	
感觉过敏	对外界一般强度的刺激感受性增高	
感觉减退	对外界一般刺激的感受性减低	
内感性不适	躯体内部产生的各种不舒适和（或）难以忍受的异样感觉,如牵拉、挤压游走、蚁爬感等。性质难以描述,没有明确的定位	

（二）知觉障碍

1. 知觉障碍类型

知觉障碍类型	特点	
错觉	对客观事物歪曲的知觉 （典型例子:杯弓蛇影、草木皆兵、风声鹤唳皆是错觉）	
幻觉	指没有现实刺激作用于感觉器官时出现的知觉体验,是一种虚幻的知觉	
感知综合障碍	病人对客观事物整体的感知是正确的,但对这一事物的某些个别属性,如形状、大小、位置、距离及颜色等的感知与实际情况不符 （速记:整体属性正确,个别属性错误）	

2. 幻觉的分类

幻觉类型	特点	
幻听	最具有诊断意义的是言语性幻听,以评论性幻听、议论性幻听和命令性幻听为诊断精神分裂症的重要症状	
思维化声	病人体验到自己的思想同时变成了言语声,自己和他人均能听到	
内脏幻觉	是病人对躯体内部某一部位或某一脏器的异常知觉体验,如感到肠扭转、肝破裂、心脏穿孔 （温馨提示:内脏幻觉与内感性不适的区别是前者病人能说出具体部位或脏器,后者说不出具体部位）	

（三）思维形式障碍

分类	症状	特点
思维联想障碍	思维奔逸	说话滔滔不绝,自述脑子反应快,特别灵活,好像机器加了"润滑油",说话的主题易随环境而改变,多见于躁狂症
	思维迟缓	言语缓慢、语量减少、语声甚低,反应迟钝但思维内容并不荒谬,能够正确反映现实。病人自觉"脑子不灵了""脑子迟钝了",多见于抑郁症
	思维贫乏	脑子空洞无物。病人表现为沉默少语,答话时内容大致切题,但单调空洞或词穷句短,常泰然回答"不知道""什么也没想"
	思维散漫	说话东拉西扯,对问话的回答不切题,以致检查者感到交流困难
	思维破裂	语词杂拌,称之为思维不连贯
	病理性赘述	思维活动停滞不前,迂回曲折,联想枝节过多,做不必要的过分详尽的累赘的描述,无法使病人讲得扼要一点,一定要按他原来的方式讲完,进行速度缓慢,但最终可以表达其意 (速记:讲话啰唆重复,讲不到重点)
思维逻辑障碍	象征性思维	以无关的具体概念或行动代表某一抽象概念,不经病人解释旁人无法理解。如某病人经常反穿衣服,以表示自己为"表里合一、心地坦白"。常见于精神分裂症
	语词新作	指病人自创一些新的符号、图形、文字或语言并赋予特殊的概念,不经病人本人解释,别人难以弄清其含义
异己体验	思维中断	病人在意识清晰的情况下,谈话中思路突然中断,思维变成空白,停顿片刻再开口时已经换成另一个全新的主题
	强制性思维	又称思维云集,指病人头脑中出现了大量的不属于自己的思维,这些思维不受病人意愿的支配,强制性地在大脑中涌现,好像在神奇的外力作用下别人思想在自己脑中运行
	思维被揭露或被洞悉感	病人觉得自己的思想还未表达就已被人知道,尽管病人说不清自己的思想是如何被探知的。 (温馨提示:思维化声和思维被洞悉感的区别。思维化声是指自己的思想变成了语言,被自己和他人听见;思维被洞悉感是指自己的思想未表达别人已经知道了)

（四）思维内容障碍

妄想是一种病理性的歪曲的信念。

分类	概念	题眼
按妄想的主要内容归类——过敏篇		
被害妄想	是最常见的妄想,总是无中生有地觉得有人要害他	被害(跟踪、陷害、监听、打击、谋害、投毒)
关系妄想	将周围环境中与他无关的事物认为与他有关	以为别人指桑骂槐骂自己;别人的言行都是针对、暗示、影射他
按妄想的主要内容归类——唯心主义篇		
夸大妄想	指自我夸耀和自视过高的妄想	神仙、大王、统帅、富豪
物理影响妄想	病人认为有某种特殊的仪器、电波、电子计算机或一种莫名其妙的力量在控制自己的思维、情感、躯体运动	脑子里被装上芯片了
按妄想的主要内容归类——恐惧篇		
疑病妄想	病人毫无根据地坚信自己患了某种严重的躯体疾病或不治之症	自己的内脏烂了、胃没了、血不流了

续表

分类	概念	题眼
罪恶妄想	病人毫无根据地坚信自己犯了严重错误、不可宽恕的罪恶,应受到严厉的惩罚,要求劳动改造以赎罪(速记:觉得自己有罪,要赎罪) (病人拒绝进食时,饭菜混合在一起让其食用)	罪恶、错误
按妄想的主要内容归类——爱情篇		
钟情妄想	病人坚信自己被异性钟情	女病人多
嫉妒妄想	病人无中生有地坚信自己的配偶对自己不忠实,另有外遇	男病人多

(五)注意障碍

分类	特点
注意增强	过分地注意别人的一举一动,认为是针对他的;有嫉妒妄想的病人时刻关注配偶的活动与行踪;有疑病妄想的病人高度关注身体的各种细微变化
注意减退	指主动、被动注意兴奋性减弱,注意的广度缩小,注意的稳定性下降
注意涣散	指主动注意的不易集中,是注意的稳定性降低所致。多见于焦虑症、精神分裂症和儿童多动症

(六)智能障碍

分类	特点
心因性假性痴呆	病人对简单问题给予近似而错误的回答,给人以故意做作或开玩笑的感觉
童样痴呆	成人病人表现为类似一般儿童稚气的样子,学着幼童讲话的声调,自称自己才3岁,逢人就称阿姨、叔叔

(七)情感障碍

表现	特点
情感高涨	过分地兴高采烈、喜笑颜开、眉飞色舞,常见于躁狂状态
欣快	病人经常面带微笑,难以引起周围人的共鸣,给人以痴笑的感觉
情感低落	病人情绪低沉,忧郁沮丧,悲观绝望,有"度日如年""生不如死"之感。情感低落是抑郁障碍的主要症状
焦虑	紧张恐惧、惶惶不可终日,伴有心悸、出汗、手抖、尿频等自主神经功能紊乱症状
情感淡漠	生离死别、久别重逢等也泰然处之,无动于衷,面部表情冷淡呆板

(八)动作行为障碍

分类	特点
木僵	指不语、不动、不食,面部表情固定,大小便潴留,对刺激缺乏反应
蜡样屈曲	严重的木僵状态,病人四肢任人摆布,各种姿势可保持不变,常有空气枕头(抽掉枕头,头悬空)

第二节 精神分裂症病人的护理

【发病相关因素】

在所有的精神性疾病中,遗传因素在精神分裂症中起着重要的作用。

【临床表现】

分类	表现
感知觉障碍	精神分裂症最突出的感知觉障碍是幻觉,以幻听最为常见。评论性幻听和命令性幻听是精神分裂症具有的特征性幻听
思维障碍	最多见的妄想是被害妄想与关系妄想
情感障碍	主要表现为情感平淡或淡漠

【治疗原则】

要点	方法
抗精神病药物	急性期治疗时间一般4~6周,巩固期治疗至少6个月
经典抗精神病药物	常用的有氯丙嗪、奋乃静、氟哌啶醇、舒必利等
非典型抗精神病药物	常用的有氯氮平、利培酮、奥氮平和奎硫平等
电抽搐治疗	可用于治疗精神分裂症病人中极度兴奋躁动、冲动伤人者,拒食、违拗和紧张性木僵者

(温馨提示:精神分裂症第一次发作维持治疗时间为1~2年)

【护理问题及措施】

要点	措施
护理问题	有暴力行为的危险(对自己或他人)
护理评估	感知觉障碍病人要评估有无幻觉,尤其是命令性幻听,有无攻击、自杀、伤人等行为
安全护理	安全护理是精神科护理最重要的组成部分,是精神科护理开展的必要基础。每15~30分钟巡视病房一次,对于重点病人要做到心中有数,24小时不离视线
饮食护理	由于服用精神科药物或年龄差异大导致吞咽功能较差的病人,应专人看护,给予软食或流食,并适当限制患者进餐速度,以防噎食
心理护理	体谅病人病态行为,对病人的精神症状予以理解接纳,不能嘲笑、歧视病人,对病人的观点及想法不批判
药物治疗的护理	护理人员在发药过程中,应一人发药,一人检查口腔,确保药物服下;坚持服药,是目前认为减少复发的最有效办法

第三节 抑郁症病人的护理

项目	内容
核心症状	心境或情绪低落、兴趣缺乏以及乐趣丧失(三主征是相互联系的,在一个病人身上可同时出现,互为因果)
睡眠症状	睡眠紊乱、早醒
行为特征	病人清晨一睁眼,就在为新的一天担忧,不能自已,到下午和晚间则有所减轻,即情绪在晨间加重。(晨重夜轻)
治疗原则	1. 起效时间 一般药物治疗2~4周开始起效。 2. 药物 选择性5-羟色胺再摄取抑制剂(SSRIs),如氟西汀(百忧解)、帕罗西汀(赛特乐)、舍曲林(左洛复)、西酞普兰等已成为一线用药。SSRIs类药物的不良反应为消化系统不良反应,病人可出现恶心、呕吐、腹胀等。 3. 抗抑郁剂使用原则:治疗方案个体化,尽可能单一用药,足量、足疗程

续表

项目	内容	
护理问题及措施	1. 护理问题　有自伤(自杀)的危险。 2. 护理措施 (1)安全护理:及时辨认出抑郁症病人自杀意图的强度与可能性和可能采取的自伤、自杀方式,有效地防止病人发生意外事件,采取保证病人安全的有效措施。 (2)症状护理:①医护人员应毫不回避地同病人谈论有关自杀的问题,谈论自杀对个人、家庭、他人的影响。②改善病人的消极情绪,协助建立新的应对技巧:护理人员应设法减少病人的负性思考。 (3)用药护理:每顿药都要认真看着病人服下去。选择性5-羟色胺再摄取抑制剂可出现恶心、呕吐、厌食、腹泻、口干、便秘等副作用,对病情好转、处于康复期的病人,护理人员应督促其维持用药,千万不可病刚好就停药	
健康教育	按时门诊复查,在医生的监护、指导下服药,巩固疗效。不可擅自加药、减药或停药	

第四节　焦虑症病人的护理

【焦虑的分类及临床表现】

分类	表现	
广泛性焦虑	见于任何年龄,40岁之前较多。缓慢起病,以泛化且持久、无明显对象的烦恼、过分担心和紧张不安为特征。 1. 精神方面　过分担心而引起的焦虑体验为其核心症状。 2. 躯体方面　心跳加速、胸闷气短、皮肤潮红或苍白、口干、便秘或腹泻、出汗、尿急、尿频。 3. 警觉性增高	
惊恐障碍	又称急性焦虑障碍,伴濒死感和自主神经功能紊乱,突然出现,历时5~20分钟,自行缓解。 1. 惊恐发作　突然出现强烈的恐惧感,感到自己马上就要失控(失控感)、即将死去(濒死感)。 2. 回避及求助行为。 3. 预期焦虑	
药物治疗	地西泮、阿普唑仑、劳拉西泮、氯硝西泮	

【放松技巧】

(1)鼓励病人以语言表达的方式疏泄情绪。

(2)督导病人进行放松调适。

(3)鼓励其多参加文娱治疗活动,从而转移注意力。

(4)护士要接受病人的病态行为,不加以限制和批评。

第五节　强迫症病人的护理

强迫症是以反复出现强迫观念和强迫动作为基本特征的一类神经症性障碍。强迫症好发于青少年期。

【临床表现】

表现	特点
强迫性穷思竭虑	对日常生活中的一些事情或自然现象寻根究底,反复思索
强迫意向	想要做某种违背自己意愿的动作或行为的强烈内心冲动(记忆技巧:病人一想到抱孩子,就想去掐他,即为强迫意向)
强迫行为	反复出现刻板的仪式动作,以强迫检查和强迫清洗最常见(记忆技巧:病人每次进门要先进两步,再退一步,即为强迫性仪式动作)

【治疗原则】

1. 药物治疗 5 – HT 重抑制剂氯丙咪嗪、氟西汀最为常用,强迫症药物治疗不短于 6 个月。
2. 心理治疗

【护理措施】

1. 以预防法、自我控制法、阳性强化法等行为治疗理论为指导,帮助患者减少和控制症状
(1)当病人出现强迫症之前向护士汇报。
(2)转移病人注意力,引导其参与使其愉悦的活动。
(3)当病人按计划执行,立即给予奖励和强化。
2. 对症护理
(1)对患者的症状给予接纳、关心和理解。
(2)当患者出现强迫症状时,护士可以以语言或行为帮助患者减少强迫动作的持续时间和次数,或采取转移其注意力的方式缓解症状。
(3)顺其自然,为所当为。
(4)鼓励患者多参加文娱治疗活动,减少患者洗涤的时间。
(5)协助患者带着强迫症状实现自我基本生理需求的满足。
(6)对于患者独立完成的行为矫正计划给予正向性强化。
(7)鼓励患者带着痛苦去做自己应该做的事情,在行动中增强战胜疾病的信心。

第六节 癔症病人的护理

一、解离性障碍

【病因】

精神紧张、恐惧是引起本病的重要因素。

【临床表现】

表现	特点
分离性遗忘	突然丧失对某些事件的记忆,被遗忘的事件往往与病人的精神创伤有关
分离性漫游	突然离开日常生活环境进行旅游,且事后会遗忘去了哪
分离性身份识别障碍	两种或两种以上的人格交替出现,不同人格间的转换很突然,常遗忘身份而以另一身份进行日常活动
分离性木僵	发生精神创伤后,成木僵状态,数十分钟可缓解

二、转化性障碍

【临床表现】

表现	特点	
运动障碍	肢体瘫痪、肢体震颤、起立或步行不能、缄默症或失音症	
抽搐发作	一般在受到暗示或情绪激动时突然发生,或缓慢躺倒不语不动;或翻滚扭动,或撕衣揪发、捶胸咬人,数十分钟后可自行缓解	

【治疗方法】

癔症的治疗较常用的是暗示疗法,在病人疑病的相关问题上,医护人员一定保持高度一致。

【护理措施】

(1)保持不批判的态度来接纳病人的躯体症状。

(2)不过分关心,不表示轻视,不表现惊慌失措,避免其他患者围观。

(3)最容易导致癔症的性格特征:敏感。

(4)影响癔症发病的最主要因素:病人的心理因素。

第七节　睡眠障碍病人的护理

【临床表现】

表现	特点	
失眠症	难以入睡、维持睡眠困难和早醒	
嗜睡症	困乏思睡,睡后不能解除疲劳,常引起社交、职业或其他重要功能受损	
睡行症	在睡眠过程中尚未清醒时起床在室内或户外行走	

【治疗原则】

镇静催眠类药物连续使用不宜超过4周。

第八节　阿尔茨海默病病人的护理

阿尔茨海默病(简称AD)是一种中枢神经系统原发性退行性变疾病,主要临床表现是痴呆综合征。其特点是形态学上出现大脑皮质萎缩,并伴有神经元纤维缠结及老年斑。

【病因】

病前性格孤僻,兴趣狭窄。

【临床表现】

表现	特点	
记忆障碍	近事遗忘先出现(早期突出症状)	
言语障碍	用词不当、张冠李戴、讲话絮叨	
失认和失用	不能识别物体、地点和面容,不能执行运动	
智力障碍	全面的智力减退	

【治疗原则】

常用乙酰胆碱酯酶抑制剂。多奈哌齐,主要不良反应:腹泻、肌肉痉挛、乏力、恶心、失眠等。

【护理措施】

(1)建议使用记事本等协助记忆。

(2)鼓励病人自行进食,延缓功能衰退。

(3)白天尽量不让患者睡觉,可安排病人做一些益智游戏和手工活动。

(4)睡前给病人使用温水泡脚。

(5)禁止病人单独外出,以免走失。

(6)病人尽量处于自己熟悉的环境,不随意改变生活环境。

(7)对病人多鼓励,多表扬,不取笑,不批评。

(8)病人外出有人陪伴,给病人佩戴身份识别卡(姓名、地址、联系人、电话等),以便走失时寻找。

(9)鼓励病人做力所能及的事,以延缓功能退化。

(10)对行为退缩懒散的病人进行行为训练,鼓励病人参加文娱活动。

(11)老年期人群必须坚持学习、坚持参加体力活动和社会活动,要始终保持积极向上的乐观情绪。

第十一章　损伤、中毒病人的护理

第一节　创伤病人的护理

【分类】

1.严重挤压伤　可发生肌红蛋白尿和高血钾为特征的急性肾衰竭及休克,称为挤压综合征。

2.裂伤　易发生坏死和感染。

【创伤的修复】

1.创伤修复的基本过程　炎症反应、组织增生与肉芽形成、组织塑形。

2.创伤愈合类型　一期愈合(线性愈合)和二期愈合(瘢痕明显,见于创面较大、坏死组织多或并发感染的伤口)。

3.影响创伤愈合的因素　局部因素中伤口感染是最常见的影响因素。全身因素主要有营养不良,尤其是蛋白质、维生素 C、铁、锌等元素缺乏。

【治疗原则】

1.开放性损伤　伤后 12 小时内使用破伤风抗毒素。

2.清创术　应争取在伤后 6~8 小时内施行,但对污染较轻、头面部的伤口、早期已应用有效抗生素等情况,清创缝合的时限可延长至伤后 12 小时。

【护理措施】

要点	措施
急救	1.救治原则　保存生命第一,恢复功能第二,顾全解剖完整性第三。 2.优先处理危及生命的紧急情况　如心搏骤停、窒息、活动性大出血、气胸、休克、腹腔内脏脱出等。 3.迅速有效止血　每隔 0.5~1 小时放松 2~3 分钟,避免肢体缺血性坏死。 4.对疑有脊柱骨折者,三人以平托法或滚动法将病人平卧于硬板床上,防止脊髓损伤;对胸部损伤重者,取伤侧向下低斜坡卧位,以利健侧呼吸;转运途中病人的头部应朝后(与运行方向相反),避免脑缺血
软组织闭合性创伤的护理	1.局部制动,抬高患肢 15°~30°。 2.小范围软组织创伤　早期局部冷敷,减少渗血和肿胀;12 小时后热敷和理疗,促进吸收和炎症消退;血肿较大者,无菌操作下穿刺抽吸并加压包扎
软组织开放性创伤的护理	1.伤口换药顺序　清洁伤口、污染伤口、感染伤口。 2.一期缝合伤口术后 2~3 日换药一次。 (1)肉芽生长健康:盐水棉球拭去分泌物,外敷等渗盐水纱布或凡士林纱布。 (2)肉芽生长过度:剪平,棉球压迫止血。 (3)肉芽水肿:5% 氯化钠溶液湿敷。 (4)创面脓液量多或稀薄:0.1% 依沙吖啶或 0.02% 呋喃西林溶液纱布湿敷。 (5)创面脓液稠厚且坏死组织多:硼酸溶液(优琐)湿敷

第二节　烧伤病人的护理

【临床分期】

1. 分期　临床上将烧伤分为三期,即体液渗出期(休克期)、感染期、修复期。

2. 体液渗出期(休克期)　休克是烧伤后 48 小时内导致病人死亡的主要原因。大面积烧伤的热力作用,使毛细血管通透性增加,导致大量血浆外渗至组织间隙及创面,引起有效循环血量锐减,而发生低血容量休克。

【临床表现】

1. 烧伤面积

(1)中国新九分法。

部位	成人各部位表面积(%)	小儿各部位表面积(%)
头颈	9×1＝9(发部 3,面部 3,颈部 3)	9＋(12－年龄)
双上肢	9×2＝18(双手 5,双前臂 6,双上臂 7)	9×2
躯干	9×3＝27(腹侧 13,背侧 13,会阴 1)	9×3
双下肢	9×5＋1＝46(双臀 5,双大腿 21,双小腿 13,双足 7)	46－(12－年龄)

(2)手掌法:病人本人五指并拢的 1 个手掌面积为 1%。

2. 烧伤深度

烧伤分度		表现
浅度烧伤	Ⅰ度烧伤	又称红斑烧伤,仅伤及表皮浅层,再生能力强,表面红斑状、干燥、灼烧感,3~7 日脱屑痊愈,短期内有色素沉着
	浅Ⅱ度烧伤	伤及表皮的生发层及真皮乳头层。局部红肿明显,大小不一的水疱形成,创面红润、潮湿,疼痛剧烈。2 周左右愈合,有色素沉着,无瘢痕形成
深度烧伤	深Ⅱ度烧伤	伤及真皮层,可有小水疱,疱壁较厚、基底苍白与潮红相间、创面湿润,痛觉迟钝,3~4 周愈合,常有瘢痕增生
	Ⅲ度烧伤	伤及皮肤全层。痛觉消失,创面无水疱,呈蜡白或焦黄色甚至炭化成焦痂,痂下可见树枝状栓塞的血管

我国常用烧伤严重程度分类见下表。

分度	表现
轻度烧伤	Ⅱ度烧伤面积＜10%
中度烧伤	Ⅱ度烧伤面积 10%~30%,或Ⅲ度烧伤面积＜10%
重度烧伤	烧伤总面积 31%~50%,或Ⅲ度烧伤面积 11%~20%,或Ⅱ度、Ⅲ度烧伤面积不足上述百分比,但并发休克、呼吸道烧伤或合并较重的复合伤
特重烧伤	总面积＞50% 或Ⅲ度烧伤面积＞20%,或已有严重并发症

【护理措施】

要点	措施
现场救护	1. 迅速脱离热源　小面积烧伤立即用清水连续冲洗。酸、碱烧伤,即刻脱去或剪开沾有酸、碱的衣服,以大量清水冲洗为首选,且冲洗时间宜适当延长。浓硫酸烧伤应先用干毛巾把酸液擦拭掉,再用大量水冲洗,最后涂上3%～5%的弱碱。 2. 抢救生命　急救的首要原则。 3. 预防休克　尽量避免饮白水。病情平稳,口渴者口服淡盐水。中度以上烧伤需转运者,建立静脉通道,按医嘱快速静脉输入平衡盐溶液1000～1500mL及右旋糖酐500mL,途中持续输液
静脉输液护理	1. 液体疗法　是防治烧伤休克的主要措施,首先应建立静脉通道。 2. 早期补液方案　第一个24小时补液量＝体重(kg)×烧伤面积(%)×1.5(mL)。补液总量＝第一个24小时补液量＋每日生理需水量2000mL。电解质溶液和胶体溶液2:1,深度烧伤1:1。 3. 液体的种类与安排　晶体液首选平衡盐液;胶体液首选血浆。烧伤后第1个8小时内渗液最快,应在首个8小时内输入上述总量的1/2。补液原则是先晶后胶、先盐后糖、先快后慢,胶、晶液体交替输入,尤其注意不能集中在一段时间内输入大量不含电解质的液体,以免加重低钠血症。 4. 观察指标　尿量是判断血容量是否充足的简便而可靠的指标,大面积烧伤病人补液时留置导尿观察;成人每小时尿量大于30mL,有血红蛋白尿时要维持在50mL以上;收缩压在90mmHg以上
创面护理	1. 创面的早期处理　Ⅲ度焦痂保持干燥,外涂碘酊,早期切痂并立即植皮,也可待其自然溶痂脱落再植皮。磺胺嘧啶银乳膏预防和治疗轻度烧烫伤继发创面感染。 2. 暴露疗法的护理　适用于Ⅲ度烧伤、特殊部位及特殊感染的创面、大面积创面。室温控制在30～32℃,湿度40%左右。度过休克期后开始翻身俯卧,俯卧时间由30min逐渐延长至4～6小时
防治感染护理	一般护理;密切观察病情变化;合理应用抗生素;加强营养,维护器官功能;做好消毒隔离工作;严格遵守无菌原则,加强各种治疗性导管的护理
健康教育	烧伤肢体维持并固定于功能位,如颈部烧伤应取后伸位,四肢烧伤取伸直位,手部固定在半握拳的姿势且指尖垫油纱布以防粘连

第三节　咬伤病人的护理

一、毒蛇咬伤

【护理措施】

要点	措施
现场急救	1. 镇静　勿惊慌奔跑,以免加速蛇毒吸收和扩散。 2. 环形缚扎　立即在伤口近心端10cm处用止血带或布带行环形结扎。 3. 伤口排毒　大量冷水冲洗,自上而下向伤口挤压排毒。 4. 蛇毒为血液毒素性质的蛇咬伤者禁忌切开,防止出血不止。若救援者用口吮吸伤口(吸者口腔应无伤口),随吸随漱口,则排毒效果更佳。 5. 转送病人　伤肢不抬高
急症护理	1. 密切观察病情变化。 2. 伤口处理　患肢下垂,用3%过氧化氢或1:5000高锰酸钾冲洗伤口。 3. 解毒措施　静脉输液,促使蛇毒从尿中排出。用抗蛇毒血清前要做过敏试验;胰蛋白酶有直接分解蛇毒的作用,可取2000U加入0.05%普鲁卡因20mL,在伤口四周做局部浸润或在伤口上方做环形封闭

二、犬咬伤

【病因】

传染源主要为病犬,其次为病猫和病狼。狂犬病主要由狂犬病毒通过动物传播给人而致,狂犬病毒主要存在于病畜的脑组织及脊髓中,主要侵犯脑干和小脑等处的神经元。

【临床表现】

潜伏期多数在 3 个月以内,潜伏期的长短与病人年龄(儿童较短)、伤口部位(头面部咬伤的发病较早)、伤口深浅(伤口深者潜伏期短)、入侵病毒的数量及毒力等因素有关。狂犬病的整个病程一般不超过 6 日。

【临床分期】

分期	表现
前驱期或侵袭期	恐惧不安,对声、光、风、痛等较敏感,并有喉咙紧缩感
兴奋期	突出表现为极度恐怖、恐水、怕风。恐水是狂犬病的特殊症状,典型者见水、饮水、听流水声甚至提及饮水,均引起严重咽喉肌痉挛
麻痹期	出现迟缓性瘫痪,肢体软瘫多见

【健康教育】

(1)犬咬伤后,应尽早处理伤口及注射疫苗,立即、就地、彻底冲洗伤口是预防狂犬病的关键。

(2)先用大量清水(生理盐水)反复、彻底冲洗伤口,并用力挤压周围软组织,将伤口处的犬的唾液和血液冲洗干净,然后用 3% 过氧化氢溶液淋洗;伤口宜开放引流,原则上不做一期缝合。

第四节　腹部损伤病人的护理

【病因】

闭合性腹部损伤中常见受损内脏依次为脾、肾、小肠、肝、肠系膜等。

【临床表现】

(1)实质性脏器破裂和血管损伤,主要表现为腹腔内出血,出现失血性休克表现。

(2)空腔脏器破裂以腹膜炎表现为主,引起继发性腹膜炎的细菌以大肠埃希菌多见,表现为持续性剧烈腹痛和全身中毒症状,明显腹膜刺激征。

【治疗原则】

(1)肝脾破裂致腹腔内进行性大出血者抗休克同时紧急剖腹止血。

(2)高度怀疑有内脏损伤者,做好紧急手术前准备,进行剖腹探查术,待查明损伤部位或器官后再做针对性处理。

(3)探查次序:原则先探查肝、脾等实质性器官;接着从胃开始,逐段探查十二指肠、空肠、回肠、大肠以及其系膜;然后探查盆腔脏器。

【护理措施】

要点	措施
急救	止痛(未明确诊断前,禁用吗啡等止痛剂),补充液体,尽快恢复血容量
对疑有腹腔内脏损伤患者的护理	1. 绝对卧床,不随意搬动,尽量取半卧位。 2. "四禁",即禁食禁饮、禁忌灌肠、禁用泻药、禁用吗啡。 3. 尽早输液和使用抗生素。 4. 观察期间出现以下情况时,应及时手术探查:①腹痛和腹膜刺激征有进行性加重或范围扩大;②肠鸣音逐渐减弱、消失或出现腹胀明显者;③全身情况有恶化趋势,出现口渴、烦躁、脉率增快或体温及白细胞计数上升者;④红细胞计数进行性下降者;⑤血压由稳定转为不稳定甚至下降者;⑥胃肠道出血者;⑦经积极抗休克治疗情况不见好转反而继续恶化者。 5. 每15～30min测一次脉率、呼吸和血压;每30min检查一次腹部体征,注意腹膜刺激征程度和范围的改变
手术治疗患者的护理	1. 手术前护理 禁食禁饮,建立静脉通道,胃肠减压。 2. 手术后护理 (1)按麻醉要求平卧6小时后,血压平稳者改半卧位,咳嗽时最好取平卧位。 (2)术后禁食2～3天,胃肠减压;肠蠕动恢复、肛门排气后停止胃肠减压,无腹胀不适可拔除胃管,少量流质过渡到半流质饮食。 (3)缝合伤口拆线时间:头面颈部手术后4～5日,下腹部及会阴部6～7日,胸部、上腹部和背臀部7～9日,四肢10～12日,减张缝合伤口14日
腹腔脓肿的防治	1. 盆腔脓肿 最常见。主要表现为直肠或膀胱刺激症状。 2. 膈下脓肿 患侧季肋部持续性钝痛,深呼吸时加重,向肩背部放射,可伴有呃逆

第五节　一氧化碳中毒病人的护理

【病因】

一氧化碳与血红蛋白结合形成碳氧血红蛋白(COHb)。CO中毒时,脑、心对缺氧最敏感,最先受损。

【临床表现与分度】

分度	临床表现
轻度中毒	碳氧血红蛋白浓度为10%～20%;头痛、头晕、嗜睡或意识模糊
中度中毒	碳氧血红蛋白浓度为30%～40%;浅昏迷、脉快、皮肤多汗、面色潮红、口唇呈樱桃红色
重度中毒	碳氧血红蛋白浓度为50%以上;深昏迷、抽搐、呼吸困难、呼吸浅快、面色苍白、四肢湿冷、周身大汗、大小便失禁、血压下降
迟发性脑病(神经精神后发症)	2～60天的"假愈期"。去大脑皮质状态是大脑皮质局灶性功能障碍,在急性中毒后1～2周内发生。 昏迷时间超过48小时,迟发性脑病发生率较高

【治疗及护理要点】

1. 轻、中度中毒　面罩或鼻导管高流量吸氧,8～10L/min;重度中毒者行高压氧治疗。
2. 急性CO中毒苏醒后　休息观察2周,以防迟发性脑病和心脏后发症的发生。

【健康教育】

(1)家庭用火炉、煤炉要安装烟筒或排风扇,定期开窗通风。
(2)厂矿应加强劳动防护措施,煤气发生炉和管道要经常维修,定期测定空气中CO浓度。

第六节　有机磷中毒病人的护理

【病因】

职业性(生产、使用)中毒、生活中毒。

【临床表现】

口服中毒者在 10 分钟至 2 小时内出现症状,吸入者数分钟至半小时内发病。吸收的有机磷农药分布于各个器官,其中以肝脏含量最大。

1. **毒蕈碱样症状**　出现最早,表现为瞳孔缩小、腹痛、腹泻、恶心、呕吐、多汗、流涎等(平滑肌痉挛、腺体分泌增加)。

2. **烟碱样症状**　先出现抽搐,后期出现肌力减退和瘫痪(骨骼肌痉挛)。

3. **中枢神经系统症状**　头痛、头晕、烦躁、昏迷,严重时可发生呼吸中枢衰竭或脑水肿而死亡。

【辅助检查】

大蒜气味及全血胆碱酯酶活力测定均为诊断的重要依据。

【急性有机磷中毒分度】

分度	全血胆碱酯酶活力
轻度中毒(毒蕈碱样症状)	50% ~ 70%
重度中毒(毒蕈碱样症状 + 烟碱样症状 + 中枢神经系统症状)	30% 以下

【治疗原则及护理措施】

要点	方法
迅速清除毒物	1. 口服中毒　用清水、2% 碳酸氢钠(敌百虫禁用)或 1∶5000 高锰酸钾溶液(对硫磷忌用)洗胃。 2. 皮肤黏膜吸收中毒　脱离现场,脱污染衣服,肥皂水反复清洗;禁热水或酒精擦洗。 3. 眼部污染　2% 碳酸氢钠溶液、生理盐水或清水连续冲洗。
解毒药物的使用	1. 最常用阿托品　阿托品使用原则为早期、足量反复给药,直到毒蕈碱样症状明显好转或有"阿托品化"表现为止。 2. 出现阿托品化,减少阿托品剂量或停药
对症治疗	1. 有机磷中毒的死因主要为呼吸衰竭。 2. 及时给氧(鼻导管给氧4 ~5L/min)、吸痰、保持呼吸道通畅

第七节　镇静催眠药中毒病人的护理

【病因】

一次性服用大剂量镇静催眠药。镇静催眠药包括:苯二氮䓬类、巴比妥类、非巴比妥非苯二氮䓬类、吩噻嗪类。

【临床表现】

1. 巴比妥类药物中毒　轻度中毒:嗜睡、情绪不稳定;重度中毒:嗜睡到深昏迷。

2. 苯二氮䓬类药物中毒　主要是嗜睡、头晕、乏力、言语含糊不清、意识模糊、共济失调。

【治疗】

1. 巴比妥类药物中毒、吩噻嗪类药物中毒　无特效解毒药。

2. 氟马西尼　苯二氮䓬类拮抗剂。

第八节 酒精中毒病人的护理

当一次饮入过量的酒精或酒类饮料,引起的中枢神经系统由兴奋转为抑制的状态,称为酒精中毒或乙醇中毒。

人体分解和代谢乙醇的器官主要是肝脏。乙醇对身体的作用可分为急性及慢性作用。其急性作用主要表现为急性胃、食管出血等,慢性作用指长年累月大量饮酒引起各脏器的损害。

【临床表现】

类型		表现
急性中毒	兴奋期	1. 血乙醇浓度达到 11mmol/L(50mg/dL) 欣快、兴奋。 2. 超过 16mmol/L(75mg/dL) 情绪不稳定。 3. 超过 22mmol/L(100mg/dL) 驾车易发生车祸
	共济失调期	1. 血乙醇浓度达到 33mmol/L(150mg/dL) 共济失调。 2. 超过 43mmol/L(200mg/dL) 恶心、呕吐
	昏迷期	1. 血乙醇浓度达到 54mmol/L(250mg/dL) 昏睡、体温降低。 2. 超过 87mmol/L(400mg/dL) 深昏迷
戒断综合征	单纯性戒断反应	在减少饮酒后 6~24 小时发病,出现震颤、焦虑不安、兴奋、失眠、血压升高等,多在 2~5 天内缓解自愈
	酒精性幻觉反应	以幻听为主,也可见幻视、错觉及视物变形,多为迫害妄想,一般可持续 3~4 周后缓解
	戒断性惊厥反应	往往与单纯性戒断反应同时发生
	震颤谵妄反应	在停止饮酒 24~72 小时后(也可在 7~10 小时后)发生。病人精神错乱,全身肌肉出现粗大震颤
慢性中毒	神经系统	Wemicke 脑病 眼部可见眼球震颤、外直肌麻痹。维生素 B_1 治疗效果良好

【治疗原则及护理措施】

类型	措施
急性中毒	1. 保护大脑功能 应用纳洛酮缓慢静脉注射,有助于缩短昏迷时间。 2. 血乙醇含量 >108mmol/L(500mg/dL),伴酸中毒或同时服用甲醇 可用血液透析促使体内乙醇排出
戒断综合征	重症病人选用短效镇静药控制症状,常选用地西泮,每 1~2 小时口服 5~10mg
慢性中毒	Wemicke 脑病注射维生素 B_1 100mg 有明显效果

第九节 中暑病人的护理

中暑是指在高温环境下或受到烈日曝晒引起体温调节功能紊乱、汗腺功能衰竭和水、电解质过度丧失所致的疾病。

【临床表现】

类型	表现
热衰竭(又称中暑衰竭)	最常见。主要表现为周围循环衰竭
热痉挛(又称中暑痉挛)	腓肠肌痉挛最多见,体温多正常
日射病	昏迷、惊厥。体温多不升高
热射病(又称中暑高热)	高热、无汗、意识障碍——"三联征"

【治疗原则】

治疗原则为迅速降温,补充水、电解质,纠正酸中毒,防治脑水肿等。

(1)热衰竭:纠正血容量不足。

(2)热痉挛:给予含盐饮料。

(3)日射病:头部用冰袋或冷水湿敷。

(4)热射病:迅速采取各种降温措施,肛温降至38℃时应暂停降温。中暑高热伴休克时,动脉快速推注适量4℃的5%葡萄糖盐水。

【护理措施】

(1)高热者:可在大血管处放置冰袋,可用冰水或酒精全身擦浴。

(2)热射病:物理降温时应暂停降温的肛温是38℃。

(3)惊厥者:遵医嘱用地西泮静脉或肌肉注射。

(4)保持室温以20~25℃为宜。

第十节　淹溺病人的护理

要点	内容	
概念	淹溺又称溺水,是指人淹没于水中,由于水、泥沙等物堵塞呼吸道,或发生反射性喉痉挛引起缺氧、窒息	
分类	淹溺可分为干性淹溺和湿性淹溺两大类	
临床表现	1.皮肤黏膜苍白和发绀,呼吸和心跳微弱或停止,口、鼻充满泡沫或污泥、杂草。 2.24~48小时后出现脑水肿、急性呼吸窘迫综合征	
救护原则与护理措施	现场救护	1.迅速将病人救离出水。 2.保持呼吸道通畅　清除口、鼻腔异物。 3.倒水处理　头低脚高体位将肺及胃内积水排出。 4.心肺复苏
	医院内救护	1.纠正血容量　淡水淹溺,静滴3%氯化钠溶液500mL,或输全血;海水淹溺,5%葡萄糖溶液或低分子右旋糖酐纠正血液浓缩。 2.防治脑水肿　静滴地塞米松和脱水剂连续2~3天,冰帽头部降温

第十一节　细菌性食物中毒病人的护理

要点	内容
病因	1.沙门菌属　引起胃肠型食物中毒最常见的病原菌之一,存在于猪、牛、鸡等家畜、家禽的内脏、肠道、肌肉中。 2.副溶血性弧菌　存在于海鱼、海虾、墨鱼等海产品和含盐较高的咸菜、咸肉等腌制品中。 3.金黄色葡萄球菌　A型最常见。此菌存在于污染的牛奶、蛋类、淀粉类食物中,大量繁殖并产生肠毒素而致病。肠毒素耐高温,煮沸30分钟仍保持毒性
临床表现	1.起病急,主要表现为腹痛、腹泻、呕吐等。 2.金黄色葡萄球菌感染食物中毒者呕吐最严重
治疗原则及护理措施	1.药物治疗 (1)沙门菌感染食物中毒:喹诺酮类或氯霉素。 (2)副溶血性弧菌感染食物中毒:氯霉素和四环素或喹诺酮类。 (3)大肠杆菌感染食物中毒:阿米卡星。 (4)毒蕈中毒:用1:5000高锰酸钾或1%~3%鞣酸溶液洗胃,内服硫酸钠导泻。 2.对症护理 (1)呕吐者一般不主张止吐处理,因呕吐有助于清除胃肠道毒素。 (2)腹泻有助于清除胃肠道内毒素,早期不用止泻剂

第十二节　小儿气管异物的护理

【病因】

进食或口含物品时,因说话、哭、笑、跌倒等原因不慎将异物误吸进入气管和支气管。

常见异物种类:花生、黄豆、果核、笔帽、纽扣、硬币等或呕吐物误吸所致。

【临床表现】

1.异物进入气管和支气管　剧烈呛咳、喘憋、面色青紫、呼吸困难。

2.典型症状　阵发性、痉挛性咳嗽。

3.不同程度的呼吸困难　重者出现"三凹征"。

4.常见并发症　肺不张、肺气肿、支气管肺炎。

【辅助检查】

1.胸部X线检查。

2.支气管镜检查　多能直接发现管腔内异物。

【治疗原则】

及时取出异物,控制感染,保持呼吸道通畅。

要点	方法
咳嗽	通气良好者,用力咳嗽
立位腹部冲击法	适用于意识清醒的成人和儿童通气受阻时
卧位腹部冲击法	适用于意识不清或身材瘦小、环抱其腰用不上力的清醒者

【护理措施】

要点	措施
减少哭闹	避免发生急性喉梗阻
手术宣教	了解气管异物治疗方法,减轻焦虑情绪
术前护理	1. 备氧气、气管切开包、负压吸引器、急救药品等。 2. 出现烦躁不安、呼吸困难加重,三凹征明显、口唇发绀、出大汗等情况,及时通知医生。 3. 最有效的治疗方法　内镜下取出异物。支气管镜检查术采用全麻,检查前禁食6~8小时,吃奶的婴儿为4小时
术后护理	患儿需在4小时后方可进食
气管切开术后	按气管切开术后常规护理

【健康教育】

3岁以下儿童避免进食硬壳类食物,发生误吸及时到医院就诊。

第十三节　破伤风病人的护理

破伤风梭菌是一种革兰氏染色阳性厌氧芽孢杆菌。破伤风三要素:破伤风杆菌、缺氧伤口、抵抗力降低。

【临床表现】

要点	表现
潜伏期	平均7~8月,最短24小时。潜伏期越短,预后越差
前驱症状	全身乏力、张口不便
典型症状	1. 肌肉阵发性痉挛。 2. 临床表现依次为:咀嚼不便—张口困难(牙关紧闭)—颈项强直—角弓反张—屈膝弯肘半握拳—呼吸困难、窒息。 3. 任何轻微刺激(光线、声响、接触、震动)均可诱发全身肌群的痉挛和抽搐

【治疗原则】

要点	方法
清除毒素来源	用3%过氧化氢溶液冲洗,敞开伤口
中和游离毒素	注射破伤风抗毒素;尽早使用;用药前做过敏试验
控制并解除痉挛	是治疗的最重要环节
防治并发症	首选青霉素

【护理措施】

要点	措施
一般护理	1. 环境要求　温度15~20℃,湿度60%。治疗、护理等各项操作尽量集中在使用镇静剂30分钟内,以免刺激打扰病人而引起抽搐。 2. 严格隔离消毒　有传染性,执行接触隔离,所有器械、敷料专用。使用后器械用0.5%有效氯溶液浸泡30分钟,或1%过氧乙酸浸泡10分钟,清洗后高压蒸汽灭菌,敷料焚烧
呼吸道管理	进食时避免呛咳、误吸

续表

要点	措施
加强营养	1. 高热量、高蛋白、高维生素饮食。 2. 进食应少量多次,以免呛咳、误吸
防止受伤	预防坠床,使用护栏

【健康教育】

1. 创伤后预防破伤风最有效、最可靠的方法是彻底清创和注射破伤风抗毒素(TAT),儿童应定期注射破伤风类毒素。

2. 出现任何较深的外伤切口,如木刺伤、锈钉刺伤,应及时就医。

3. 伤后 12 小时内注射 1∶500U TAT。

4. 注射前做过敏试验,阴性者一次全量皮下或肌内注射;过敏试验阳性脱敏注射。

第十四节　骨折概述

【病因及分类】

1. 病因　直接暴力、间接暴力、肌肉牵拉、疲劳性骨折(长途行军导致第 2、3 跖骨骨折)、病理性骨折(骨骼本身有病变,当受到轻微外力即发生骨折)。

2. 分类

(1)按骨折端与外界是否相通分为:①闭合性骨折;②开放性骨折。

(2)按骨折的程度及形态分类:①不完全骨折(青枝骨折、裂缝骨折);②完全骨折(横形骨折、斜形骨折、螺旋形骨折、粉碎性骨折、嵌插骨折、压缩骨折、凹陷骨折和骨骺分离等)。

(3)按骨折处的稳定性分为:①稳定性骨折,骨折端不易移位或复位后不易再移位的骨折。②不稳定性骨折(楔形骨折、螺旋形骨折、粉碎性骨折)。

【临床表现】

1. 全身表现　休克、发热。

2. 骨折专有体征　畸形、假关节活动(反常活动)、骨擦音或骨擦感。

【辅助检查】

X 线可明确诊断并明确骨折类型及移位情况。

【骨折的并发症】

1. 骨筋膜室综合征　常见于前臂和小腿骨折。

2. 脂肪栓塞　可引起肺、脑、肾等血管栓塞。

3. 缺血性肌挛缩　"爪形手"。

4. 创伤性关节炎　发生在关节内骨折易引起创伤性关节炎。

【骨折愈合过程】

分期	别称	愈合时间
血肿炎症机化期	纤维愈合期	此期大约需要 2~3 周
原始骨痂形成期	临床愈合期	此期大约需要 4~8 周
骨痂改造塑形期	骨性愈合期	此期大约需要 8~12 周

【治疗原则】

1. 复位　是骨折治疗的首要步骤。

2. 固定　外固定、持续牵引固定、内固定。

3. 功能锻炼　要遵循动静结合,主动、被动结合,循序渐进的原则。

【护理要点】

（1）休克病人取平卧位,疑有骨筋膜室综合征时,禁止抬高患肢。患肢制动后,固定关节于功能位;股骨转子间骨折牵引治疗者,患肢需取外展中立位。

（2）下肢牵引时抬高床尾,颅骨牵引时应抬高床头 15～30cm 以对抗牵引力量;牵引针孔处滴 75% 乙醇,每日 2 次。

（3）石膏干涸前禁止搬动和压迫,严禁用手指捏,以防局部向内凹陷。

（4）每日测量肢体长度,两侧对比,防止牵引力量不足或过度牵引。

（5）预防和纠正休克;根据医嘱输液、输血;及时处理出血,保持血压在正常范围。

第十五节　肋骨骨折病人的护理

【病因病理】

肋骨骨折在胸部损伤中最常见,多数是外来暴力所致,可分为直接暴力和间接暴力,以 4～7 肋骨折最为常见。相邻多根、多处骨折产生反常呼吸运动,称连枷胸。

【临床表现】

受伤处胸壁肿胀、压痛,挤压胸部时疼痛加重,骨折移位时可触及骨摩擦音。

【辅助检查】

胸部 X 线检查。

【治疗原则】

类别	治疗原则
闭合性单处肋骨骨折	重点是固定胸廓、镇痛和防治并发症
闭合性多根多处肋骨骨折	包扎、牵引、内固定
开放性肋骨骨折	清创,如胸膜腔已穿破,行闭式胸腔引流

【护理要点】

（1）对于出现反常呼吸的病人,可用厚棉垫加压包扎以减轻或消除胸壁的反常呼吸运动。

（2）遵医嘱行胸带、肋骨带或宽胶布条固定。病人咳痰时,协助或指导其用双手按压患侧胸壁。

（3）肋骨骨折病人 3 个月后复查 X 线片,以了解骨折愈合情况。

第十六节　四肢骨折病人的护理

一、肱骨干骨折

【病因】

肱骨干骨折常见于青年和中年人,由直接或间接暴力引起。

【临床表现】

主要并发症为桡神经损伤和肱动脉损伤。合并桡神经损伤时可出现垂腕。

【治疗原则与护理】

术后进行主动运动。伤后 2～3 周,开始肩、肘关节的主动运动。

二、肱骨髁上骨折

【病因与分类】

肱骨髁上骨折为发生在肱骨干与肱骨髁交界处的骨折,多见于 10 岁以下儿童。

【临床表现】

保持正常的肘后三角,可有骨擦音、反常活动等。

【治疗原则与护理】

伸直型骨折复位后固定肘关节于 60°~90°屈曲位或半屈位。

三、桡骨远端伸直型骨折（Colles 骨折）

【病因】

桡骨远端伸直型骨折为发生于桡骨远端关节面约3cm 内的骨折,以老年人多见。跌倒时前臂旋前腕关节背伸,手掌着地。

【临床表现】

典型的畸形表现是侧面观呈"餐叉样"畸形,正面观呈"枪刺样"畸形。

四、股骨颈骨折

【病因】

股骨颈骨折多发生于老年人,女性为多。

【临床表现】

患肢有短缩,呈 45°~60°外旋畸形。

【护理措施】

患肢制动,外展中立位;非手术治疗的病人 8 周后可逐渐在床上坐起,坐起时双腿不能交叉盘腿,3 个月后可逐渐使用拐杖,6 个月后弃拐行走。

五、股骨干骨折

【病因】

病因包括直接暴力、间接暴力。

【临床表现】

股骨中、下 1/3 骨折易引起血管神经损伤,检查时注意肢体远端血运情况。

【治疗原则】

皮牵引适于 3 岁以下的骨折儿童,骨牵引适于成人各类型股骨干骨折。

六、胫腓骨干骨折

【病因】

胫腓骨干骨折是长骨骨折中最多见的一种,多见于青壮年和儿童。

【临床表现】

临床表现为短缩或成角畸形。

【治疗原则与护理】

伤后早期进行股四头肌的等长舒缩练习、髌骨的被动活动,同时练习足部及趾间关节活动。

第十七节　骨盆骨折病人的护理

【病因】

年轻人骨盆骨折主要由于交通事故或高处坠落伤;老年人最常见的原因是摔倒。

【临床表现】

休克,骨盆分离试验和骨盆挤压试验阳性。

【治疗原则】

首先处理休克和各种危及生命的合并症,再处理骨折。

【护理要点】

（1）骨盆骨折常合并静脉丛及动脉出血，出现低血容量性休克。

（2）骨折愈合后方可向患侧卧位。

（3）行牵引的病人需 12 周以后才能持重。

第十八节　颅骨骨折病人的护理

【病因】

骨折所引起的脑膜、脑、血管和神经损伤，可合并脑脊液漏、颅内血肿及颅内感染等。

【临床表现】

骨折部位	淤斑部位	脑脊液漏
颅前窝	"熊猫眼征"	鼻漏
颅中窝	乳突区	耳、鼻漏
颅后窝	耳后及枕下部、咽后壁	无

【辅助检查】

X 线检查。

【治疗原则】

骨折凹陷范围超过 3cm、深度超过 1cm 兼有脑受压症状者，需手术整复或摘除陷入的骨片。脑脊液漏一般在 2 周内愈合。脑脊液漏 4 周不自行愈合者，考虑行硬脑膜修补术。

【护理要点】

（1）嘱病人采取半坐位，头偏向患侧，维持特定体位至停止漏液后 3～5 日，促使局部粘连而封闭漏口。

（2）每日 2 次清洁、消毒外耳道、鼻腔或口腔，注意消毒棉球不可过湿，以免液体逆流入颅。

（3）避免颅内压骤升　嘱病人勿用力屏气排便、咳嗽、擤鼻涕或打喷嚏等，以免颅内压骤然升降导致气颅或脑脊液逆流。

（4）对于脑脊液鼻漏者，严禁从鼻腔吸痰或放置鼻胃管，禁止耳、鼻滴药、冲洗和堵塞，禁忌做腰穿。

第十二章 肌肉骨骼系统和结缔组织疾病病人的护理

第一节 腰腿痛和颈肩痛病人的护理

颈肩痛和腰腿痛是临床常见症状,引起颈肩痛较典型的病因是颈椎病。引起腰腿痛较典型的病因是腰椎间盘突出症。

一、颈椎病

颈椎病好发部位依次在 $C_{5\sim6}$、$C_{6\sim7}$ 节段。

【临床表现、辅助检查及治疗原则】

类型	临床表现	辅助检查	治疗原则
神经根型	最常见,占 50% ~60% ;上肢牵拉试验、压头试验阳性	X 线、CT、MRI、椎动脉造影	非手术治疗
脊髓型	占 10% ~15%,此型最重;握力减退、踩棉花样感觉		手术治疗,忌牵引、推拿
椎动脉	眩晕		非手术治疗
交感神经型	交感神经兴奋或抑制		非手术治疗

【护理要点】

1. 非手术治疗的护理 颌枕带牵引每次 0.5~1 小时,重量 2~6kg;持续牵引时,每日持续牵引 6~8 小时,2 周为一疗程。

2. 术后护理

(1)颈部伤口保持引流畅通,引流条一般在手术后 2~3 天拔除。

(2)手术后 1~3 天应严密观察其呼吸情况,尤其是 12 小时内出现憋气、面色发绀,及时报告医生,必要时拆线清除血肿或做气管切开。

(3)手术后 2~3 周下床活动;1 年内避免负重劳动、便秘、受凉以及颈部的过度活动。

二、肩关节周围炎

【临床表现】

早期肩部疼痛,逐渐加重;后期肩关节僵硬,直至各个方向均不能活动。

【辅助检查】

X 线摄片可见颈肩部骨质疏松征象。

【治疗原则】

1. 以非手术治疗为主 急性期肩部制动,局部温热治疗。慢性期理疗、针灸、推拿等。

2. 坚持有效的肩关节功能锻炼 常用的方法包括爬墙外展、爬墙上举、弯腰垂臂旋转等。

三、腰椎间盘突出症

腰椎间盘突出症多发生在 $L_{4\sim5}$ 与 $L_5\sim S_1$ 间隙。

【临床表现】

腰痛及坐骨神经痛;腰椎侧弯;直腿抬高试验阳性;马尾神经受压综合征。

【治疗原则】

80%～90% 的病人经非手术治疗能得到缓解或治愈。中央型腰椎间盘突出症病人不宜行推拿治疗。

【护理措施】

急性期需绝对卧硬板床休息。卧床时间须 4 周或至疼痛症状缓解,然后戴腰围下床活动。3 个月内不做弯腰持物活动。

第二节 骨和关节化脓性感染病人的护理

一、化脓性骨髓炎

化脓性骨髓炎可分为急性和慢性。临床上多见于 12 岁以下儿童,以急性血源性骨髓炎多见。

【病因】

致病菌最多见的是金黄色葡萄球菌,其次是乙型溶血性链球菌。

【临床表现】

寒战高热;患处持续剧痛及深压痛;有波动感。

【辅助检查】

1. 实验室检查 要在寒战、高热时取血。

2. 局部脓肿分层穿刺 对早期诊断有重要价值。

【治疗原则】

早期应用广谱、联合、足量抗生素,为巩固疗效,退热后 3 周内不要停药。

【护理措施】

切口冲洗管输液瓶高于切口 60～70cm,引流瓶低于切口 50cm,引流速度为术后第 1 日快速滴入,以后每 2 小时快速冲洗 1 次。

二、化脓性关节炎

化脓性关节炎好发于髋关节和膝关节,多见于小儿。

【病因】

约 85% 的病人致病菌为金黄色葡萄球菌。

【临床表现】

起病急骤,寒战、高热,体温可达 39% 以上。

【辅助检查】

关节腔穿刺液细菌培养可明确致病菌。

第三节 脊柱及脊髓损伤病人的护理

一、脊柱骨折

脊柱骨折以胸、腰椎骨折多见。

【处理原则】

1. 急救搬运 脊柱骨折、脱位病人正确的搬运方法是:三人平托病人。

2. 复位固定 颈椎骨折用枕颌带牵引复位,牵引重量为 3kg;用颅骨牵引复位,牵引重量为 3～5kg。

二、脊髓损伤

损伤平面以下功能部分丧失,为不完全性脊髓损伤;功能完全丧失,为完全性脊髓损伤。胸腰段脊髓损伤使下肢的感觉与运动功能发生障碍,称为截瘫;颈髓损伤引起高位瘫痪,称为四肢瘫痪。

【临床表现】

1. 脊髓震荡　损伤后短暂的功能障碍,一般不留后遗症。
2. 脊髓半切征　损伤平面以下同侧肢体的运动和深感觉丧失,对侧肢体的痛觉和温度觉丧失。
3. 脊髓断裂(最严重)　损伤平面以下的感觉、运动、反射和括约肌功能完全丧失。

【护理要点】

对外伤性截瘫病人,3个月后指导病人练习坐起,逐渐使用拐杖或轮椅下地活动,逐步做到生活自理。

第四节　关节脱位病人的护理

骨的关节面失去正常的对合关系,为关节脱位。

【特征表现】

畸形、弹性固定、关节盂空虚。

【治疗原则】

复位、固定、功能锻炼。

【护理措施】

1. 病情观察　受伤初期、复位与固定后或手术后注意观察伤肢远端皮肤的色泽、温度、感觉和指(趾)活动情况,触摸动脉搏动并与健侧相比较。
2. 缓解疼痛　受伤关节早期可冷敷,以减轻局部组织渗血和肿胀。2~3日后可热敷。

【常见的关节脱位】

脱位类型	病因	临床表现	治疗原则
肩关节脱位	间接暴力所致,前脱位多见	方肩、搭肩试验阳性	功能位悬吊胸前3周
肘关节脱位	间接暴力所致,后脱位多见	肘后三角关系失常	功能位悬吊胸前3周
髋关节脱位	间接暴力所致,后脱位多见	内收、内旋患肢缩短	外展中立位,3个月不负重

第五节　风湿热病人的护理

风湿热是由于A组乙型溶血性链球菌感染后发生变态反应和自身免疫反应,病变累及全身结缔组织。7~16岁学龄儿童发病较多见,风湿小体或风湿性肉芽肿是特征性病理改变。

【临床表现】

关节炎	典型的关节炎呈游走性、多发性,同时侵犯数个大关节,治疗后不留畸形
心脏炎	本病最严重的表现,以心肌炎和心内膜炎最常见,二尖瓣最常受累,其次是主动脉瓣
舞蹈病	女童多见,兴奋或注意力集中时加剧,入睡后消失
皮肤表现	1. 环形红斑　为淡红色、环形,多分布在躯干、肢体的近端,大小不一,压之褪色。 2. 皮下结节　稍硬、无痛小结节,为风湿活动的显著标志

【辅助检查】

白细胞计数增高、血沉增快、C 反应蛋白(CRP)阳性和黏蛋白增高为风湿活动的重要标志。抗链球菌溶血素 O 试验增高。找到风湿小体可确诊。

【治疗原则】

1. 清除链球菌感染　　最常用的是青霉素,大剂量静脉点滴,持续 2~3 周,青霉素过敏者改用红霉素。

2. 抗风湿治疗　　首选药物为非甾体抗炎药,常用阿司匹林。若并发心脏炎时早期采用糖皮质激素治疗,常用泼尼松,总疗程为 8~12 周。

【护理措施】

正确用药并观察其副作用　　阿司匹林可引起胃肠道反应、肝功能损害和出血,饭后服用或同服氢氧化铝可减少对胃的刺激,加用维生素 K 防止出血。

【健康教育】

预防风湿热复发　　首选苄星青霉素 120 万 U,肌注。儿童病人最少预防治疗至 18 岁,成人病人预防治疗不少于 5 年。

第六节　类风湿关节炎病人的护理

类风湿关节炎是以对称性多关节炎为主要临床表现的异质性、系统性、自身免疫性疾病。发病年龄在 20~45 岁,女性多见,男女发病比例为 1:2~1:3。发病与环境、感染、遗传、性激素和神经精神状态等有关,伴有关节外的系统性损害,累及浆膜、心、肺、眼等器官,70% 的病人血清中出现类风湿因子。

【病因】

病因不明确,关节滑膜炎是类风湿关节炎的基本病理改变。

【临床表现】

表现	特点
晨僵	晨起时最明显。95% 的病人出现,可以作为判断病情活动的指标
关节肿痛	典型表现为对称性多关节炎,关节肿痛是最早的关节症状,主要侵犯小关节,以腕、掌指关节最常见,多呈对称性、持续性
关节畸形	手指向尺侧偏斜而呈"天鹅颈"样及"纽扣花"样
关节外表现	类风湿结节是本病特异的皮肤表现,多位于关节隆突部及受压部位皮下,类风湿结节提示本病的活动

【辅助检查】

1. 活动期标志　　血沉增快,血小板增高,C 反应蛋白增强。

2. 免疫学检查　　类风湿因子(RF)在 80% 的病人中呈阳性,滴度与本病活动性和严重性成正比。

3. 关节滑液检查　　在关节有炎症时滑液增多,滑液中的白细胞也明显增多。

4. X 线检查　　以手指和腕关节的 X 线片最有价值。

【治疗原则】

早期诊断和尽早地进行合理治疗是本病治疗的关键。

1. 非甾体类抗炎药　　常用药物有阿司匹林、吲哚美辛、布洛芬。通过抑制体内前列腺素的合成,达到消炎止痛的目的。此类药物在服用后易出现胃肠道不良反应,如胃部不适、恶心、反酸,甚至胃黏膜出血,因此应饭后服用。

2. 慢作用抗风湿药　　本类药物常用的有甲氨蝶呤(MTX)、环磷酰胺等。见效时间比非甾体类抗炎药缓慢,有控制病程进展的作用。

3. 肾上腺皮质激素　　常用药物有泼尼松,适用于有关节外症状者。

【护理措施】

要点	措施
休息与活动	1.活动期发热或关节肿胀明显时　应卧床休息(不宜绝对卧床)并保持功能体位。 2.病情缓解时指导病人进行功能锻炼　锻炼过程中应注意运动量要适当、循序渐进,运动后可用热敷、热水浴、红外线等理疗方法改善血液循环。 3.手的功能位　手部能发挥最大功能的位置,通常为手握茶杯的姿势,具体位置: (1)腕关节背屈15°~30°,即用力握拳时腕关节所处的位置; (2)拇指充分外展,掌指及指间关节微屈(拇指处于对掌位); (3)其他手指略微分开,诸指间关节的屈曲位置较为一致,即掌指关节及近侧指间关节半屈曲,而远侧指间关节微屈曲
疼痛的护理	关节肿胀、疼痛剧烈时,遵医嘱给予消炎止痛剂。缓解期帮助指导病人进行功能锻炼。采取解除或减轻疼痛的措施,如每日清晨起床时进行15分钟温水浴或用热水泡手,也可用谈话、听音乐等形式分散疼痛注意力
药物护理	使用金制剂和青霉胺时应观察有无皮疹、蛋白尿、血尿,定期做血、尿常规检查

第七节　系统性红斑狼疮病人的护理

系统性红斑狼疮(SLE)是病变可以累及全身多个系统的自身免疫性疾病。发病年龄多在15~35岁,育龄妇女占病人的90%~95%。典型症状是面部出现蝶形红斑,反复发作,迁延不愈,并伴有多脏器受累。

【临床表现】

表现	特点
发热	初期低热,急性活动期高热
皮肤黏膜损害	蝶形红斑是SLE最具特征性改变,常见于皮肤暴露部位
关节与肌肉疼痛	90%以上病人关节受累,关节肿痛是首发症状,近端指间关节、腕、足部、膝和踝关节常受累。呈对称分布,较少引起畸形
脏器损害	所有SLE病人均有肾脏损害,肾衰竭和感染是SLE主要致死原因

【辅助检查】

项目	表现
抗核抗体(ANA)	特异性不高,是主要筛选检查
抗dsDNA抗体	对确诊SLE和判断狼疮的活动性参考价值大
抗sm抗体	SLE的标志性抗体,与病情活动性无关

【治疗原则】

糖皮质激素　是目前治疗SLE的首选药,具有强大有力的抗炎作用和免疫抑制作用,用于急性暴发性狼疮、脏器受损、急性溶血性贫血、血小板减少性紫癜等。

【护理措施】

要点	措施
皮肤护理	1. 白天穿长袖衣服、戴帽子,减少暴露部位,避免日晒。 2. 禁忌用碱性肥皂,避免化妆品及化学药物。 3. 保持口腔黏膜清洁完整,口腔溃疡漱口后用中药冰硼散或锡类散涂敷,真菌感染用 1%～4% 碳酸氢钠漱口,或 2.5% 制霉菌素。 4. 脱发病人忌染发、烫发、卷发,每周洗头不超过 2 次
饮食护理	给予高蛋白、高维生素、营养丰富、易消化的食物,避免食用刺激性食物。忌食含有补骨脂素的食物,如芹菜、香菜、无花果等

第八节　骨质疏松症病人的护理

【临床表现】

疼痛是骨质疏松症最常见、最主要的症状;身长缩短是继腰背痛后出现的重要体征之一。

【治疗原则】

服用钙剂时注意增加饮水量,同时加用维生素 D;服用二磷酸盐时,应指导病人空腹服用,同时饮清水 200～300mL,至少半小时内不能进食或喝饮料,也不能平卧,应采取立位或坐位。

【健康教育】

1. 提高对本病的认识　养成良好的生活习惯,吸烟、酗酒、饮浓茶和咖啡等是骨质疏松症发病的危险因素,多吃含钙、蛋白质丰富的食物,如牛奶、虾皮、芝麻、豆制品等,有助于矫正负氮平衡,防止骨质疏松和促进骨折愈合。

2. 加强体育锻炼　运动时肌肉收缩是增加骨质的重要因素,负重运动对发展和维持骨质量和骨密度很重要。

3. 促进体内钙的吸收　多晒太阳可促进肠钙吸收及肾小管对钙、磷的重吸收,因此,增加户外活动、多晒太阳促使体内生成更多可利用的维生素 D,有利于防治骨质疏松症。

第十三章 肿瘤病人的护理

第一节 甲状腺癌病人的护理

【病理及分类】

按肿瘤的病理类型,甲状腺癌可分为:乳头状腺癌、滤泡状腺癌、未分化癌、髓样癌。

【临床表现】

发病初期无明显症状,颈部出现随吞咽上下移动的肿块。

【辅助检查】

1.测定甲状腺功能和血清降钙素 有助于髓样癌的诊断。

2.细针穿刺细胞学检查 是明确甲状腺结节性质的有效方法。

【治疗原则】

手术切除。

【护理要点】

(1)术后6小时清醒病人如无恶心、呕吐,先给予病人温或凉流质饮食,过热可使手术部位血管扩张,加重渗血。

(2)护士应告知病人一般引流会持续24～48小时,引流目的为便于观察切口内出血情况和及时引流切口内的积血,预防术后气管受压。对因血肿压迫所致呼吸困难或窒息者,须立即配合进行床边抢救。

(3)喉返神经损伤多引起声音嘶哑。

(4)喉上神经损伤者饮水时易发生误咽和呛咳。

(5)手足抽搐是由于手术时误切甲状旁腺或术后早期甲状旁腺血液供应不足而引起血钙下降的结果。立即遵医嘱静脉注射10%葡萄糖酸钙或氯化钙10mL缓慢推注。

第二节 食管癌病人的护理

【病理及分类】

食管癌以中胸段多见。绝大多数为鳞状上皮。按病理形态分为髓质型、蕈伞型、溃疡型和缩窄型,其中以髓质型最多见,恶变程度高。淋巴转移是食管癌的主要转移途径,血行转移较晚。

【临床表现】

中、晚期的典型症状为进行性吞咽困难。

【辅助检查】

1.食管脱落细胞学检查 普查筛选的主要方法。

2.内镜检查 是诊断食管癌比较可靠的方法(金标准)。

【治疗原则】

食管癌以手术治疗为主,配合放疗和化疗等综合治疗。

【护理要点】

1.术前护理 术前3日流质饮食,术前2日进食无渣流质饮食,术前晚清洁灌肠或全肠道灌洗后禁饮禁食。术前每晚用抗生素或生理盐水冲洗食管,减轻组织水肿,降低术后感染及吻合口瘘的发生。

2.术后护理 术后3～4日内持续胃肠减压。

第三节　胃癌病人的护理

胃癌多见于胃窦部。早期胃癌是指癌组织浸润仅限于黏膜或黏膜下层。

【临床表现】

早期无明显症状。幽门梗阻时有恶心感,呕吐宿食;贲门部癌可有进食梗阻感。

【辅助检查】

内镜检查　纤维胃镜是诊断早期胃癌的有效方法。

【治疗原则】

早期发现、早期诊断和早期治疗是提高胃癌疗效的关键。

【护理要点】

给予高蛋白、高热量、高维生素、低脂肪、易消化和少渣的食物。

第四节　原发性肝癌病人的护理

原发性肝癌极易侵犯静脉分支,肝外血行转移最多见于肺,淋巴转移至肝门淋巴结。

【临床表现】

肝区疼痛为最常见和最主要的症状,中、晚期会出现肝大。**【辅助检查】**

1. 甲胎蛋白(AFP)测定　是目前诊断原发性肝癌最常用、最重要的方法。

2. B 型超声检查　是目前肝癌定位检查中首选的方法。

【处理原则】

肝切除术是目前治疗肝癌最有效的办法。

【护理要点】

(1)术前 3 天给维生素 K_1。

(2)肝性脑病禁用肥皂水灌肠。

第五节　胰腺癌病人的护理

胰腺癌恶性程度很高,好发于胰头部,早期可发生淋巴转移,吸烟被认为是最主要的危险因素。导管腺癌占胰腺癌的 80% ~90%。

【临床表现】

1. 上腹痛和上腹饱胀不适　最常见的首发症状。胰体部癌以腹痛为主要症状,夜间较白天明显。

2. 黄疸　胰头癌最主要的症状和体征。

【辅助检查】

1. 实验室检查　血清胆红素进行性增高,以直接胆红素升高为主,常提示胆道有部分梗阻。

2. 影像学检查　首选 B 超;CT 是检查胰腺疾病可靠的方法。

【治疗原则】

早期发现、早期诊断、早期手术治疗。手术切除是胰腺癌的有效治疗方法。

【护理要点】

(1)手术前给高蛋白、高糖饮食,大量补充维生素。

(2)至少在手术前 1 周执行保肝措施,手术前使凝血酶原时间正常。

第六节　大肠癌病人的护理

大肠癌包括结肠癌和直肠癌,在我国以直肠癌最为多见,乙状结肠癌次之。大肠癌转移途径:①直接浸润;②淋巴转移(大肠癌主要的转移途径);③血行转移;④种植转移。

【临床表现】

1. 结肠癌　右侧结肠癌以全身中毒症状、贫血、腹部肿块为主要表现;左侧结肠癌则以慢性肠梗阻、便秘、腹泻、血便等症状为主。排便习惯和粪便性状改变是最早出现的症状。腹痛也是早期症状之一。

2. 直肠癌　早期症状为排便习惯改变,里急后重。大便表面带血及黏液。

【辅助检查】

1. 直肠指检　是直肠癌最重要的首选检查方法。

2. 大便潜血试验　可用于大规模普查时或对高危人群做大肠癌初筛的手段。

3. 内镜检查　是诊断大肠癌最有效、可靠的方法。

【治疗原则】

1. 大肠癌的治疗　以手术切除为主,配合放疗、化疗的综合治疗。

2. 经腹会阴部联合直肠癌根治术(Miles 手术)　适用于腹膜反折以下的直肠癌,不保留肛门。

3. 经腹直肠癌切除术(Dixon 手术)　是应用最多的直肠癌根治术,保留肛门。

【护理要点】

1. 传统肠道准备法　手术前 3 日进少渣半流质饮食,口服肠道抗菌药物,口服或肌内注射维生素 K。手术前 2 日起进流质饮食,每晚用 1% ~2% 肥皂水灌肠 1 次。手术前 1 日晚及手术日晨清洁灌肠,禁用高压灌肠。全肠道灌洗法一般全过程需 3 ~4 小时,灌洗液量不少于 6000mL。直肠癌病人手术前 2 日每晚用 1:5000 高锰酸钾溶液坐浴。

2. 术后护理　禁饮食,持续胃肠减压。手术后 2 ~3 日肠蠕动恢复、肛门或人工肛门排气后可拔除胃管,停止胃肠减压,进流质饮食。手术后 2 周左右可进普食。食物以高蛋白、高热量、富含维生素及易消化的少渣食物为主。

3. 结肠造口护理　是手术后护理的重点。用凡士林或 0.9% 氯化钠溶液纱布外敷结肠造口,防止感染。手术后 1 周,每日扩张造瘘口 1 次,防止造口狭窄。若病人进食后 3 ~4 日未排便,可用液状石蜡或肥皂水经结肠造口做低压灌肠,注意橡胶肛管插入造口不超过 10cm。

第七节　肾癌病人的护理

肾癌高发年龄为 50 ~70 岁。肾细胞癌的病因不清,吸烟是唯一的危险因素,淋巴转移的首站为肾蒂淋巴结。

【临床表现】

血尿、肿块、腰痛。血尿是肾癌最早出现的症状。

【辅助检查】

B 超检查简单易行,CT、MRI、肾动脉造影有助于早期诊断。诊断肾癌最有价值的检查是增强 CT。

【治疗原则】

以手术为主,手术方法包括:部分肾切除术、根治性肾切除术。

【护理要点】

(1)施行肾输尿管切除术后,须留置导尿管 5 ~7 天。

(2)根治性肾切除术病人麻醉期已过及血压平稳时可取半卧位,肾部分切除的病人应卧床 1 ~2 周,以防出血。

(3)术后禁食。

(4)定期复查胸部 X 线,可及早发现肺部转移灶。

第八节　膀胱癌病人的护理

膀胱癌好发于50~70岁,多数为移行细胞癌。吸烟也是膀胱癌重要的致癌因素。淋巴转移常见,晚期血行转移到肝、肺、骨等处。

【临床表现】

血尿为膀胱肿瘤最常见和最早出现的症状,多为全程无痛肉眼血尿。尿频、尿痛属晚期症状。

【辅助检查】

影像学检查　内镜检查(膀胱镜)是最重要的检查手段。肿瘤浸润程度是肿瘤临床分期(T)的依据。

【治疗原则】

膀胱癌实施以手术治疗为主的综合治疗。凡保留膀胱的手术治疗,术后需要进行膀胱内药物灌注治疗,以预防或推迟肿瘤复发。

【护理要点】

(1)术前多饮水可稀释尿液,以免血块引起尿路堵塞。

(2)膀胱肿瘤电切术后常规冲洗1~2天,根据引流液颜色的变化,及时调整冲洗速度。

(3)膀胱肿瘤电切术后6小时,病人可进食。

(4)拔管时间:回肠膀胱术后10~12天,拔除输尿管引流管和回肠膀胱引流管,改为佩戴皮肤造口袋;可控膀胱术后8~10天拔除肾盂输尿管引流管,12~14天拔除贮尿囊引流管,2~3周拔除输出道引流管,训练自行排尿。

第九节　子宫颈癌病人的护理

子宫颈癌是最常见的妇科恶性肿瘤,以鳞状细胞癌最为多见;子宫颈癌病变多发生在宫颈外口的原始鳞柱交接部与生理性鳞柱交接部间所形成的移行带区。

【病因】

子宫颈癌病因目前尚未完全明确,过早性生活、早育、多产、宫颈慢性炎症以及有性乱史者发病率明显增高;此外,子宫颈癌的发病还与经济状况、种族和地理因素有关;近年来大量的研究表明,人乳头瘤病毒(HPV)感染是宫颈癌发生的主要危险因素。

【临床表现】

1. 症状

症状	特点
阴道流血	早期表现为接触性出血
排液	呈白色或稀薄如水样或米泔状,有腥臭,随肿瘤组织的破溃可产生浆液性的分泌物;晚期可出现脓性分泌物或米汤样恶臭排液
其他症状	疾病晚期侵犯宫旁组织和神经,可出现严重持续性腰骶部或坐骨神经痛。病灶压迫输尿管或直肠,可出现尿频、尿急、肛门坠胀等
晚期并发症	由于病变广泛,可因静脉、淋巴回流受阻导致输尿管积水、尿毒症

2. 体征

体征	特点
外生型	宫颈表面有息肉样或乳头样赘生物向外生长,形成菜花状肿物
内生型	宫颈肥大、质硬,表面光滑或有轻度溃疡,宫颈段膨大如桶状

续表

体征	特点	
溃疡型	癌组织脱落出现凹陷性溃疡或如火山口样空洞	
颈管型	病灶隐蔽在宫颈管,是由特殊的浸润性生长扩散到宫颈管,病灶浸润阴道壁时可形成冰冻骨盆	

【辅助检查】

项目	表现		
宫颈脱落细胞学检查是子宫颈癌筛查的主要方法	巴氏Ⅰ级	正常涂片中没有不正常细胞	
	巴氏Ⅱ级	炎症涂片中细胞有异形改变	
	巴氏Ⅲ级	涂片中的可疑癌细胞有核变质改变,但不能肯定,需要进一步随诊检查确认	
	巴氏Ⅳ级	涂片中有高度怀疑是恶性的细胞	
	巴氏Ⅴ级	涂片中有癌细胞,可肯定是癌症	
宫颈和宫颈管活体组织检查	确定子宫颈癌前病变和宫颈癌的最可靠方法		
宫颈碘试验	在碘不染色区取材活检可提高诊断率		
阴道镜检查、造影、膀胱镜、直肠镜检查	有助于确定癌肿临床分期		

【治疗原则】

要点	方法	
手术治疗	采用子宫颈癌根治术及盆腔淋巴清扫术	
放射治疗	早期以腔内照射为主;晚期以外照射为主,内照射为辅	
手术及放射综合治疗	用于病灶较大的病人,术前放疗缩小病灶再行手术	
化学药物治疗	主要用于晚期或复发转移的病人	

【护理措施】

要点	措施	
一般护理	向病人及家属讲解手术有关事宜,减轻病人心理压力;指导病人进食高蛋白、高热量、易消化、富含维生素的食物。手术当日禁食,术后第1天可以进流食	
疾病护理	如果行全子宫切除术,则按妇科开腹手术前护理常规做术前准备;根据手术情况按全麻或硬膜外麻醉术后护理常规,观察病人的神志、意识,保持呼吸道通畅,防止误吸;术后保留尿管1~2周,观察尿的颜色、性质和量及病人尿道口的情况;保留尿管期间每天擦洗尿道口及尿管2次,每周更换尿袋;保持尿管通畅并使尿袋低于尿道口水平,防止逆行感染。拔除尿管后鼓励病人饮水、排尿,于拔除尿管当日下午测残余尿量,<100mL为合格,>100mL或病人不能自主排尿的情况下需重新留置尿管	

第十节　子宫肌瘤病人的护理

子宫肌瘤是由子宫平滑肌组织增生而形成的女性生殖系统中最常见的良性肿瘤,多见于育龄妇女。当肿瘤生长快、血运不足,发生缺血,造成一系列变性,可引起急性和慢性退行改变,常见变性有玻璃样变、囊性变、红色变、肉瘤变及钙化。

子宫肌瘤按肌瘤所在部位可分为宫体肌瘤和宫颈肌瘤,按肌瘤与子宫肌层的位置关系分为肌壁间肌瘤、浆膜下肌瘤(可触及下腹包块)、黏膜下肌瘤(可造成出血量过大)。

【病因】

子宫肌瘤的确切病因目前尚未找到。

雌激素可以使子宫肌细胞增生肥大,肌层变厚,子宫增大。

孕激素可刺激子宫肌瘤细胞核分裂,促进肌瘤生长。

【临床表现】

1. 症状

症状	特点
月经异常	子宫肌瘤的临床症状取决于肌瘤的部位、大小、生长速度、有无继发性改变等因素,与肿瘤数目关系不大
腹部肿块	病人可于下腹部扪及块状肿物,尤其于清晨膀胱充盈将子宫推向上方,肿物更为明显、易扪及
白带增多	由于肌瘤使宫腔面积变大,腺体分泌物增多,盆腔充血,使白带增多
疼痛	当肌瘤压迫盆腔脏器、神经、血管时可出现腰酸、腰痛、下腹坠胀,且经期加重。当浆膜下肌瘤发生蒂扭转时可出现急性腹痛。肌瘤红色变性时,腹痛剧烈并伴有发热
压迫症状	瘤较大时可压迫邻近器官,引起相应症状
不孕或流产	肌瘤压迫输卵管或使宫腔变形,造成流产或不孕
贫血	常伴有恶心、呕吐、腹泻、乏力、头痛等症状
妊娠妇女的治疗	因长期月经过多可出现继发性贫血

2. 体征　妇科检查时,肌壁间肌瘤者常可触及增大的子宫,表面不规则、呈结节状。浆膜下肌瘤者可扪及有蒂与子宫相连的质地较硬的球状物。黏膜下肌瘤的子宫多均匀增大,有时可在宫颈口或阴道内见到红色、表面光滑的肌瘤。

【辅助检查】

1. 超声波检查　了解肌瘤大小、生长部位、数量及血流有无变性。

2. 宫腔镜镜检查　主要用于观察黏膜下肌瘤的大小、位置。

【治疗原则】

子宫肌瘤可采用保守治疗方法和手术治疗方法。

【护理措施】

1. 一般护理

(1)心理护理:减轻病人的焦虑情绪。

(2)营养支持:给予病人高热量、高蛋白、高维生素、含铁丰富的食物。

(3)为病人提供安静、舒适的休养环境,保障病人充足睡眠。

(4)协助病人术后早期下床活动。

(5)保持外阴部的清洁干燥,有尿管期间每日擦洗外阴。

2. 疾病护理

(1)阴道出血量多的病人应住院观察和治疗。

(2)严密观察生命体征变化。

(3)保留会阴垫以准确估计阴道流血量。

(4)注意观察手术后病人的体温、腹痛、手术切口及血常规的变化,及时发现感染征象。

(5)出现急性腹痛、体温升高,立即住院观察处理,并做好术前准备。

(6)告知病人定期复诊、按时接受随访指导。坚持按时药物治疗。

【健康教育】

月经期间应多休息,避免疲劳。

第十一节　卵巢癌病人的护理

卵巢癌是女性生殖器官的常见恶性肿瘤,可发生于任何年龄,是女性生殖器三大恶性肿瘤之一。因早期无明显症状,一旦发现往往已属晚期,因此死亡率居妇科恶性肿瘤之首。

【病因】

卵巢癌的发病原因目前尚不明确。

【临床表现】

1. 症状

症状	特点	
腹部不适	早期主要表现为消化不良、腹胀、餐后常出现胃肠胀气伴腹痛等消化道症状,同时可有腹部包块、腹水、腹围增大	
内分泌功能异常	可出现月经紊乱、月经量增多或减少、闭经。	
消瘦	常见于晚期病人,严重者可出现恶病质	

2. 体征　妇科检查可触及腹部包块,全身检查腹部有包块、腹水,叩诊可有移动性浊音;晚期全身淋巴结增大,肝脾肿大。

【辅助检查】

项目	表现	
盆腔彩超	实性或囊实性包块、血流丰富、腹水	
肿瘤标记物 CA125	是目前对卵巢上皮性肿瘤较为敏感的肿瘤标记物	
甲胎蛋白(AFP)	是诊断内胚窦瘤的肿瘤标记物	
细胞学检查	腹水中查找癌细胞	

【治疗原则】

1. 手术治疗　是卵巢恶性肿瘤的主要治疗方法。

2. 化学药物治疗　由于卵巢恶性肿瘤对化疗敏感,因此化疗为重要的辅助治疗。

【护理措施】

要点	措施	
一般护理	1. 饮食护理　高蛋白、高维生素饮食。	
	2. 肿瘤过大或伴有腹水　可取半坐卧位。	
	3. 腹部膨隆过大的病人　应遵医嘱给予氧气吸入。	
	4. 长期卧床者　给予口腔护理及皮肤护理	
疾病护理	1. 手术前护理 (1)向病人耐心讲解腹部术前常规准备的目的(如备皮、配血、保留导尿管、灌肠、阴道灌洗等)。 (2)对于消瘦的病人,可使用减压贴膜预防压疮	
	2. 术前准备　配血量要达到 800～1000mL	

续表

要点	措施
手术后护理	1. 体位　保持呼吸道通畅,防止误吸 2. 严密监测生命体征　常规使用心电监护 3. 术后保留尿管 2 ~ 3 天　保留尿管期间每天擦洗尿道口及尿管 2 次,保持尿管通畅并使用尿袋低于尿道口水平,防止逆行感染 4. 饮食　未行肠道手术的病人术后第 1 天可以进流食,根据排气的情况逐渐进半流食、普食 5. 活动　手术后 6 ~ 8 小时后即可在床上翻身活动,术后第 1 日取半卧位,根据体位于下午或术后第 2 日下地活动

第十二节　绒毛膜癌病人的护理

绒毛膜癌是一种高度恶性的滋养细胞肿瘤,早期就可通过血行转移至全身各个组织器官,引起出血坏死。病人多为育龄妇女,其中 60% 继发于葡萄胎,少数发生于足月产、流产及异位妊娠后。常见的转移部位依次为肺、阴道、脑及肝等。

【病因】

滋养细胞肿瘤发生的确切病因目前尚不完全清楚。

【临床表现】

1. 原发灶表现

表现	特点
阴道出血	葡萄胎清除后、流产或足月产后出现不规则阴道流血,量多少不定,或月经恢复正常数月后又出现阴道流血。长期流血可致继发性贫血
宫复旧不全或不均匀增大	葡萄胎排空后 4 ~ 6 周子宫未恢复正常大小、质软,也可表现为子宫不均匀性增大
卵巢黄素化囊肿	葡萄胎清除后、流产或足月产后,卵巢黄素化囊肿可持续存在
腹痛	若肿瘤组织穿破子宫,可引起急性腹痛和腹腔内出血症状。黄素化囊肿发生扭转或破裂时也可出现急性腹痛
假孕症状	表现为乳房增大,乳头、乳晕着色,外阴、阴道、宫颈着色,生殖道质地变软

2. 转移灶表现

转移灶	特点
肺(80%)	常见症状为咳嗽、血痰或反复咯血、胸痛、呼吸困难。常急性发作,少数情况下可出现肺动脉高压和急性肺衰竭。当转移灶较小时也可无任何症状
阴道(30%)	转移灶常位于阴道前壁。局部呈现紫蓝色结节,破溃后可大出血
肝(10%)	预后不良,表现为上腹部或肝区疼痛,若病灶穿破肝包膜可出现腹腔内出血
脑(10%)	预后凶险,为主要的死亡原因

【辅助检查】

1. 绒毛膜促性腺激素测定　持续高值。

2. 超声波检查　诊断子宫内病灶。

3. X 线检查　为肺转移的常规检查。

【治疗原则】

绒毛膜癌施行以化疗为主、手术和放疗为辅的综合治疗。

【护理措施】

要点	措施	
心理护理	鼓励病人接受现实	
严密观察病情	1. 腹痛　剧烈腹痛可能是肿瘤穿破子宫的信号。 2. 阴道出血　记录阴道出血量,严密观察生命体征。 3. 转移病人的护理措施 (1)阴道转移:结节未破溃的病人应以卧床休息为主。活动时勿用力过猛过重,以免因摩擦引起结节破溃出血。 (2)肺转移:吸氧、镇静剂及化疗药、咯血时取头低侧卧位并保持呼吸道的通畅,轻击背部,排除积血。 (3)脑转移:抽搐发生时应立即用开口器,以防舌咬伤,同时通知医生进行抢救。保持呼吸道通畅,定时吸痰。 4. 预防感染　化疗首先出现的反应是白细胞减少,因此应预防感染	

【健康教育】

(1)恢复期节制性生活,做好避孕。

(2)进食高蛋白、高维生素、易消化的饮食,鼓励病人多进食,以增强机体抵抗力。

第十三节　葡萄胎及侵蚀性葡萄胎病人的护理

一、葡萄胎

葡萄胎是一种良性滋养细胞疾病,又称良性葡萄胎。其病理特点为滋养细胞呈不同程度的增生,间质水肿,间质内血管消失。葡萄胎分为完全性和部分性两类,大部分为完全性葡萄胎。

【病因】

葡萄胎的发病原因尚不清楚。

【临床表现】

表现	特点	
症状	1. 阴道流血　是最常见的症状,多数病人在停经8~12周左右发生不规则阴道出血。 2. 子宫异常增大、变软	
卵巢黄素化囊肿	葡萄胎病人滋养细胞过度增生,产生大量人绒毛膜促性腺激素	
妊娠呕吐及妊娠期高血压疾病	病人在妊娠早、中期即可出现妊娠高血压综合征	
腹痛	一般发生在阴道流血前	
咯血	少数葡萄胎病人有咯血的症状出现,在葡萄胎排出后多能自然消失	
甲亢征象	约7%病人出现甲状腺功能亢进	

【辅助检查】

1. 人绒毛膜促性腺激素(hCG)测定　hCG滴度往往高于相应孕周的正常值。

2. 超声波检查　B型超声检查示子宫明显大于相应孕周,无妊娠囊,或无胎体及胎心搏动,宫腔内充满不均质密集状或短条状回声,呈"落雪状"。

【治疗原则】

要点	方法
清除宫腔内容物	葡萄胎的诊断一经确定后,应立即给予清除
子宫切除术	年龄超过 40 岁的病人,可直接切除子宫、保留附件
黄素化囊肿处理	一般情况下不需要处理,但当发生囊肿扭转应手术治疗
预防性化疗	具有恶变倾向的葡萄胎病人选择性地采取预防性化疗。具有恶变倾向的葡萄胎病人包括:①年龄大于 40 岁;②葡萄胎排出前 β－hCG 值异常升高;③子宫明显大于停经月份;④黄素化囊肿直径大于 6cm。预防性化疗一般选用单药化疗,如氟尿嘧啶、放线菌素、甲氨蝶呤等

【护理措施】

要点	措施
心理护理	增强病人战胜疾病的信心
严密观察病情	严密观察腹痛及阴道流血情况,保留会阴垫
做好治疗配合	刮宫前配血,建立静脉通路并备好催产素、抢救药品及物品,以防大出血造成的休克。对妊娠期高血压疾病病人做好相应的治疗配合及护理。
清宫术的术前护理	1. 术前建立有效的静脉通路,备血,防止术中大出血,准备好抢救措施。 2. 协助病人术前排空膀胱
术中护理	严密观察病人有无面色苍白、出冷汗、口唇发绀的表现,及时测量血压、脉搏,防止出血性休克发生
术后护理	术后将刮出组织送病理检查,同时注意观察阴道出血及腹痛情况

二、侵蚀性葡萄胎

侵蚀性葡萄胎又称恶性葡萄胎,是指病变侵入子宫肌层或转移至近处或远处器官。

【病因】

侵蚀性葡萄胎来自良性葡萄胎,有 5% ～20% 的葡萄胎可发展成侵蚀性葡萄胎,大多数侵蚀性葡萄胎发生在葡萄胎清除后 6 个月内。

【临床表现】

1. 病史　侵蚀性葡萄胎大多继发于良性葡萄胎,病人均有葡萄胎病史,多发生在葡萄胎清除术后 6 个月以内。

2. 阴道出血　是侵蚀性葡萄胎最常见的症状。

3. 移灶表现　侵蚀性葡萄胎最常见的转移部位是肺,其次是阴道、宫旁,脑转移较少见。出现肺转移时,病人往往有咯血。

【辅助检查】

测定血和尿的人绒毛膜促性腺激素(hCG)、测定胸部 X 线摄片、超声波检查、组织学诊断。

【治疗原则】

化疗为主,手术和放疗为辅。年轻未生育者可保留子宫,需手术治疗者主张先化疗,待病情稳定再行手术。

【护理措施】

1. 心理护理　指导病人面对疾病的正确方式。

2. 密切观察病情　严密观察腹痛及阴道流血情况,记录出入量。

3. 术前准备　配血,建立静脉通道,准备催产素、抢救物品及药品。

4. 有转移灶病人的护理措施

转移灶表现	措施
阴道转移	禁止做不必要的检查和使用窥阴器,尽量卧床休息,密切观察阴道有无破溃出血;准备好各种抢救器械和物品,配血备用;发生转移灶破溃大出血时,应立即通知医生并配合抢救
肺转移	卧床休息,减轻病人消耗,呼吸困难者半卧位并吸氧;按医嘱给予镇静剂及化疗药;大量咯血时有窒息、休克甚至死亡的危险,给予头低侧卧位并保持呼吸道的通畅,轻击背部,排除积血
脑转移	严密观察病情;按医嘱给予静脉补液、止血剂、脱水剂、吸氧、化疗等;预防并发症

第十四节　白血病病人的护理

白血病是起源于骨髓造血干细胞的恶性克隆性疾病,造成正常造血细胞减少。常见病因包括苯及其衍生物,氯霉素、保泰松、烷化剂及细胞毒药物等。

项目	急性白血病	慢性髓细胞白血病
分类	骨髓和周围血中以原始细胞(超过30%)及早期幼稚细胞为主	骨髓及外周血中以异常的成熟细胞为主,伴幼稚细胞;原始细胞常不超过10%～15%
临床表现	1. 贫血　首发 2. 发热　为常见症状;继发感染以口腔炎最多见 3. 出血 　(1)血小板减少。 　(2)可遍及全身。 　(3)可表现为月经多。 　(4)颅内出血最为严重。 4. 白血病细胞浸润不同部位的表现 　(1)肝、脾及淋巴结肿大:急淋病人多见。 　(2)骨和关节:①胸骨下端局部压痛;②四肢关节痛和骨痛以儿童多见。 　(3)中枢神经系统白血病:①多发生在疾病缓解期;②脑膜或中枢神经系统症状,如头痛、呕吐、颈强直,重者抽搐、昏迷等	慢性期　脾大为最突出体征,可达脐水平甚至伸入盆腔
辅助检查	1. 血象　正细胞正色素性贫血。 2. 骨髓象 　(1)增生明显活跃或极度活跃。 　(2)白血病原始细胞和幼稚细胞为主。 　(3)正常粒系、红系细胞及巨核细胞系统均显著减少	1. 血象　各阶段中性粒细胞均增多 2. 染色体检查　95%以上病人血细胞中出现Ph染色体

续表

项目	急性白血病	慢性髓细胞白血病
治疗原则	1. 对症支持治疗 （1）防治感染:感染是白血病病人的主要死因。 （2）控制出血:①血小板计数 $< 20 \times 10^9$ L 且出血严重者,输浓缩血小板 悬液或新鲜血;②轻度出血可使用止血药。 （3）预防尿酸肾病:①多饮水;②给予别嘌醇。 2. 化学治疗 （1）诱导缓解标准:①白血病的症状、体征基本消失;②血象和骨髓象基本正常。 （2）急淋白血病首选 VP 方案。 （3）急非淋白血病用 DA 方案。 3. 巩固强化治疗 ①急淋白血病治疗 3~4 年;②急非淋白血病治疗 1~2 年。 4. 中枢神经系统白血病防治 ①甲氨蝶呤在缓解前或后于鞘内注射;②加地塞米松	1. 化学治疗 首选羟基脲。 2. 其他治疗 （1）服用别嘌醇。 （2）每日饮水 1500mL 以上,可预防尿酸肾病
护理措施	1. 饮食护理 高蛋白、高维生素、高热量饮食 2. 化疗不良反应的护理 （1）局部反应。 　①静脉炎(柔红霉素、氮芥、阿霉素等可致)处理: 　·注射速度要慢,注射后冲洗静脉; 　·普鲁卡因封闭或冷敷后休息至痊愈。 　②药物外渗: 　·表现为疼痛、肿胀、局部坏死,严重时纤维挛缩,关节活动受限; 　·嘱病人应及时诉说不适; 　·冰块冷敷至少 24 小时; 　·若渗出较多可回抽; 　·若病人诉说局部疼痛,应立即停止注射。 （2）骨髓抑制:定期查血象、骨髓象。 （3）其他。①长春新碱能引起末梢神经炎、手足麻木感。②柔红霉素、高三尖杉酯碱类药物可引起心肌炎及心脏传导损害:要缓慢静滴;注意听心率、心律,复查心电图。③甲氨蝶呤可引起口腔溃疡,用 0.5% 普鲁卡因含漱。④环磷酰胺可引起脱发及出血性膀胱炎:多饮水;有血尿者停药。 3. 预防感染 做好保护性隔离	1. 休息与活动 （1）注意休息,尤其贫血较重病人。 （2）防止跌倒。 2. 症状护理 （1）脾大者,可采取左侧卧位。 （2）尽量避免弯腰和碰撞腹部。 3. 药物护理 遵医嘱服用白消安（或羟基脲）

第十五节 骨肉瘤病人的护理

骨肉瘤是最常见的原发性恶性骨肿瘤,恶性程度高,预后差。发病年龄以 10~20 岁青少年多见。好发于长管状骨干骺端,股骨远端、胫骨和肱骨近端是常见发病部位。主要通过血行转移,肺转移发生率较高。

【临床表现】

早期症状为疼痛,尤以夜间为甚。

【辅助检查】

X线检查 肿瘤生长及骨膜反应可见三角状新骨,称 Codman 三角,或垂直呈放射样排列,称日光射线现象。

【治疗原则】

骨肉瘤采用综合治疗。

【护理措施】

1. 骨髓抑制 定期检查血常规,一般用药后 7~10 天,若白细胞降至 $3.5 \times 10^9/L$、血小板降至 $80 \times 10^9/L$,应停止用药。

2. 鼓励病人多饮水,尿量保持在每日 3000mL 以上,预防泌尿系统感染。

3. 截肢术后护理 病人 24~48 小时应抬高患肢,预防肿胀。

4. 残肢功能锻炼 一般术后 2 周,伤口愈合后开始功能锻炼。

第十六节 颅内肿瘤病人的护理

颅内肿瘤又称脑瘤,包括原发性肿瘤和继发性肿瘤。原发性肿瘤以神经胶质瘤最为常见,颅内肿瘤约半数为恶性肿瘤,发病部位以大脑半球最多见。

【临床表现】

颅内压增高;局灶症状与体征。

【辅助检查】

CT 和 MRI 是目前最常用的辅助检查。

【治疗原则】

手术切除肿瘤是主要的治疗方法,辅以化疗和放疗。

【护理措施】

(1)采取床头抬高 15°~30° 的斜坡卧位,利于颅内静脉回流,降低颅内压。

(2)避免剧烈咳嗽和用力排便,防止颅内压骤然升高导致脑疝的发生。

(3)幕下开颅取去枕侧卧位或侧俯卧位。

(4)手术后创腔引流瓶(袋)放置于头旁枕上或枕边,高度与头部创腔保持一致,手术 48 小时后,可将引流瓶(袋)略放低,引流放置 3~4 日,即可拔除引流管,以免形成脑脊液漏。

(5)颅内出血多发生在手术后 24~48 小时内,是最危险的并发症。一旦发现病人有颅内出血征象,应及时报告医师,并做好再次手术止血的准备。

第十七节 乳腺癌病人的护理

乳腺癌与性激素紊乱有关,其中雌酮及雌二醇与乳癌的发病有直接关系。乳腺癌发生的易感因素包括:①乳腺癌家族史;②内分泌因素:月经初潮早于 12 岁、绝经期迟于 50 岁、40 岁以上未孕或初次足月产迟于 35 岁均与乳腺癌发病有关;③营养过剩、肥胖、高脂饮食可加强或延长雌激素对乳腺上皮细胞的刺激。乳腺淋巴结转移多见于同侧腋窝,晚期可有锁骨上淋巴结转移及肺、肝、骨等远处转移。

【临床表现】

早期表现为患侧乳房出现无痛、单发的小肿块,常发生在乳房的外上象限,若癌块侵犯连接腺体与皮肤的 Cooper 韧带,使之收缩,导致皮肤表面凹陷,称为"酒窝征";当皮内或皮下淋巴管被癌细胞堵塞时,可出现皮肤淋巴水肿,在毛囊处形成许多点状凹陷,使皮肤呈"橘皮样"改变。

【辅助检查】

X 线钼靶摄片;可用细针穿刺肿块吸取组织细胞做细胞学检查。

【治疗原则】

以手术治疗为主,辅以化学药物、内分泌、放射治疗和生物治疗等综合治疗。

【护理要点】

1.术前护理　妊娠期或哺乳期的乳腺癌病人,前者应立即终止妊娠,后者应断乳。

2.病情观察　术后如有胸闷、呼吸窘迫,应判断是否因术中损伤胸膜而发生了气胸。

3.术后患侧上肢护理　用软枕垫高,并进行上肢远心端的按摩,以促进静脉和淋巴的回流。绝对禁止在术侧手臂测血压、注射或抽血,以免加重循环障碍。

4.保持引流通畅　皮瓣下引流管做持续负压吸引,使皮瓣下的潜在间隙始终保持负压状态,有利于创面渗液的排出,也使皮瓣均匀地附着于胸壁,便于皮瓣建立新的血液循环。

5.功能锻炼　为尽快恢复患肢功能,应鼓励和协助病人早期开始患侧上肢的功能锻炼。

(1)术后 24 小时内:开始活动手部及腕部。

(2)术后 1~3 日:进行上肢肌肉的等长收缩。

(3)术后 4~7 日:鼓励病人用患侧手洗脸、刷牙等,进行用患侧手触摸对侧肩部及同侧耳朵的锻炼。

(4)术后 1~2 周:开始进行肩部活动、手指爬墙运动(逐渐递增幅度)。

【健康教育】

术后 5 年内应避免妊娠,以免促使乳腺癌复发。

第十八节　子宫内膜癌病人的护理

子宫内膜癌是指子宫体内膜发生的癌,以腺癌为主,又称子宫体癌。根据病变形态和范围可分为弥漫型和局灶型 2 种。子宫内膜癌是女性生殖器官常见的三大恶性肿瘤之一,多见于老年妇女。

【病因】

病因目前尚不清楚,可能与持续的雌激素刺激且无孕激素拮抗下发生子宫内膜增生症,甚至癌变有关。另外,未婚、未育、少育、肥胖、高血压、糖尿病、绝经延迟及其他心血管疾病病人发生子宫内膜癌的比例增加。约20%的子宫内膜癌病人有家族史。

【临床表现】

表现	特点
阴道流血	绝经后出现阴道流血为典型症状
阴道排液	少数病人诉阴道排液增多,早期为浆液性或浆液血性白带,晚期合并感染时,可见脓性或脓血性排液,并有恶臭
疼痛	晚期癌肿浸润周围组织,压迫神经引起下腹部和腰骶部疼痛,并向下肢及足部放射
全身症状	晚期出现贫血、消瘦、发热、衰竭等恶病质表现
体征	晚期偶见癌组织自宫颈口脱出,质脆,触之易出血

【辅助检查】

分段诊断性刮宫(简称分段诊刮)　是诊断子宫内膜癌最可靠的方法。

第十九节　原发性支气管肺癌病人的护理

【病因与分类】

1.按解剖学部位分类　分为中央型肺癌和周围型肺癌。

2.按细胞类型分类　分为下列四种类型。

(1)鳞状细胞癌(鳞癌)：在肺癌中最常见，约占50%。

(2)小细胞癌(未分化小细胞癌)：恶性程度高，较早出现淋巴和血行转移。各型中预后最差。

(3)腺癌：女性相对多见，多为周围型肺癌。

(4)大细胞癌：较少见，多为中心型。

3.转移途径　包括直接扩散；淋巴转移(常见的扩散途径)；血行转移。

【临床表现】

咳嗽(中央型出现较早，阵发性、刺激性干咳为首发症状)，咯血(间断或持续痰中带血多见)，肿瘤组织坏死可引起癌性发热等。

【辅助检查】

1.胸部X线检查　是主要的诊断方法。

2.痰细胞学检查　可明确诊断。

3.支气管镜检查　诊断中心型肺癌的阳性率较高。

4.CT检查　对明确纵隔淋巴结有无转移很有价值。

【治疗原则】

1.手术治疗　目的是彻底切除肺部原发癌肿病灶和局部及纵隔淋巴结。

2.放射治疗　小细胞癌对放射疗法敏感性较高，鳞癌次之，腺癌和细支气管肺泡癌最低。

【护理要点】

(1)应指导并劝告病人戒烟2周。

(2)指导病人练习腹式深呼吸、有效咳嗽和翻身，可促进肺扩张。

(3)严格掌握输液的量和速度，防止前负荷过重而导致肺水肿。全肺切除术后病人应控制钠盐摄入量，一般而言，24小时补液量宜控制在2000mL内，速度以20~30滴/分为宜。

第十四章 血液、造血器官及免疫疾病病人的护理

第一节 血液及造血系统的解剖生理

成分	生理功能
血细胞的造血器官	造血器官有骨髓、胸腺、肝、脾和淋巴结
血液组成	血细胞成分有红细胞、白细胞及血小板 3 种
血细胞的生理特征及功能	血细胞主要在骨髓生成,在胚胎期 24 周前,胎肝为主要造血器官。婴儿出生后,红骨髓成为主要造血器官
红细胞	主要成分为血红蛋白。主要功能是运输氧和二氧化碳,红细胞减少引起贫血
白细胞	分为粒细胞、单核细胞和淋巴细胞。中性粒细胞是急性化脓性细菌入侵的第一道防线;嗜酸性粒细胞具有抗过敏、抗寄生虫作用
血小板	主要参与生理性止血和血液凝固。主要功能是止血
小儿血液特点	1. 出生后红细胞生成素减少,骨髓造血功能暂时性降低,红细胞破坏增加等因素,生后 2~3 个月出现"生理性贫血",约至 12 岁达成人水平。 2. 白细胞总数 8 岁后接近成人水平,白细胞分类主要是中性粒细胞和淋巴细胞的两次交叉(比例相等),第一次交叉出现在生后 4~6 天;第二次交叉出现在 4~6 岁

第二节 缺铁性贫血病人的护理

一、小儿贫血概述

贫血是指单位容积末梢血中红细胞数或血红蛋白量低于正常值。

【贫血诊断标准】

标准	内容
国内诊断标准	1. 新生儿　Hb < 145g/L。 2. 1~4 个月　Hb < 90g/L。 3. 4~6 个月　Hb < 100g/L
WHO 标准	1. 6 个月~6 岁　Hb < 110g/L。 2. 6~14 岁　Hb < 120g/L

【小儿贫血分度】

分度	轻度	中度	重度	极重度
儿童 Hb(g/L)	120~90	90~60	60~30	<30

【病因及分类】

类型	病因	
红细胞及血红蛋白生成不足	1.造血物质缺乏。 2.造血功能障碍	
红细胞破坏过多(溶血性贫血)	1.红细胞内在因素。 2.红细胞外在因素	
红细胞丢失过多(失血性贫血)	1.急性失血。 2.慢性失血	

二、营养性缺铁性贫血

缺铁性贫血是由于体内铁缺乏导致血红蛋白合成减少而引起的一种小细胞低色素性贫血,是小儿贫血中最常见的类型,以6个月至2岁的婴幼儿发病率最高。

【病因及发病机制】

要点	内容	
铁的储存不足	如早产、双胎、孕母患缺铁性贫血等	
铁摄入不足	缺铁的主要原因	
生长发育快	对铁的需要量相对增多	
铁的吸收及利用障碍	慢性腹泻、反复感染及不合理的食物搭配等	
铁的丢失过多	长期慢性失血(是成年人缺铁性贫血的主因)	

【临床表现】

表现	特点	
一般贫血表现	皮肤黏膜苍白,以口唇、甲床最明显	
髓外造血表现	肝、脾、淋巴结肿大	
非造血系统表现	1.消化系统　异食癖。 2.其他表现　反甲	

【辅助检查】

项目	表现	
血常规	呈小细胞低色素性贫血,外周血涂片可见红细胞大小不等,以小细胞为多	
铁代谢检查	血清铁蛋白(SF)　是一种灵敏而可靠的血清学诊断指标	

【治疗原则】

要点	方法	
祛除病因	1.添加含铁丰富的辅食。 2.首要措施、治疗贫血的关键、最重要的治疗	

续表

要点	方法
铁剂治疗	1. 口服铁剂(首选) 硫酸亚铁,一直服用到血红蛋白正常后再服用 6~8 周(2 个月左右),成人是 3~6 个月。 2. 注射铁剂 右旋糖酐铁
输血治疗	适用于重症贫血并发心功能不全或明显感染者

【护理措施】

要点	内容
纠正不良饮食习惯	指导家长对早产儿和低体重儿自 2 个月左右给予铁剂
应用铁剂注意事项	1. 在饭后或两餐中间服用。 2. 可与维生素 C、果汁等同服,促进铁吸收。 3. 避免与牛奶、茶、蛋类、抗酸药物等同服。 4. 用吸管服药,以防牙齿被染黑。 5. 口服铁剂可致胃肠道反应,宜从小剂量开始

第三节 营养性巨幼细胞贫血病人的护理

【病因】

要点	内容
摄入不足	因羊乳中维生素 B_{12} 和叶酸含量少,未及时添加辅食可引起
需要量增加	生长发育迅速使需要量增加
吸收、转运障碍,慢性腹泻	严重营养不良等可造成吸收障碍
其他	药物影响

【临床表现】

(1)6 个月至 2 岁儿童多见,起病缓慢。

(2)虚胖,毛发稀疏细黄,面色苍黄或蜡黄,口唇、指甲等处苍白,肝、脾肿大。

(3)烦躁、易怒,维生素 B_{12} 缺乏者出现表情呆滞、反应迟钝、嗜睡、少哭不笑、不认亲人,智力发育、动作发育落后甚至倒退。

(4)重症者可出现头部、肢体、躯干或全身不规则震颤,手、足无意识运动甚至抽搐,感觉异常、共济失调、踝阵挛及巴宾斯基征阳性等。

(5)叶酸缺乏者不发生神经系统症状,可有精神异常。

【治疗原则】

1.病因治疗 去除病因,如改变不合理饮食、彻底治疗原发病、药物引起者酌情停药。

2.补充性药物治疗 巨幼细胞贫血经标准治疗后,一般于 48~72 小时症状即见好转,网织红细胞开始上升,接着血红蛋白上升。

(1)补充叶酸:每次 5~10mg, 3 次/天,直至血常规完全恢复正常。

(2)由叶酸拮抗剂引起者,可用四氢叶酸钙治疗,3~6mg/d,肌内注射。

(3)伴维生素 B_{12} 缺乏者,加用维生素 B_{12} 直至血常规恢复正常。

3.其他 出现缺铁表现时要补充铁剂,注意补充维生素 B_{12} 和维生素 C。

第四节　再生障碍性贫血病人的护理

再生障碍性贫血(简称再障)最常见的致病药物是氯霉素,其毒性可引起骨髓造血细胞受抑制及损害骨髓微环境;苯是重要的骨髓抑制毒物,长期与苯接触危害性较大。

【临床表现】

类型	临床表现
主要表现	进行性贫血、出血、反复感染,而肝、脾、淋巴结多无肿大
重型再生障碍性贫血	早期表现为出血与感染,伴明显的乏力、头晕及心悸等,还常有深部出血,如便血、血尿、子宫出血或颅内出血,危及生命。死亡原因为脑出血和严重感染
非重型再生障碍性贫血	贫血是首发和主要表现,以皮肤黏膜为主

【辅助检查】

项目	表现
血象	呈正细胞贫血,全血细胞减少,重型较明显,但三种细胞减少的程度不一定平行。网织红细胞绝对值低于正常
骨髓象(重型)	骨髓显示增生低下或极度低下,粒、红二系明显减少,无巨核细胞
骨髓象(非重型)	造血组织有灶性增生,受损部位造血细胞明显减少

【治疗原则】

要点	方法
消除诱因	1. 祛除或避免可能导致骨髓损害的因素,禁用对骨髓有抑制的药物。 2. 预防和控制感染;纠正贫血;止血;输血
药物治疗	1. 雄激素为治疗非重型再障首选药物,作用机制可能是刺激肾脏产生红细胞生成素,对骨髓有直接刺激红细胞生成作用。 2. 免疫抑制剂是目前治疗重型再障的首选药物。 3. 造血细胞因子主要用于重型再障,一般在免疫抑制剂治疗的同时或以后应用,有促进血象恢复的作用 4. 骨髓移植用于重型再障,40 岁以下、未接受输血、未发生感染的病人

【护理措施】

要点	措施
制订活动计划	1. 一般重度以上贫血(血红蛋白 <60g/L)者要以卧床休息为主。 2. 中、轻度贫血者应休息与活动交替进行,活动中如出现心慌、气短应立刻停止活动
药物护理	1. 丙酸睾酮为油剂,需深层注射;由于吸收慢,注射部位易发生肿块,要经常检查注射部位,发现硬块要及时理疗。 2. 男性化,如毛须增多、声音变粗。 3. 肝功能受损,用药过程中应定期检查肝功能
脑出血的护理	1. 嘱病人多卧床休息,观察有无脑出血先兆,如头痛、呕吐、精神烦躁不安等。 2. 若发生颅内出血,迅速处理

【健康教育】

(1)尽可能避免或减少接触与再障发病相关的药物和理化物质。

(2)病人出院后要坚持治疗,预防出血、感染,监测药物的不良反应,定期复查。

第五节 血友病病人的护理

血友病是一组因遗传性凝血活酶生成障碍引起的出血性疾病。病理机制为凝血因子基因缺陷导致其水平和功能低下,而使血液不能正常地凝固。临床主要表现为自发性关节和组织出血,以及出血引致的畸形。

【病因】

血友病为遗传性疾病,常见的遗传方式有两种:①血友病病人与正常女性结婚,其女儿100%为携带者,儿子均为正常人;②正常男性与携带者女性结婚,儿子有50%概率为血友病病人,女儿有50%概率为携带者。

【临床表现】

表现	特点
出血	具备下列特征: 1. 出生即有,伴随终身。 2. 常表现为软组织或深部肌肉内血肿。 3. 负重关节(如膝、踝关节等)反复出血甚为突出
皮肤	紫癜极罕见

【辅助检查】

本病主要为内源性途径凝血障碍,凝血时间和激活部分凝血活酶时间延长,凝血酶原消耗(PCT)不良及简易凝血酶生成试验(STGT)异常,而出血时间、血小板计数均正常。

【治疗原则】

目前尚无根治方法,最有效的治疗方法是替代治疗,最好的治疗方式是预防性治疗。替代治疗的目的是将病人缺乏的凝血因子提高到止血水平,以预防或治疗出血。

【护理措施】

要点	措施
出血的护理	1. 防止外伤,预防出血。不要过度负重或做剧烈的接触性运动(拳击、穿硬底鞋或赤脚走路)。 2. 尽量采用口服用药,不用或少用肌注和静注。必须注射时,注射完毕至少压迫针刺部位5分钟,直至出血停止。 3. 注意口腔卫生
关节的护理	局部制动并保持肢体于功能位
病情观察	1. 注意观察肌肉及关节血肿引起的表现,判断其程度,协助医生进行相应处理。 2. 定期监测血压、脉搏,观察病人有无呕血、咯血等内脏出血征象
用药护理	1. 输注凝血因子,应在凝血因子取回后立即输注。 2. 遵医嘱用药,禁忌使用阿司匹林、双嘧达莫等抑制血小板聚集或使血小板减少的药物,以防加重出血

【健康教育】

(1)教育病人日常的、适度的运动是有益的,但应避免剧烈的接触性运动,如足球、篮球、拳击等,以降低外伤和出血的危险。

(2)指导病人注意口腔卫生,要避免使用阿司匹林或任何含有阿司匹林的药物,因此类药能减弱血小板功能,增加出血的频率和严重度。

第六节　特发性血小板减少性紫癜病人的护理

特发性血小板减少性紫癜(简称 ITP)是一种自身免疫性出血综合征,又称自身免疫性血小板减少症,是一种复杂的、多种机制共同参与的获得性自身免疫性疾病。临床表现为自发性的皮肤、黏膜及内脏出血。

【病因】

病因未明,可能与感染因素、免疫因素、肝因素、雌激素水平升高有关。

1.**感染**　发病前 2 周左右有上呼吸道感染史。

2.**免疫因素**。

3.**肝、脾因素**　正常人血小板平均寿命为 7~11 日,ITP 病人血小板寿命明显缩短,约为 1~3 日。

【临床表现】

类型	临床表现	
急性型	半数以上见于儿童,起病急骤,可出现畏寒、发热,全身的皮肤黏膜出血,可有大片瘀斑,甚至血肿	
慢性型	以青年女性多见。起病缓慢隐匿,出血症状较轻,表现为反复发作的皮肤及黏膜瘀点、瘀斑,可伴轻度脾大	

【辅助检查】

项目	表现	
血象	血小板计数减少程度不一,急性型常低于 $20 \times 10^9/L$	
骨髓巨核细胞	数量增多或正常,形成血小板的巨核细胞减少,巨核细胞出现成熟障碍	
出血时间	延长,血块回缩不良,束臂试验阳性	

【治疗原则】

治疗	方法	
一般疗法	严重者应卧床休息,避免使用降低血小板数量及抑制血小板功能的药物,感染时应使用抗生素	
药物治疗	1.肾上腺糖皮质激素为首选药物,该类药物可以抑制血小板与抗体结合,阻止单核巨噬细胞吞噬破坏血小板(主要是在脾、肝),并降低血管壁通透性。 2.口服泼尼松,每次 10~20mg,每日 3 次,病情急重可静脉点滴氢化可的松或地塞米松。 3.注意监测血压、血糖的变化,预防感染,保护胃黏膜	
脾切除适应证	1.糖皮质激素治疗 6 个月以上无效者。 2.糖皮质激素治疗有效,但维持量必须大于 30mg/d。脾切除的作用机制是减少血小板破坏及抗体的产生,切脾后约 70% 可获疗效	
输血和输血小板	用于危重出血者、血小板低于 $20 \times 10^9/L$ 者	

【护理措施】

1.**病情观察**　注意出血部位、范围、出血量及出血是否停止。

2.**休息与活动**　血小板计数 $<50 \times 10^9$ 者,应减少活动,增加卧床休息时间;血小板 $<20 \times 10^9$,必须卧床休息,加强各种生活护理。

3.**饮食护理**　高蛋白、高维生素、少渣饮食。

4.**症状护理**　皮肤出血者不可搔抓皮肤,鼻腔出血不止用油纱条填塞。

5.**预防脑出血**　血小板计数 $<20 \times 10^9/L$ 时应警惕脑出血。

6.**用药护理**　本病首选药物为糖皮质激素。

【健康教育】

1. 生活指导　慢性病人适当限制活动；血小板$< 50 \times 10^9$/L者勿做较强体力活动，可适当散步，预防各种外伤。

2. 避免使用损伤血小板的药物　如阿司匹林、双嘧达莫、吲哚美辛、保泰松、右旋糖酐等。

3. 指导病人自我保护　服药期间不与感染病人接触，公共场所戴口罩，避免感冒。

第七节　过敏性紫癜病人的护理

过敏性紫癜是一种常见的血管变态反应性疾病。本病多见于儿童及青少年，春秋季多发。主要死因为肾衰竭、肠套叠及肠梗阻。

【病因】

感染、食物、药物等。

【临床表现】

类型	临床表现
单纯型（紫癜型）	最常见，以反复皮肤紫癜为主要表现，多位于下肢及臀部，呈对称分布，分批出现，大小不等。一般数日内紫癜逐渐由紫红色变成紫色、黄褐色、淡黄色，经7－14天消退。
腹型	常由于胃黏膜水肿、出血而致腹痛，伴恶心、呕吐、腹泻及血便
关节型	关节部位血管受累出现关节肿胀、疼痛及功能障碍等表现
肾型	多在紫癜发生后1周出现蛋白尿、血尿、管型尿

【辅助检查】

部分病人束臂试验阳性，毛细血管镜检查可见毛细血管扩张，扭曲及渗出性炎症。

【治疗原则】

1. 病因治疗　寻找并去除各种致病因素。

2. 药物治疗

（1）可选用抗组胺药：如异丙嗪、氯苯那敏（扑尔敏）及静注钙剂等。

（2）糖皮质激素：对腹型和关节型疗效较好，常用泼尼松。

（3）肾型可用免疫抑制剂，也可用抗凝治疗或中药治疗。

【护理措施】

要点	措施
急性期	应卧床休息。不要食用易引起过敏的鱼、虾、牛奶等，多吃蔬菜、水果
症状护理	置病人于舒适的环境，腹痛时遵医嘱皮下注射阿托品以缓解疼痛
病情观察	1. 皮肤出血的部位及范围。 2. 腹痛的性质、部位、程度以及持续时间，若肠鸣音消失，出现腹胀和腹肌紧张，应警惕有肠梗阻或肠穿孔发生的可能。若肠鸣音活跃，血压下降及血便提示再次便血。 3. 关节局部肿、热、痛的情况
用药护理	叮嘱应用环磷酰胺的病人多饮水，并注意观察小便量及色泽改变

【健康教育】

（1）预防上呼吸道感染。

（2）饮食宜清淡，对病人食用后曾发生过敏的食物，如鸡蛋、牛奶、鱼、虾、蟹及其他海产品等应绝对禁忌，过敏体质者应避免食用。

第八节　弥散性血管内凝血病人的护理

微血栓形成是 DIC 的基本和特异性病理变化,其发生部位广泛,多见于肺、肾、脑、肝、心、肾上腺、胃肠道及皮肤、黏膜等部位,主要为纤维蛋白性血栓及纤维蛋白–血小板血栓。

【病因】

感染性疾病最多见,常见的有败血症、斑疹伤寒、流行性出血热、内毒素血症、重症肝炎、麻疹和脑型疟疾等,恶性肿瘤次之。

【临床表现】

1. 出血倾向　为自发性、多发性出血(是最常见的症状)。可遍及全身,多见于皮肤、黏膜、伤口及穿刺部位出血,其次为内脏出血。

2. 休克或微循环衰竭　为一过性或持续性血压下降。

3. 微血管栓塞

(1)浅层栓塞:表现为皮肤发绀,进而发生坏死、脱落;

(2)深部器官栓塞:多见于肾、肺、脑等脏器,可表现为急性肾衰竭、呼吸衰竭、意识障碍、颅内高压综合征等。

4. 微血管病性溶血。

【辅助检查】

血小板减少、凝血酶原时间延长、D–二聚体水平升高或阳性、纤维蛋白原含量逐渐降低等。

【治疗原则】

1. 治疗基础疾病,消除诱因　是终止 DIC 最关键和最根本的治疗措施。

2. 抗凝治疗　原则上使用肝素抗凝。

3. 替代疗法　补充所减少的血浆凝血因子及血小板。

4. 纤溶抑制　低分子右旋糖酐及抗纤溶药等。

5. 溶栓治疗　原则上不使用,主要用于 DIC 后期。

【护理措施】

要点	措施
症状护理	神志清醒的病人解释病情,争取其积极配合治疗
病情观察	1. 定时监测病人生命体征,意识状态的变化,记录 24 小时尿量,观察皮肤颜色、温度、末梢感觉,如肺栓塞表现为突然胸痛、呼吸困难、咯血;脑栓塞引起头痛、抽搐、昏迷等。 2. 肾栓塞会出现腰痛、血尿、少尿或无尿,甚至发生急性肾衰竭。 3. 胃肠黏膜栓塞有消化道出血。 4. 皮肤栓塞出现干性坏死
用药护理	遵医嘱准确给予肝素抗凝治疗,定期测凝血时间以指导用药,在肝素抗凝过程中,补充新鲜凝血因子,并注意观察输血反应

第十五章　内分泌、营养及代谢疾病病人的护理

第一节　内分泌系统的解剖生理

1. 下丘脑　是人体最重要的神经内分泌腺体。
2. 垂体　生长激素促进物质代谢与生长发育(过多引起巨人症或肢端肥大症,不足引起侏儒症)。
3. 甲状腺
(1)人体是最大的内分泌腺体。
(2)甲状腺位于气管上端、甲状软骨两侧,左、右各一叶。
(3)甲状腺素分泌过多引起甲亢,过少引起呆小病。
4. 胰腺　β细胞为主要细胞,分泌胰岛素。
5. 性腺　孕激素使子宫内膜由增生期进入分泌期;使排卵后基础体温增高。

第二节　非毒性甲状腺肿病人的护理

非毒性甲状腺肿也称单纯性甲状腺肿,是不伴甲状腺功能减退或亢进的甲状腺肿大,呈散发性或地方性分布。

【病因】
碘缺乏是地方性甲状腺肿最常见的原因。

【临床表现】
(1)甲状腺弥漫性肿大。
(2)颈部增粗、颈前肿块。
(3)有多个(或单个)结节。

【辅助检查】

项目	表现
甲状腺功能检查	T_4、T_3、TSH 基本正常,T_3/T_4 比值增高
甲状腺摄^{131}I 率及 T_3 抑制试验	摄^{131}I 率增高但无高峰前移,可被 T_3 抑制
超声检查	可见弥漫性或结节性,呈均匀分布

【治疗原则】
该病一般不宜采取手术治疗。

【护理措施】

要点	措施
一般护理	1. 正确认识自我形象改变。 2. 多食含碘丰富的食物如海带、紫菜等

续表

要点	措施	
健康教育	1. 指导病人预防　补充碘盐。 2. 生活指导 （1）碘缺乏病人，妊娠期、哺乳期妇女及青春期人群宜多进含碘丰富的食物 （2）避免摄入大量阻碍甲状腺激素合成的食物（如卷心菜，花生、菠菜、萝卜等）和药物（硫氰酸盐、保泰松、碳酸锂等）	

第三节　甲状腺功能亢进症病人的护理

项目	内容
病因	Graves 病最常见 1. 自身免疫病　TSH 受体抗体的产生。 2. 诱因　感染、创伤、精神刺激、劳累
临床表现	1. 甲状腺毒症表现 　（1）高代谢综合征：①神经兴奋性增高、怕热、多汗、皮肤湿热、多食善饥、体重下降；②新陈代谢加速。 　（2）精神、神经系统：①神经过敏；②多言好动、易激动、紧张焦虑；③注意力不集中、记忆力减退、失眠； 　　　④腱反射亢进，震颤。 　（3）心血管系统：心动过速、脉压增大、收缩期杂音、心房纤颤。 　（4）消化系统：肠蠕动增快，大便频繁，甚至呈慢性腹泻。 2. 甲状腺肿　弥漫性、对称性。 3. 眼症 　（1）单纯性突眼：<18mm。 　（2）浸润性突眼：>18mm。 4. 甲亢危象（与大量 T_4、T_3 入血有关） 　（1）诱因：应激、感染、^{131}I 治疗反应。 　（2）临床表现：T>39℃，心率>140 次/分。 　（3）瞻望、昏迷。 　（4）心衰、肺水肿。 5. 儿童甲亢　初发不明显，进展缓慢，先出现情绪不稳、思想不集中、易激惹、多动
治疗原则	1. 抗甲状腺药物 　（1）硫脲类及咪唑类。 　（2）丙硫氧嘧啶可抑制 T_4 转变为 T_3。 2. 手术治疗禁忌证 　（1）青少年病人。 　（2）症状较轻者。 　（3）老年病人、严重器质性病变病人。 3. 甲状腺危象治疗 　（1）禁用阿司匹林。 　（2）首选丙硫氧嘧啶。 　（3）可选用卢格碘液

续表

项目	内容
护理措施	**1. 一般护理**　避免刺激。 **2. 饮食** (1)高热量、高蛋白、高脂肪、高维生素。 (2)限粗纤维食物。 (3)多饮水。 **3. 突眼症** (1)戴眼镜，滴眼药水。 (2)涂眼药膏，戴眼罩。 (3)低盐饮食。 **4. 药物护理** (1)抗甲状腺药物副作用：①用药 $2\sim3$ 个月可导致粒细胞缺乏症；②皮疹；③肝病。 (2)查血常规：白细胞 $<3\times10^9/L$ 或中性粒细胞 $<1.5\times10^9/L$ 时停药。 (3)复查肝功。 **5. 术前护理** (1)药物准备：①先用丙硫氧嘧啶治疗；②症状控制后，改服碘剂；③碘剂能减少甲状腺球蛋白的分解，抑制甲状腺素的释放，还能减少甲状腺血流量，有利于手术进行；④禁用阿司匹林。 (2)手术时机：①病人情绪稳定，睡眠好转；②体重增加，BMR $<+20\%$；③脉率稳定在 90 次/分以下；④腺体缩小、变硬。 **6. 术后护理** (1)喉返神经损伤：①多由手术损伤；②单侧声嘶，双侧失音。 (2)手足抽搐：静脉注射 10% 葡萄糖酸钙 $10\sim20mL$

第四节　甲状腺功能减退症病人的护理

项目	内容
病因	甲状腺本身疾病引起
临床表现	**1. 一般表现** (1)畏寒、少汗、乏力、少言。 (2)体温偏低、动作缓慢。 (3)食欲减退而体重增加。 **2. 各系统表现** (1)记忆力减退。 (2)智力低下、反应迟钝。 (3)嗜睡、精神抑郁。 (4)严重者可表现为猜疑型精神分裂症。 **3. 黏液性水肿昏迷** (1)嗜睡 (2)低体温($<35℃$)
辅助检查	1. 血清 TSH　升高。 2. 血 TT_4 (或 FT_4)降低早于 TT_3 (或 FT_3)

续表

项目	内容	
治疗原则	1. 对症处理和甲状腺素替代疗法。 2. 永久性甲减者终身服药。 3. 常用药为左甲状腺素片。 4. 治疗目标　使 TSH 值恒定在正常范围	
护理措施	1. 饮食护理 (1) 高蛋白、高维生素饮食。 (2) 低钠、低脂肪饮食。 2. 便秘护理 (1) 多食粗纤维食物。 (2) 多饮水。 3. 黏液性水肿昏迷 (1) 静注左甲状腺素 40～120μg。 (2) 静滴氢化可的松 200～300mg。 (3) 每日静滴 5%～10% 葡萄糖盐水 500～1000mL	
健康指导	1. 观察甲状腺素服用过量的症状。 2. 观察黏液性水肿昏迷 (1) 低血压。 (2) 心动过缓。 (3) 体温降低（<35℃）	

第五节　库欣综合征病人的护理

【病因】

1. Cushing 病　最多见,由垂体分泌 ACTH 过多引起。

2. 异位 ACTH 综合征　最常见的是肺癌。

【临床表现】

典型病例具体表现如下。

(1) 满月脸。

(2) 多血质外貌。

(3) 向心性肥胖。

(4) 皮肤表现:紫纹、痤疮。

(5) 糖尿病倾向。

(6) 高血压和骨质疏松等。

【辅助检查】

1. 糖皮质激素分泌异常的检查

(1) 血浆皮质醇水平增高且昼夜节律消失。

(2) 早晨血浆皮质醇浓度高于正常值,而晚上不明显低于清晨。

(3) 24 小时尿 17 – 羟皮质类固醇和尿游离皮质醇升高。

(4) 小剂量地塞米松抑制试验:尿 17 – 羟皮质类固醇不能被抑制到对照值的 50% 以下。

2. 影像学检查　B 超检查可发现肾上腺增生或肿瘤。

【治疗原则】

治疗主要使用肾上腺皮质激素合成阻滞药,如双氯苯二氯乙烷、美替拉酮、氨鲁米特、酮康唑。

【护理措施】

1. 一般护理

(1)高蛋白、高钾、高钙、低钠、低热量、低碳水化合物饮食。

(2)鼓励病人食用柑橘、枇杷、香蕉、南瓜等含钾量高的水果。

2. 病情观察

(1)观察有无低钾血症的表现,如出现恶心、呕吐、腹胀、乏力、心律失常等表现。

(2)应及时测血钾和描记心电图。

第六节　糖尿病病人的护理

项目	1 型糖尿病(胰岛素依赖型)	2 型糖尿病(非胰岛素依赖型)
病因	自身免疫破坏	遗传
临床表现	1. 三多一少(多饮、多食、多尿、体重下降)。 2. 婴幼儿　三多一少不明显,易发展为酮症酸中毒。 3. 学龄儿　遗尿、夜尿增多。 4. 年长儿　精神不振、疲乏无力、体重减轻。 5. 约40%患儿首次就诊即为酮症酸中毒,常由急性感染、过食、诊断延误和中断治疗诱发	1. 血糖升高。 2. 三多一少(多饮、多食、多尿、体重减轻)。 3. 慢性并发症 (1)感染:皮肤、泌尿系多见。 (2)心、脑、肾:①严重并发症是主要死因;②大、中、小血管及微血管均可受累;③引起高血压、冠心病、脑血管意外、视网膜病变等。 (3)周围神经病变:①四肢麻木、刺痛感、蚁走感;②袜套样感,感觉过敏或消失。 (4)视网膜病变导致视网膜脱落。 4. 急性并发症 (1)糖尿病酮症酸中毒(最常见)。①诱因:胰岛素、口服降糖药剂量不足或治疗中断;感染;②表现:头痛、嗜睡、呼吸深大;③烂苹果味。 (2)低血糖:≤3.9mmol/L
辅助检查	1. 血糖 (1)空腹血糖 >7.0mmol/L。 (2)有典型症状且随机血糖≥11.1mmol/L。 2. 糖耐量试验 (1)正常人:①0 分钟血糖 <6.2mmol/L;②口服葡萄糖后 60 分钟血糖 <10.0mmol/L。③120 分钟时血糖 <7.8mmol/L。 (2)糖尿病患儿:①120 分钟血糖 >11mmol/L;②血清胰岛素峰值低下。 3. 血气分析　酮症酸中毒时,pH 值 <7.35,HCO_3^- <15mmol/L时即证实有代谢性酸中毒	1. 血糖　空腹血糖≥7.0mmol/L 和(或)餐后 2 小时≥11.1mmol/L 可确诊。 2. 口服糖耐量试验(OGTT)　对诊断有疑问时可进行 3. 糖化血红蛋白　反映取血前 8~12 周的血糖水平

项目	1 型糖尿病(胰岛素依赖型)	2 型糖尿病(非胰岛素依赖型)
治疗原则	1. 胰岛素替代、饮食控制、运动锻炼。 2. 糖尿病酮症酸中毒(儿童死亡的主要原因):当 pH<7.2 时纠酸治疗。 3. 计划饮食而不是限制饮食。 4. 胰岛素治疗(关键) (1)开始用短效胰岛素 0.5 ~ 1U/kg。 (2)分四次分别于早、中、晚餐前 30 分钟及睡前皮下注射(早餐前用量为 30% ~ 40%、中餐前 20% ~ 30%、晚餐前 30%、临睡前 10%)。 (3)根据血糖调整胰岛素用量	1. 饮食指导 (1)低糖、低脂、适当蛋白质、高纤维素、高维生素。 (2)营养分配:糖类 55% ~ 60%,脂肪<30%,蛋白质 15%。 (3)三餐分配:1/5、2/5、2/5 或 1/3、1/3、1/3。 2. 运动治疗 运动量(脉率=170-年龄)。 3. 药物治疗 (1)磺脲类:轻、中度 2 型糖尿病。 (2)双胍类:超重的 2 型糖尿病。 (3)胰岛素治疗适应证:①1 型糖尿病;②2 型糖尿病急性并发症;③对口服降糖药无效的 2 型糖尿病;④糖尿病合并应激及其他情况。 (4)酮症酸中毒处理:静滴速效胰岛素 4 ~ 6U/h,每 2h 调整剂量
护理措施	1. 饮食护理 (1)每日所需热量:1000+[年龄(岁)×(80 ~ 100)]。 (2)全日热量分配:早餐 1/5,中、晚餐分别 2/5。 (3)每餐中留出少量(5%)作为餐间点心。 (4)饮食能量分配:蛋白质 20%,脂肪 30%,碳水化合物 50%。 2. 胰岛素使用注意事项 (1)选用同一型号 1 毫升注射器。 (2)先短效,后中长效。 (3)注射部位:股前部、腹壁、上臂外侧、臀部。 (4)每次更换注射部位,同一部位 1 个月内不重复注射。 (5)每 2 ~ 3 天调整剂量一次。 (6)防止低血糖。 3. 运动锻炼护理 (1)餐后 1 小时后,2 ~ 3 小时为宜。 (2)禁止空腹运动。 4. 糖尿病酮症酸中毒观察 (1)监测血气。 (2)监测电解质及血糖。 (3)监测尿糖和尿酮体	1. 胰岛素应用护理 (1)不宜冰冻。 (2)室温 20℃以下保存。 (3)先抽吸胰岛素,再抽吸鱼精蛋白胰岛素锌。 (4)采用皮下注射法,如上臂前外侧、前内侧及大腿内侧等。 (5)低血糖反应处理:①白糖以温水冲服;②严重者静注 50% 葡萄糖 40mL。 2. 口服降糖药护理 (1)磺脲类:饭前半小时口服。 (2)双胍类:进餐时或餐后口服。 (3)阿卡波糖:第一口饭同时嚼服

第七节 痛风病人的护理

痛风是嘌呤代谢紊乱和(或)尿酸排泄障碍引起的一组异质性疾病,临床特征为:①高尿酸血症;②急性关节炎;③痛风石;④慢性关节炎、关节畸形;⑤慢性间质性肾炎和尿酸性尿路结石。

【病因】

痛风性肾病是痛风特征性的病理变化之一。

【临床表现】

分期	表现
无症状期	仅有波动性或持续性高尿酸血症
急性关节炎期	1. 首发症状。 2. 午夜或清晨起病。 3. 受累关节出现红、肿、热、痛。 4. 单侧跖趾及第1跖趾关节最常见。 5. 摄入高蛋白和高嘌呤食物引起。 6. 初次发作呈自限性。
痛风石及慢性关节炎期	1. 痛风的特征性表现。 2. 痛风石 发生于耳轮、跖趾、指间和掌指关节,尤其是关节远端
肾病变期	最后可发展为尿毒症

【辅助检查】

项目	表现及临床意义
血尿酸测定	男性>420μmol/L,女性>350μmol/L
滑囊液或痛风石内容物检查	确诊依据
X线检查	穿凿样、虫蚀样圆形或弧形的骨质透亮缺损

【治疗原则】

要点	方法
一般治疗	1. 限酒和限高嘌呤食物(如动物的心、肝、肾等)。 2. 多饮水 每天2000mL以上
高尿酸血症的治疗	1. 苯溴马隆。 2. 尿酸生成过多或不适合使用排尿酸药物者选择别嘌醇。 3. 碱性药物
急性痛风性关节炎期的治疗	1. 秋水仙碱。 2. 非甾体类抗炎药 吲哚美辛(禁止同时服用两种或多种)。 3. 糖皮质激素(秋水仙碱和非甾体类治疗无效可用)

【护理措施】

要点	措施
休息与体位	1. 急性期 (1)绝对卧床。 (2)抬高患肢。 (3)待关节痛缓解72小时后恢复活动。 2. 局部护理 手、腕或肘关节受累时,可夹板制动。 3. 24小时内冷敷。 4. 24小时后热敷

续表

要点	措施
饮食护理	1. 饮食清淡、易消化,忌辛辣和刺激食物。 2. 避免进食高嘌呤食物　如动物内脏、鱼虾类、河蟹、肉类、菠菜、菇、黄豆、扁豆、豌豆、浓茶,饮酒等。 3. 进食碱性食物 (1)如牛奶、鸡蛋、马铃薯、各类蔬菜、柑橘类水果。 (2)使尿液的 pH 值在 7.0 或以上。 4. 每天应饮水 2000mL 以上

第八节　营养不良病人的护理

蛋白质－能量营养不良是因缺乏能量和(或)蛋白质引起的一种营养缺乏病,多见于 3 岁以下的婴幼儿,主要表现为体重减轻、皮下脂肪减少和皮下水肿。

【病因】

要点	内容
长期摄入不足	主要原因:喂养不当,母乳不足未及时添加其他乳品;不良饮食习惯
消化吸收障碍	消化系统解剖或功能的异常,如唇裂、腭裂、幽门梗阻、迁延性腹泻、过敏性肠炎、肠吸收不良综合征等
需要量增多	急、慢性传染病(如麻疹、伤寒、肝炎、结核)后恢复期,双胎早产,生长发育快速时期等
消耗量过大	糖尿病、大量蛋白尿、长期发热、烧伤、甲状腺功能亢进、恶性肿瘤等

【临床表现】

(1)体重不增,体重下降,皮下脂肪逐渐减少以至消失。

(2)皮下脂肪消耗顺序:腹部、躯干、臀部、四肢、面部。

(3)腹部皮下脂肪层厚度是判断营养不良程度的重要指标之一。

临床上营养不良可根据各种症状的程度分为三度。

要点	营养不良程度		
	Ⅰ度(轻)	Ⅱ度(中)	Ⅲ度(重)
体重低于正常均值	15%～25%	25%～40%	40%以上
腹部皮下脂肪厚度	0.8～0.4cm	<0.4cm	消失
身高(长)	尚正常	低于正常	明显低于正常
消瘦	不明显	明显	皮包骨样
皮肤	尚正常	干燥、苍白	明显苍白、无弹性,可出现瘀点
肌张力	正常	明显降低,肌肉松弛	肌张力低下,肌肉萎缩
精神状态	正常	烦躁不安	萎靡、反应低下,抑制与烦躁交替

【辅助检查】

(1)人血白蛋白浓度降低。

(2)胰岛素样生长因子水平反应灵敏,是早期诊断营养不良的可靠指标。

【护理措施】

要点	措施
饮食管理	1. 饮食要循序渐进,逐渐补充 ①轻度营养不良:在维持原膳食的基础上,较早添加含蛋白质和热量较高的食物;②中、重度营养不良:热能和营养物质的供给由低到高,逐渐增加。 2. 选择食物原则 ①轻度营养不良:可从牛奶开始,逐渐过渡到带有肉末的辅食;②中、重度营养不良:先给稀释奶或脱脂奶,再给全奶,最后给予有肉末的辅食
促进消化,改善食欲	口服各种消化酶(胃蛋白酶、胰酶等)和 B 族维生素;蛋白同化类固醇制剂(如苯丙酸诺龙)肌注,以促进蛋白质的合成和增进食欲
预防感染	保持皮肤清洁、干燥,防止皮肤破损,做好口腔护理,生活环境舒适卫生,保护性隔离,防止交互感染
观察病情	有无低血糖、维生素 A 缺乏、酸中毒等临床表现,定期测量体重、身高及皮下脂肪的厚度,判断治疗效果
环境舒适,促进生长发育	精神愉快和有充足的睡眠;适当户外活动和体格锻炼,促进新陈代谢,利于生长发育

第九节 小儿维生素 D 缺乏性佝偻病的护理

维生素 D 缺乏性佝偻病是由于体内维生素 D 缺乏,导致钙、磷代谢紊乱,以骨骼病变为特征的全身慢性营养性疾病,主要见于 2 岁以下的婴幼儿,为我国儿科重点防治的四病之一。

【病因】

要点	内容
日光照射不足	体内维生素 D 主要由皮肤内 7 - 脱氢胆固醇经紫外线照射生成
维生素 D 摄入不足	若日光照射不足或未添加鱼肝油等,易患佝偻病
生长过快	早产儿或双胎儿体内储存维生素 D 不足,出生后生长速度较快,所需维生素 D 多,若未及时补充,造成维生素 D 缺乏
疾病与药物的影响	长期服用抗惊厥药物可使维生素 D 加速分解为无活性的代谢产物,服用糖皮质激素可对抗维生素 D 对钙转运的调节

【临床表现】

本病好发于 3 个月至 2 岁的小儿,表现为生长中的骨骼改变,肌肉松弛和非特异性精神症状。

分期	表现
初期	特异性精神症状,易激惹、烦躁、睡眠不安、夜间啼哭,多汗尤其头部多汗而刺激头皮,致婴儿常摇头擦枕,出现枕秃。
激期	1. 骨骼改变 (1)头部:3 ~ 6 个月可见颅骨软化,重者出现乒乓球样的感觉;7 ~ 8 个月可有方颅或鞍形颅;前囟增宽、闭合延迟;出牙迟缓,牙釉质缺乏并易患龋齿。 (2)胸部:胸部畸形多见于 1 岁左右小儿。胸部骨骼出现肋骨串珠,以第 7 ~ 10 肋最明显;膈肌附着处的肋骨受到膈肌牵拉而内陷形成郝氏沟,胸骨突出或凹陷。 (3)四肢:6 个月以上小儿腕、踝部肥厚的骨垢形成钝圆形环状隆起,称佝偻病手镯或脚镯;小儿开始行走后,由于骨质软化,因负重可出现下肢弯曲,形成 O 形腿或 X 形腿,久坐者可见脊柱后凸或侧弯。 2. 运动功能发育迟缓 肌肉发育不良,头颈软弱无力,坐、立、行等运动功能落后,腹肌张力下降,腹部膨隆如蛙腹。 3. 神经、精神发育迟缓 重症患儿脑发育受累,表情淡漠

续表

分期	表现	
恢复期	适当治疗后临床症状和体征减轻或接近消失,精神活泼,肌张力恢复	
后遗症期	多见于2岁以后小儿,临床症状消失,仅遗留不同程度的骨骼畸形	

【治疗原则】

控制病情活动,防止骨骼畸形,治疗应以口服维生素D为主,剂量为每日50~100μg(2000~4000IU),4周后改为预防量,每日400IU,监测血生化指标,避免高钙血症、高钙尿症。及时添加辅食,坚持每日户外活动,适当补充钙剂。

【护理措施】

要点	措施	
户外活动	生后2~3周即可带婴儿户外活动,冬季也要保证每日1~2小时户外活动时间;应避免太阳直射,尽量多暴露皮肤,冬季室内活动时开窗,让紫外线能够透过	
补充维生素D	1. 母乳喂养,按时添加辅食,给予富含维生素D、钙、磷和蛋白质食物。 2. 遵医嘱给予维生素D制剂。通常足月儿生后2周补充400IU/d,早产儿、双胎儿生后1周即应补充800IU/d,3个月后改为400IU/d	
预防骨骼畸形和骨折	避免久坐、站、行。严重者肋骨、长骨易发生骨折,护理操作时应避免重压和强力牵拉	
加强体格锻炼	有骨骼畸形者可采取主动和被动运动的方法矫正,如遗留胸廓畸形,可做俯卧位拍头展胸运动;下肢畸形可施行肌肉按摩,O形腿按摩外侧肌,X形腿按摩内侧肌,以增加肌张力,矫正畸形	
预防感染	保持空气清新,温、湿度适宜,阳光充足,避免交叉感染	

【健康教育】

新生儿出生后遵医嘱每日给予维生素D 400~800IU;加强户外活动,给予预防量维生素D和钙剂,并及时添加辅食。

第十节　小儿维生素D缺乏性手足搐搦症的护理

维生素D缺乏性手足搐搦症是由于维生素D缺乏,血钙降低,导致神经肌肉兴奋性增高,出现惊厥、喉痉挛、手足抽搐等症状。本病多见于6个月以内的婴幼儿。

总结提示:营养不良多见于3岁以下婴幼儿,维生素D缺乏性佝偻病主要见于2岁以下婴幼儿,维生素D缺乏性手足搐搦症多见于6个月以内的婴幼儿。

【病因】

血清钙离子降低是引起惊厥、喉痉挛、手足搐搦的直接原因,血钙的正常值为2.1~2.6mmol/L,血钙低于1.75~1.88mmol/L或血清钙离子浓度在1mmol/L时,即可出现上述症状。

【临床表现】

表现	特点	
隐匿性	1. 面神经征　以示指或叩诊锤轻击患儿颧弓与口角间的面颊,可引起眼睑和口角抽动者为阳性。 2. 陶瑟征　以血压计袖带包裹上臂打气后,使血压维持在收缩压与舒张压之间,5分钟之内该手出现痉挛状为阳性。 3. 腓反射　用叩诊锤骤击膝下外侧腓小头上的腓神经处,引起足向外侧收缩者为阳性	

续表

表现	特点
典型发作	1. 惊厥　多见于婴儿,特别是佝偻病患儿,发作时间持续数秒至数分钟,时间持续久可伴口周发绀,停止后意识恢复。发作次数可数日 1 次至 1 日数次甚至数十次。 2. 手足抽搐　见于较大的婴幼儿,表现为突发手足肌肉痉挛成弓状,双手腕屈曲,手指僵直,拇指内收贴紧掌心,踝关节僵直,足趾弯曲向下,发作停止后活动自如。 3. 喉痉挛儿童　见于 2 岁以下儿童,表现为喉部肌肉、声门突发痉挛,呼吸困难,吸气时喉鸣。严重者发生窒息死亡。 以上三种症状以无热惊厥最为常见

总结提示:维生素 D 缺乏性佝偻病和维生素 D 缺乏性手足搐搦症都有维生素 D 缺乏,但后者有惊厥、抽搐、喉痉挛。

【治疗原则及护理措施】

要点	措施
急救处理	立即吸氧,保持呼吸道通畅;控制惊厥与喉痉挛,使用镇静剂(10% 水合氯醛保留灌肠或地西泮肌肉或静脉注射)
钙剂治疗	10% 葡萄糖酸钙 5~10mL 以 10% 葡萄糖液稀释 1~3 倍后缓慢推注(10 分钟以上)或滴注,反复发作时可 6 小时重复一次,直至惊厥控制后改为口服钙剂
维生素 D 治疗	症状控制后按维生素 D 缺乏性佝偻病补充维生素 D
控制惊厥与喉痉挛	静脉注射钙剂时需缓慢推注(10 分钟以上)或滴注,以免因血钙骤升,发生呕吐甚至心脏停搏
防止窒息	喉痉挛时立即将舌头拉出口外,行人工呼吸或加压给氧,必要时行气管插管或气管切开
定期户外活动	补充维生素 D,适量补钙,适当户外活动,教会家长惊厥、喉痉挛发作的处理方法

第十六章　神经系统疾病病人的护理

第一节　神经系统解剖生理

1. 脑　出生时,大脑的重量约370g,占体重的10%~12%,出生时的各种活动主要靠皮质下中枢调节;脑耗氧量,在基础代谢状态下占总耗氧的50%(成人为20%),儿童缺氧的耐受性较成人更差。

2. 脊髓　出生时脊髓发育已较为成熟,约重2~6g,是成人脊髓的1/5~1/4;脊髓的发育与运动功能的发展相平行,随着年龄的增长,脊髓加长、增重,新生儿脊髓末端约在第三、四腰椎下缘,4岁时达第一腰椎上缘;腰椎穿刺在第四、五腰椎间隙进针。

3. 反射　足月儿出生时具备原始反射,如觅食反射、吸吮反射、握持反射、拥抱反射,新生儿患有神经系统疾病时这些反射消失。早产儿神经系统成熟度与胎龄有密切关系,胎龄越小,以上原始反射很难引出或反射不完整。

第二节　颅内压增高与脑疝病人的护理

颅内压正常值为70~200mmH$_2$O(0.7~2.0kPa),儿童为50~100mmH$_2$O(0.5~1.0kPa)。出现头痛、呕吐和视神经盘水肿三大症状时,称为颅内压增高。脑疝是颅内压增高的危象和引起死亡的主要原因,常见的有小脑幕切迹疝和枕骨大孔疝。

【病因】

1. 颅内容物体积增加　脑水肿是最常见的原因。

2. 颅内新生的占位性病变　如颅内血肿、肿瘤、脓肿。

3. 颅腔容量缩小　如凹陷性骨折、狭颅症、颅底。

【临床表现】

1. 颅内压增高　"三主征"(头痛、呕吐和视神经盘水肿,呕吐呈喷射状),Cushing反应(血压升高、脉压增大、呼吸深而慢),意识障碍。

2. 脑疝

(1)小脑幕切迹疝:患侧瞳孔缩后逐渐散大。对侧肢体瘫痪、病理征阳性。

(2)枕骨大孔疝:生命体征改变出现较早,意识障碍出现较晚。

【辅助检查】

颅内压增高明显时,避免腰椎穿刺。

【治疗原则】

病因治疗是最根本的治疗方法。

【护理措施】

1. 一般护理　病人床头抬高15°~30°,采取斜坡位。

2. 用药护理　应用肾上腺皮质激素预防和治疗脑水肿。常用地塞米松5~10mg,每日1~2次静脉注射。

3. 脑室引流的护理

(1)侧脑室外引流,使引流管开口高于侧脑室平面10~15cm,以维持正常的颅内压。

(2)引流量每日不超过500mL为宜,避免颅内压骤降造成的危害。

（3）引流管有阻塞,可挤压引流管,将血块等阻塞物挤出,或在严格无菌操作下用注射器抽吸,切不可用盐水冲洗。

（4）引流时间一般为1周,开颅术后脑室引流不超过3～4天;拔管前应行头颅CT检查,并试行夹闭引流管1天。

4.脑疝确诊应立即紧急降低颅内压　最常用20%甘露醇250mL,在30分钟内快速静脉滴注,每日2～4次。若同时使用利尿药,降低颅压效果更好。停止使用脱水剂时,应逐渐减量或延长给药间隔,以防颅内压反跳现象。

第三节　头皮损伤病人的护理

头皮损伤包括头皮裂伤、头皮血肿和头皮撕脱伤三种。

1.头皮裂伤　出血较多,不易自行停止,严重时发生失血性休克。在伤后24小时内行清创缝合。

2.头皮血肿　比较局限,无波动易误诊为凹陷性骨折。头皮血肿应加压包扎,早期冷敷,24～48小时后热敷;血肿较大时,可在无菌操作下行血肿穿刺抽出积血,再加压包扎。

3.头皮撕脱伤　是最严重的头皮损伤,可分为不完全撕脱和完全撕脱两种。完全撕脱的头皮用无菌敷料包裹,隔水放置于有冰块的容器内随病人一起迅速送至医院。不完全撕脱者争取在伤后6～8小时内清创后缝回原处。

第四节　脑损伤病人的护理

一、脑震荡

（1）伤后立即出现短暂的意识丧失,一般持续时间不超过30分钟。伤者可出现逆行性健忘。

（2）脑震荡无须特殊治疗,应卧床休息5～7日,给予镇静剂等对症处理,病人多在2周内恢复。

二、脑挫裂伤

（1）意识障碍是脑挫裂伤最突出的症状,伤后立即出现昏迷,昏迷时间超过30分钟,可长达数小时、数日至数月不等,严重者长期持续昏迷。

（2）脑挫裂伤当病情恶化出现脑疝征象时,需手术开颅做脑减压术或局部病灶清除术。

三、颅内血肿

（1）颅内血肿是颅脑损伤中最常见的继发性脑损伤。

（2）硬脑膜外血肿典型的意识障碍是伤后昏迷有"中间清醒期"。

（3）硬脑膜下血肿较早出现颅内压增高和脑疝症状。

（4）CT是目前最常用的检查方法。

（5）颅内血肿一经确诊,原则上采用手术治疗,清除血肿,并彻底止血。

【护理措施】

要点	措施
急救护理	颅脑损伤现场急救时应做到保持呼吸道通畅,注意保暖,禁用吗啡止痛
营养支持	早期采用肠外营养。每天静脉输液量在1500～2000mL,其中含钠电解质500mL,输液速度不可过快
躁动的护理	对躁动病人不可强加约束,避免因过分挣扎使颅内压进一步增高
病情观察	判断意识障碍的程度　目前通用格拉斯哥昏迷评分(GCS),分别对病人的睁眼、言语、运动三方面的反应进行评分,最高为15分,总分低于8分表示昏迷状态,分数越低表明意识障碍越严重

【格拉斯哥昏迷评分】

睁眼反应	计分	言语反应	计分	运动反应	计分
自动睁眼	4	回答正确	5	遵嘱活动	6
呼唤睁眼	3	回答错误	4	刺痛定位	5
刺痛睁眼	2	胡言乱语	3	躲避刺痛	4
不能睁眼	1	只能发声	2	刺痛肢屈	3
		不能发声	1	刺痛肢伸	2
				不能活动	1

第五节　脑血管疾病病人的护理

【分类】

依据	分类	
症状持续时间	分为短暂性脑缺血发作和脑卒中	
病理性质	分为缺血性卒中和出血性卒中。前者包括脑血栓形成和脑栓塞,统称脑梗死;后者包括脑出血和蛛网膜下腔出血	
发病急缓	分为急性脑血管疾病和慢性脑血管疾病,前者包括短暂性脑缺血发作、脑梗死、脑栓塞、脑出血、蛛网膜下腔出血,后者包括脑动脉硬化症和血管性痴呆	

【病因】

脑血管病		病因
出血性脑血管疾病	脑出血	为脑实质内出血,可发生于大脑半球、脑干、小脑,以内囊出血最常见。高血压、动脉硬化、血液病、外伤、脑血管畸形等均为出血原因,以高血压动脉硬化所致的脑出血最为常见
	蛛网膜下腔出血	最常见的病因为先天性脑动脉瘤,其次为脑部血管畸形,还可见于白血病、恶性贫血、再生障碍性贫血等。用力或情绪激动时可导致血管破裂
缺血性脑血管疾病	短暂性脑缺血发作	主要病因是动脉硬化,颈内动脉颅外段粥样硬化部位纤维素与血小板黏附,脱落后成为微栓子,进入颅内动脉,引起颅内小血管被堵塞缺血而发病。微栓子可反复产生,因此本病可反复发作
	动脉粥样硬化性血栓性脑梗死	动脉硬化、风湿症、红斑性狼疮性动脉炎、结节性动脉周围炎是较常见的病因
	脑栓塞	颅外其他部位病变如风湿性心脏病、心肌梗死、骨折、人工气胸等均可形成栓子,随血流进入颅内动脉,当栓子直径与某血管直径相同时,则栓子堵塞此血管,使此动脉闭塞,产生脑缺血、脑软化,引起偏瘫和意识障碍

【临床表现】

疾病	类型	临床表现
出血性脑血管疾病	脑出血	脑出血多在白天发病。 诱因:情绪激动、活动过度、酒后或排便用力时,血压突然急骤升高,致脑血管破裂大量出血发病,以内囊出血最多见。 表现为剧烈头痛、头晕、呕吐(颅内压增高),迅速出现意识障碍,出血越多意识障碍越重,鼾声呼吸,可伴有抽搐或大小便失禁,同时可有上消化道出血(胃应激性溃疡)。病人颜面潮红、意识障碍、脉搏慢而有力,血压高达 200mmHg 以上,出血常损害内囊而出现对侧偏瘫、偏身感觉障碍、对侧同向偏盲(称为"三偏征")。清醒后瘫痪肢体肌张力减弱、腱反射消失(急性期),数天后瘫痪肢体肌张力增高、腱反射亢进,病理反射阳性,多因大量出血致颅内压增高,短期内迅速形成脑疝而死亡
	脑桥出血	轻者仅有头痛、呕吐,重者表现为出血灶侧周围性面瘫,对侧肢体中枢性瘫痪,称交叉瘫。当出血波及两侧时可出现四肢瘫,瞳孔呈针尖样
	小脑出血	表现为眩晕、呕吐、枕部头痛、眼球震颤、共济失调
	蛛网膜下腔出血	出血起病急骤,常在活动中突然发病,表现为剧烈头痛、喷射性呕吐、脑膜刺激征阳性,一般无肢体瘫痪
缺血性脑血管疾病	动脉粥样硬化性血栓性脑梗死	多发生于有动脉硬化、糖尿病、高脂血症的中老年人,一般无意识障碍,进展缓慢,常在睡眠或安静休息时由于血压过低、血流减慢,血黏度增加等因素促使血栓形成而发病。起病先有头痛、眩晕、肢体麻木无力及一过性失语或短暂性脑缺血发作等前驱症状。颈内动脉系统血管闭塞引起病灶对侧偏瘫,偏身感觉障碍,同侧视觉障碍。椎 - 基底动脉系统血管闭塞表现为眼震、共济失调、吞咽困难、构音障碍、交叉瘫或四肢瘫
	短暂性脑缺血发作	突然起病,持续时间短,症状一般持续 10 ~ 15 分钟,多在 1 小时内恢复。可出现偏身感觉障碍、偏瘫或单瘫、单眼失明、眩晕眼震、恶心、呕吐等症状
	颈内动脉系统阻塞	一般表现为突然失语、偏瘫及局限性抽搐等
	椎动脉系统阻塞	常出现眩晕、复视、共济失调、水平对眼及交叉性瘫痪等
	脑栓塞	起病速度快,症状常在数秒或数分钟之内达到高峰,临床症状取决于栓塞的血管及阻塞的位置

【辅助检查】

项目	表现及临床意义
影像学检查	1.CT　能够做出早期诊断,直接显示出血病变部位、范围和出血数量。脑出血在 CT 图像上呈高密度影;脑缺血造成脑组织水肿和坏死,在 CT 图像上呈低密度影。 2.MRI　能进一步明确诊断,蛛网膜下腔出血需做脑血管造影
脑脊液检查	脑出血可为均匀血性,压力增高至 200mmH$_2$O 以上。脑缺血行脑脊液检查,结果正常

【肌力的分级评估】

肌力等级	评估依据
0 级	肌肉完全麻痹,触诊肌肉完全无收缩力
I 级	肌肉有主动收缩力,但不能带动关节活动(可见肌肉轻微收缩)

续表

肌力等级	评估依据	
Ⅱ级	可以带动关节水平活动,但不能对抗地心引力(肢体能在床上平行移动)	
Ⅲ级	能对抗地心引力做主动关节活动,但不能对抗阻力(能抬离床面)	
Ⅳ级	能对抗较大的阻力,但比正常者弱(肢体能做对抗外界阻力的运动)	
Ⅴ级	正常肌力(肌力正常,运动自如)	

【治疗原则】

疾病类型	方法
出血性脑血管疾病	1. 以降低颅内压和控制血压为主要措施,同时应用止血药物。 2. 降颅内压的首选药为 20% 甘露醇快速滴入。因动脉瘤引起的蛛网膜下腔出血病人,应尽快进行手术治疗。 3. 对头痛剧烈者,可根据医嘱给予脱水剂、镇静止痛剂,但禁用吗啡与哌替啶,因其有抑制呼吸中枢及降低血压作用
缺血性脑血管疾病	1. 以抗凝治疗为主,同时应用血管扩张剂、血液扩充剂以改善微循环。 2. 脑血栓发病 6 小时内可做溶栓治疗。对重症脑血栓急性期,生命体征不稳定时,不宜口服倍他司汀和桂利嗪,因其虽然有扩血管作用,但不利于脑缺血的改善

【护理措施】

要点	措施
休息与体位	1. 脑出血病人应绝对卧床休息,发病 24～48 小时内避免搬动病人,病人侧卧位,头部稍抬高,有利于颅内静脉回流,从而减轻脑水肿。 2. 蛛网膜下腔出血病人应绝对卧床 4 周,并头置冰袋,可防止继续脑出血;限制探视,一切护理操作均应轻柔。 3. 脑血栓病人采取平卧位,以使较多血液供给脑部;头部禁止使用冰袋及冷敷,以免脑血管收缩、血流减慢而使脑血流量减少
密切观察	密切观察生命体征、意识、瞳孔变化,观察脑出血病人是否有颅内压增高现象,脑血栓形成病人是否因缺血、缺氧导致脑水肿,进而颅内压增高的症状。如发现颅内压增高,应遵医嘱静脉快速滴入甘露醇等脱水剂以降低颅内压,避免脑疝形成。
预防压疮	病人常伴有肢体运动功能障碍,为避免压疮发生,每两小时为病人翻身一次,禁止按摩受压部位
预防感染	长期卧床的病人注意预防呼吸道、泌尿系统感染,为病人翻身时注意拍背,鼓励病人有痰咳出
补充营养	急性脑出血病人在发病 24 小时内禁食,24 小时后如病情平稳可行鼻饲流质饮食,鼻饲液体温度以不超过 30℃ 为宜。根据尿量调整液体及电解质,保持体液及电解质平衡,每日控制在 1500mL 左右,注意静滴速度,避免肺水肿。意识清醒后如无吞咽困难,可撤掉胃管,酌情给予易吞咽饮食。进食时病人取坐位或侧卧位(健侧在下),进食应缓慢,食物应送至口腔健侧近舌根处,以利吞咽

【健康教育】

要点	内容
知识宣教	向病人及家属介绍本病基本知识,指导病人自我调节情绪,保持心情愉悦
生活指导	改变生活习惯,控制体重,饮食宜低盐、低胆固醇、低糖、戒烟酒。低钠、高钾摄入可降低卒中风险

续表

要点	内容
积极治疗原发病	如治疗高血压、糖尿病、房颤、心肌梗死、颈动脉狭窄等,并保持血压稳定
坚持服药	长期服用阿司匹林,饭后服用,防止血栓形成。血脂异常及时治疗
功能锻炼	先在床上练习坐起,能下床后进行步行练习,进一步练习手部精细动作,逐步达到生活自理
其他	季节变化时,避免血压波动,冬季注意头部保暖。女性绝经期后可用雌激素替代治疗

第六节　三叉神经痛病人的护理

项目	内容
病因	三叉神经根被邻近的小团异常血管压迫
发病年龄	中年以后,女性多于男性
临床表现	三叉神经分布区内反复发作的阵发性剧烈疼痛,多为单侧,右侧多见,以第2、3支发生率最高。疼痛发作常无预兆,历时数秒至数分钟,突发突止,间歇期正常。疼痛是最突出的特点,可缓解,但极少自愈
疼痛性质	发作时为撕裂样、触电样、闪电样、针刺样、刀割样或烧灼样剧痛,疼痛以面颊、上颌、下颌或舌部最为明显
面部扳机点	在上唇外侧、鼻翼、颊部、舌等轻触即可诱发,故称"扳机点"
常见诱因	洗脸、刷牙、咀嚼、讲话等
神经系统检查	一般无阳性体征
治疗原则	药物止痛,首选卡马西平
护理措施	1. 对症护理　告知病人洗脸、刷牙、剃须、咀嚼时动作要轻柔,吃软食、小口咽,以防止疼痛发作。 2. 用药护理　嘱病人按医嘱从小剂量开始服用卡马西平,逐渐增量,疼痛控制后逐渐减量,以预防或减轻药物副作用。用药过程中加强观察眩晕、嗜睡、恶心、步态不稳、皮疹、白细胞减少等不良反应
健康教育	1. 讲解诱因　不适当的洗脸、刷牙、剃须、咀嚼、吞咽、说话等可诱导发作,向病人和家属介绍减轻疼痛的方法,生活有规律,保证身心充分休息等。 2. 用药指导与病情监测　指导病人服用卡马西平期间不要独自外出,不能开车或高处作业。同时遵医嘱用药,不可随意停、换药物

第七节　急性炎症性脱髓鞘性多发性神经病病人的护理

急性炎症性脱髓鞘性多发性神经病又称吉兰-巴雷综合征(GBS),是自身免疫性疾病,主要侵犯脊神经根、脊神经和脑神经,主要病变是周围神经广泛的炎症性节段性脱髓鞘。临床特征为急性、对称性、弛缓性肢体瘫痪及脑脊液蛋白-细胞分离现象。病人大多在6个月至1年基本痊愈。

【病因】

免疫介导的迟发型超敏反应。感染是启动免疫反应的首要因素,最主要的感染因子有空肠弯曲杆菌、多种病毒及支原体等。

【临床表现】

病人常有上呼吸道或消化道感染症状。

表现	特点	
弛缓性瘫痪	首发为四肢对称性无力,从双下肢开始,并逐渐加重和向上发展至四肢,一般是下肢重于上肢,近端重于远端,表现为双侧对称的下运动神经元性瘫痪。急性呼吸衰竭是本病死亡的主要原因	
感觉障碍	感觉障碍一般较轻或可缺如,起病时肢体远端感觉异常,如麻木、蚁走感、针刺样和烧灼感,伴有肌肉酸痛,或轻微的手套、袜套样感觉减退	
脑神经损害	半数以上病人有脑神经损害,而且多为双侧	
自主神经损害	以心脏损害最常见也最严重	

【辅助检查】

脑脊液改变在发病后 2～4 周后最明显,表现为细胞计数正常而蛋白质含量明显增高,即蛋白－细胞分离现象,这是 GBS 最重要的特征性检查结果。血清免疫球蛋白 IgM 显著增高。

【治疗原则】

1. 保持呼吸道通畅　维持呼吸功能是提高治愈率、降低死亡率的关键。

2. 应用 B 族维生素治疗　包括维生素 B_1、维生素 B_{12}、维生素 B_6。

【护理措施】

对肢体瘫痪者,定时翻身、按摩、被动和主动运动,保持瘫痪肢体功能位等;对足下垂病人,可采用 T 形板固定,病情稳定后,及时进行肢体的被动和主动运动,加强功能锻炼,促进瘫痪肢体功能的恢复。

第八节　帕金森病病人的护理

帕金森病又称震颤麻痹,是一种中枢神经系统变性疾病,为多基因遗传,因中脑多巴胺代谢失调而引起运动障碍等症状。临床以静止性震颤、肌强直、运动迟缓和体位不稳为主要特征。本病好发于 50 岁以上的中老年人,男性略多于女性。本病呈慢性进行性发展,且不能自动缓解,病人主要死于疾病晚期出现的各种并发症。

【病因】

年龄老化可能与发病有关。

【临床表现】

起病多缓慢,且呈进行性发展,动作不灵活和震颤为疾病早期的首发症状。

表现	特点	
静止性震颤	始于一侧上肢远端,逐渐扩展到同侧下肢及对侧上下肢,上肢震颤重于下肢。震颤在静止状态时出现明显,运动时减轻或暂时停止,情绪激动可加重,睡眠时可完全停止。手指呈现有规律的拇指对掌和余指屈曲的震颤,形似搓丸样动作	
肌强直	多从一侧上肢或下肢近端开始,逐渐蔓延至远端、对侧和全身肌肉,表现为被动运动关节时的"铅管样强直",如合并有震颤,可表现为"齿轮样强直"	
运动迟缓	随意运动减少,动作缓慢笨拙;写字过小,面具脸;日常活动受限,如不能独立刷牙、修剪指甲,不能取物、穿衣或者脱衣	
姿势步态异常	早期走路拖步,上肢协同摆动的联合动作减少或消失;晚期坐位、卧位起立困难,有时行走中全身僵住,不能动弹,称为"冻结"现象;有时迈步后踌步往前冲,越走越快,不能立刻停步,称为"前冲步态"或"慌张步态"	

【治疗原则】

1. 抗胆碱药 适用于早期轻症病人,常用盐酸苯海索(安坦)。
2. 多巴胺替代药物 常用左旋多巴(多巴胺的前体)。
3. 多巴胺受体激动药 常选用溴隐亭,对用溴隐亭无效病人可选用或改用培高利特(协良行)。

【用药及注意事项】

用药类型	注意事项
抗胆碱药	常用盐酸苯海索(安坦)或东莨菪碱,有口干、眼花、少汗或无汗、便秘、排尿困难、面红、恶心等副作用
左旋多巴	治疗本病最基本、最有效的药物,常用药物为多巴丝肼(美多巴)。避免嚼碎药片,避免与高蛋白食物一起服用,避免突然停药,避免同服维生素 B_6,应嘱病人在进食时服药,以减轻消化道症状
多巴胺受体激动药	从小剂量开始,逐渐增加剂量直至有效维持,服药期间避免使用维生素 B_6、利舍平、氯丙嗪以防直立性低血压,首次服药后应卧床休息,避免开车或操作机械

【护理措施】

要点	措施
运动护理	运动能避免肌肉萎缩及保持关节活动度,运动技巧能改善行走能力及减轻颤抖。运动应保证每星期至少3次,每次至少30分钟。 1. 疾病早期 维持和增加业余爱好,参与居家活动、社交活动,坚持适当锻炼。保持身体和各个关节的活动强度和最大活动范围。 2. 疾病中期 对起步较困难或步行时突然僵住不能动的病人,指导其思想尽量放松,尽量跨大步,向前走时脚尽量抬高,双臂尽量摆动,眼睛注视前方(不要注视地面)。 3. 疾病晚期 病人卧床不起,应协助病人做全关节运动及伸展运动
饮食护理	指导病人合理饮食和正确进食,有助于改善营养状况。安置病人于正确的体位,餐前、餐后让病人取坐姿坐在椅子上或床沿上,保持 10~15 分钟
用药护理	加强用药护理可防止药物副作用的发生和减轻对机体的影响

第九节 癫痫病人的护理

癫痫是一组由大脑神经元异常放电所引起的以短暂神经系统功能失常为特征的慢性脑部疾病,具有突然发生和反复发作的特点。临床上每次癫痫发作的过程称为痫性发作。

【分类】

根据现有的检查方法,按有无明确病因,癫痫可分为原发性癫痫和继发性癫痫两类。

类型	特点
原发性癫痫	又称特发性癫痫。病因未明,未能确定脑内有器质性病变者,主要由遗传因素所致,药物治疗效果好
继发性癫痫	又称症状性癫痫。占癫痫病人的大多数,由脑内器质性病变和代谢性疾病所致,包括脑部先天性病变、颅脑外伤、颅内感染、脑血管病等

【临床表现】

癫痫的临床表现极多,但均有发作性、短暂性、重复性及刻板性的临床特点。癫痫的发作受遗传和环境因素的影响,多种原发性癫痫的发作与年龄、睡眠有密切关系,缺乏睡眠、疲劳、饥饿、便秘等可诱发癫痫的发作。

表现	特点
部分性发作	为最常见的类型。 1. 单纯部分性发作　多为症状性癫痫。发作起始症状常提示病灶在对侧脑部,发作时程较短,一般不超过 1 分钟,无意识障碍,常以发作性一侧肢体、局部肌肉感觉障碍或节律性抽动为特征。 2. 复杂部分性发作　又称精神运动性发作。主要特征是意识障碍,常出现精神症状及自动症。病灶多在颞叶,故又称颞叶癫痫。 3. 部分性继发全身性发作　先出现上述部分性发作,随之出现全身性发作
全面性发作	特征是发作时伴有意识障碍或以意识障碍为首发症状。 1. 失神发作　多见于儿童,病人突然意识短暂丧失,停止当时的活动,呼之不应,两眼瞪视不动。 2. 强直发作　常在睡眠中发作,表现为全身骨骼肌强直性收缩,常伴有瞳孔扩大、面色潮红等自主神经紊乱的表现。 3. 全面强直-阵挛发作　又称大发作,是最常见的发作类型之一,以意识丧失和双侧强直后出现阵挛为临床特征。强直期:表现为眼球上翻,喉部痉挛发出尖叫,口先强张而后突闭,颈部和躯干先屈曲后反张,上肢屈曲、双拇指对掌握拳、下肢伸直,呼吸暂停,瞳孔散大及对光反射消失。此期持续 30～60 秒,可有跌倒、外伤、尿失禁。阵挛期:全身肌肉节律性一张一弛地抽动,阵挛频率由快变慢。此期持续时间 1 分钟。阵挛期以后:尚有短暂的强直痉挛,造成牙关紧闭和大小便失禁。呼吸先恢复,口鼻喷出泡沫或血沫,心率、血压、瞳孔等恢复正常,意识逐渐恢复,自发作开始至意识恢复历时 5～10 分钟
癫痫持续状态	一次癫痫发作持续 30 分钟以上,或连续多次发作、发作间期意识或神经功能未恢复至正常水平。目前认为这种状态持续 5 分钟以上即可考虑癫痫持续状态。多由于突然停用抗癫痫药或因饮酒、脑卒中、外伤、感染、肿瘤、药物中毒、精神紧张、过度疲劳所致

【辅助检查】

1. 脑电图检查　发作时有特异性的脑电图改变,对本病诊断有重要价值。

2. 头颅 X 线平片、脑血管造影、头颅 CT 及 MRI 检查　有助于发现继发性癫痫的病因,但不能作为癫痫的诊断依据。

【治疗原则】

癫痫发作时的治疗以预防外伤及其他并发症为原则,而不是立即用药。

要点	方法
病因治疗	对继发性癫痫应积极治疗原发病,对颅内占位性病变首先考虑手术治疗
合理用药	1. 长期用药者在完全控制发作后应再持续服药 3～5 年,然后再考虑停药。 2. 根据发作类型选择最佳药物。最好单一药物治疗,如两种以上类型发作同时存在,最多只能用两种药。 3. 癫痫持续状态在给氧、防护的同时迅速制止发作,应首先给地西泮 10～20mg 静脉注射,注射速度不超过每分钟 2mg,以免抑制呼吸,在监测血药浓度的同时静脉滴入苯妥英钠以控制发作

【护理措施】

要点	措施
发作的护理	1. 发现发作先兆时,迅速将病人就地平放,解松领口和裤带,摘下眼镜、义齿,移去病人身边的危险物品,以免碰撞。 2. 将病人的头部放低、偏向一侧,使唾液和呼吸道分泌物由口角流出,床边备吸引器,并及时吸出痰液,以保持呼吸道通畅。 3. 牙垫或厚纱布垫在上、下磨牙间,以防咬伤舌头及颊部,但不能强行硬塞。抽搐发作时,切不可用力按压肢体,以免造成骨折、肌肉撕裂及关节脱位。 4. 严密观察生命体征及神志、瞳孔变化,注意发作类型,记录发作持续时间和频率、发作停止后意识恢复的时间,在意识恢复过程中有无自动症,病人有无头痛、疲乏及肌肉酸痛等表现。 5. 禁用口表测量体温
用药护理	1. 用药注意事项 药物治疗的原则为从单一小剂量开始,尽量避免联合用药;坚持长期服药,疗程一般在4~5年;停药遵循缓慢和逐渐减量的原则,一般需6个月以上的时间。切忌癫痫发作控制后自行停药,或间断不规则服药,不利于癫痫的控制。 2. 药物不良反应的观察和处理 多数抗癫痫药物有胃肠道反应,宜分次餐后口服。抗癫痫药物会导致胎儿畸形,其危险性高于正常人群2~3倍,各种抗癫痫药物对胎儿影响也不相同,服用药物的种类越多、剂量越大,其危险性越高
癫痫持续状态的护理	1. 迅速建立静脉通路,立即按医嘱缓慢静脉注射地西泮,速度超过每分钟2mg。 2. 严密观察生命体征、意识、瞳孔变化,监测血清电解质和酸碱平衡情况,及时发现并处理高热、周围循环衰竭、脑水肿等并发症。 3. 保持病室环境安静、光线较暗,避免各种刺激。 4. 连续抽搐者应控制入液量,按医嘱快速静脉滴注脱水剂

【健康教育】

要点	内容
知识宣教	向病人及家属介绍本病的基本知识及发作时家庭紧急护理方法,如出现先兆时立即就地平躺、头下垫软物,不强行按压肢体,以防受伤;头偏向一侧、松解领口和裤带,以保持呼吸道通畅
生活指导	养成良好的生活习惯,注意劳逸结合,避免过度疲劳、睡眠不足、情感冲动等诱发因素
饮食指导	食物应清淡且富有营养,避免辛、辣、咸,不宜进食过饱,多吃蔬菜、水果
用药指导	按时服药,向病人及家属强调遵医嘱按时用药的重要性,不可自行停药、间歇或不规则用药,注意药物不良反应
工作指导	禁止从事带有危险性的活动,如攀高、游泳、驾驶、带电作业等,以免发作时有生命危险

第十节 化脓性脑膜炎病人的护理

化脓性脑膜炎是由化脓性细菌感染引起脑脊膜化脓性炎症,常合并化脓性脑炎或脑脓肿,是一种严重的颅内感染性疾病,好发于婴幼儿、儿童和老年人。

【病因】

机体抵抗力弱时,病菌侵入人体形成菌血症,细菌经血液循环进入颅内引起脑膜炎,最常见的致病菌是流感嗜血杆菌、肺炎球菌和脑膜炎球菌。化脓性脑膜炎感染途径如下。

感染途径	内容	
血行感染	继发于菌血症或身体其他部位化脓性感染灶	
邻近病灶直接侵入	中耳炎、鼻窦炎、开放性颅脑外伤	
颅内病灶直接蔓延	脑脓肿破入蛛网膜下腔或脑室	
医源性感染	脑室引流或腰穿,脑外科手术	

【临床表现】

表现	特点	
起病特点	发病多呈暴发性或急性起病	
感染症状	发热、畏寒及上呼吸道感染症状	
颅内压增高表现	剧烈头痛、呕吐	
脑膜刺激征	颈项强直、克尼格征、布鲁辛斯基征阳性等	
脑实质损害症状	意识障碍、精神症状、抽搐及偏瘫	
脑膜炎球菌菌血症症状	出现皮疹,始为红色斑丘疹,后转为皮肤瘀斑	

【辅助检查】

项目	表现	
血常规	白细胞总数及中性粒细胞均升高	
脑脊液检查	外观浑浊或呈脓性,白细胞总数增高,多型核占多数;免疫球蛋白IgG和IgM增高,细菌涂片或细菌培养阳性	
脑电图检查	表现为弥漫性慢波	

【治疗原则】

要点	方法	
抗菌治疗	注意:应用抗生素2~3天后,复查脑脊液	
糖皮质激素应用	地塞米松每日10~20mg静脉滴注,连续3~5天	
对症治疗	脱水降压,高热予物理降温,保持呼吸道通畅,惊厥者给予镇静	

【护理措施】

1. 一般护理　绝对卧床休息,床头抬高15°~30°,环境安静舒适;病人头偏向一侧,去枕平卧。
2. 用药护理　遵医嘱使用快速脱水剂。
3. 脑脊液检查的护理　病人侧卧于硬板床上,背部与桌面垂直,使躯干尽可能呈弓形。

附:小儿化脓性脑膜炎

化脓性脑膜炎是小儿常见的感染性疾病之一。由于小儿处于生长发育期间,常易引发感染,尤以婴幼儿感染常见。其临床表现以发热、呕吐、头痛、烦躁、嗜睡、惊厥、脑膜刺激征及脑脊液改变为主要特征。

【病因】

化脓性脑膜炎常见致病菌与患儿年龄关系密切。

患儿分类	病因	
新生儿及出生小于2个月的患儿	革兰氏阴性杆菌为主,如大肠埃希菌、副大肠杆菌等;阳性球菌可见金黄色葡萄球菌感染	
出生2个月至儿童期	以流感嗜血杆菌、脑膜炎奈瑟菌和肺炎球菌为主	

【临床表现】

类型	项目	特点
化脓性脑膜炎	好发年龄	1 个月至 5 岁之间发生,一年四季均可发生
	致病菌	1. 冬春季节感染脑膜炎患儿,其病原菌以肺炎链球菌多见。 2. 春秋季常见的有脑膜炎奈瑟菌、B 型流感嗜血杆菌
	分类	1. 暴发型 患儿起病急、发热、头痛等,脑膜刺激征阳性。皮肤迅速出现出血点或瘀斑。治疗若不及时,患儿于 24 小时内死亡。常见病原菌为脑膜炎奈瑟菌。 2. 亚急型 发病前数日可有上呼吸道或胃肠道感染的症状,常见病原菌为流感嗜血杆菌或肺炎球菌
新生儿化脓性脑膜炎	致病菌	病原菌以大肠埃希菌、葡萄球菌多见
	表现	缺乏典型的症状和体征。神经系统表现为嗜睡、前囟紧张膨隆,但脑膜刺激征不明显

【辅助检查】

脑脊液检查 为本病确诊的重要依据。外观混浊或呈脓性,白细胞数目明显增多,达 $1000 \times 10^6/L$ 以上,以中性粒细胞为主,蛋白升高,糖和氯化物含量下降。

【护理措施】

要点	措施
一般护理及饮食管理	1. 保持病室的温度在 18 ~ 22℃,湿度 50% ~ 60%。 2. 鼓励患儿多饮水,体温高于 38.5℃时,应在 30 分钟内使体温降至正常水平。可用物理降温或药物降温。降温后每 30 分钟测体温一次。协助或给予口腔护理,每日 2 ~ 3 次。给予高蛋白、高热量、高维生素饮食
观察病情	15 ~ 30 分钟巡视病房 1 次,定时监测体温、脉搏、呼吸、血压并记录。严密观察患儿生命体征、神志、瞳孔的变化,如有异常(脉搏减慢、呼吸节律不规则、瞳孔不等大等圆、对光反射减弱或消失)遵医嘱给予镇静、脱水药
防治并发症	及时更换潮湿的衣服,先穿患侧,再穿健侧;脱衣服时,应先脱健侧,再脱患侧。保持肢体功能位,防止足下垂。每 1 ~ 2 小时翻身 1 次。减少探视的人员及探视次数,绝对卧床休息

【健康教育】

预防化脓性脑膜炎,首先应预防细菌引起的上呼吸道感染。

第十一节 病毒性脑膜炎病人的护理

病毒性脑膜炎是由多种不同病毒引起的中枢神经系统感染性疾病。病毒主要侵袭脑膜而出现脑膜刺激征,脑脊液中淋巴细胞增多。病程多在 2 周以内,一般不超过 3 周,有自限性,预后较好,多无并发症。

【病因】

本病大多数为肠道病毒感染,肠道病毒分为 3 种,即脊髓灰质炎病毒、柯萨奇病毒及埃可病毒。

【临床表现】

病情轻重差异很大,取决于病变主要是在脑膜还是脑实质。病毒性脑炎的临床经过较脑膜炎严重,重症脑炎更易发生急性期死亡或后遗症。

类型	特点
病毒性脑膜炎	1. **致病菌**　柯萨奇病毒或埃可病毒。 2. **主要表现**　发热、恶心、呕吐、软弱、嗜睡,年长儿会诉头痛,婴儿则烦躁不安、易激惹;可有颈项强直等脑膜刺激征。病程大多在1~2周
病毒性脑炎	起病急,病程大多2~3周。大多数患儿在弥漫性大脑病变基础上主要表现为发热、反复惊厥发作、不同程度意识障碍和颅压增高症状。若患儿病变累及额叶皮质运动区,临床则以反复惊厥发作为主要表现,伴或不伴发热。若病变累及额叶底部、颞叶边缘系统,病人则主要表现为精神情绪异常,如躁狂、幻觉、失语以及定向力、计算力与记忆力障碍等

【辅助检查】

脑脊液检查　白细胞轻至中度升高,一般在$(25 \sim 250) \times 10^6/L$。蛋白轻度增加,糖含量正常,氯化物偶可降低。

【治疗原则】

要点	治疗
药物治疗	1. 阿昔洛韦(无环鸟苷)或更昔洛韦　需连用10~14天,静脉滴注给药。对单纯疱疹病毒作用最强 2. **激素**　地塞米松静脉滴注以控制炎性反应。早期适量应用甘露醇及呋塞米脱水剂可减轻脑水肿症状
对症治疗	**本病缺乏特异性治疗**。急性期正确的支持与对症治疗,是保证病情顺利恢复、降低病死率和致残率的关键

【护理措施】

要点	措施
保持呼吸道通畅	对卧床不起者,应注意及时吸痰、排痰、翻身,防止坠积性肺炎和压疮的发生
高热护理	对高热者应做物理降温;寒战时注意保暖;应用退热药时注意补充水分
饮食指导	进食清淡、易消化的饮食,如瘦肉、稀饭、面条、青菜汤等
病情观察	观察体温、脉搏、呼吸和血压,观察神志状态、瞳孔大小、呼吸节律,防止脑疝的发生
肢体锻炼	1. 让患儿瘫痪的肢体处于功能位置。 2. 及早对患儿肢体肌肉进行按摩及做伸缩运动。 3. 对于恢复期患儿,鼓励并协助患儿进行肢体主动功能锻炼
昏迷的护理	取平卧位,头偏向一侧,以便让分泌物排出;抬高床头30°,利于静脉回流,降低脑静脉窦压力,利于降低颅内压;每2小时翻身1次,拍背促痰排出,减少坠积性肺炎

第十二节　小儿惊厥的护理

小儿惊厥发生率是成人的10~15倍,是儿科常见的急症。

【病因】

感染性疾病	非感染性疾病
颅内感染:脑膜炎、脑炎及脑脓肿等	颅内疾病:原发性癫痫、占位性病变、颅脑损伤、畸形等
颅外感染:高热惊厥和中毒性脑病等,高热惊厥最常见	颅外疾病:中毒、水电解质紊乱、低血糖、阿-斯综合征、脑栓塞、高血压脑病及尿毒症等

【临床表现】

突发意识丧失,眼球上翻,凝视或斜视,局部或全身肌群出现强直性或阵挛性抽动,持续数秒至数分钟。新生儿及小婴儿惊厥表现不典型。若发作持续超过30分钟或2次发作间歇期意识不能恢复,称惊厥持续状态。

热性惊厥多由上呼吸道感染引起,有如下临床表现。

(1)首次发作年龄多为生后6个月至3岁间,男孩多于女孩。

(2)大多发生于急骤高热开始后的12小时之内。

(3)发作时间短(在10分钟之内),发作后短暂嗜睡。

(4)在一次发热性疾病过程中很少连续发作多次,可在以后的发热性疾病中再次发作;没有神经系统异常体征,热退后1周脑电图结果正常。

【治疗原则】

去除病因 用止惊药物(首选地西泮,其次苯妥英钠、苯巴比妥及水合氯醛等)。

总结提示:癫痫持续状态和小儿惊厥首选地西泮,新生儿缺血缺氧性脑病首选苯巴比妥。

【护理措施】

要点	措施
防止窒息	1. 就地抢救,不要搬运,取去枕平卧位,头偏向一侧,松解患儿衣领。 2. 清除口鼻腔分泌物、呕吐物等,保证气道通畅;反复惊厥者将舌轻轻向外牵拉,防止舌后坠阻塞呼吸道。 3. 备急救用品,按医嘱给予止惊药物,观察并记录患儿用药后的反应
防止外伤	1. 在上、下臼齿之间放置牙垫,防止舌咬伤。患儿牙关紧闭时,不要用力撬开,以避免损伤牙齿。 2. 放置床档,防止坠床;在床栏杆处放置棉垫,防抽搐时碰到栏杆,同时将床上硬物移开。 3. 患儿发作时,移开可能伤害患儿的物品,勿强力按压或牵拉患儿肢体,以免骨折或脱臼
病情观察	1. 预防脑水肿的发生,各种刺激均可使惊厥加剧或时间延长,故应保持患儿安静。 2. 观察体温、血压、呼吸、脉搏、意识及瞳孔变化。 3. 高热时及时采取物理或药物降温,若出现脑水肿早期症状应及时通知医生,并按医嘱使用脱水剂

【健康教育】

控制体温是预防惊厥的关键措施,教会家长在患儿发热时进行物理降温和药物降温的方法,演示惊厥发作的急救方法。

第十七章　生命发展保健

第一节　计划生育

避孕是用科学的方法使妇女暂时不受孕。常用的避孕方法有工具避孕和药物避孕。

一、工具避孕

利用器具阻止精子和卵子结合或通过改变宫腔内环境达到避孕目的的方法。

（一）宫内节育器（IUD）

IUD 是一种安全、有效、简便、经济、可逆、广大妇女易于接受的节育器具。

项目		内容
种类	惰性	为不含活性物质的第一代宫内节育器
	活性	其内含有活性物质如金属铜、孕激素、磁性物质等,可提高避孕效果并减轻副反应
避孕原理作用机制		带铜宫内节育器避孕机制、药物缓释宫内节育器避孕机制
宫内节育器放置术	适应证	凡育龄妇女无禁忌证自愿要求放置 IUD 者可用于紧急避孕,且愿继续以 IUD 作为避孕者
	禁忌证	妊娠或妊娠可疑;生殖道急性炎症;人工流产出血多,怀疑有妊娠组织物残留或感染可能;近 3 个月内有月经失调、阴道不规则流血;有铜过敏史;生殖器官肿瘤;生殖器官畸形如纵隔子宫、双子宫等;宫颈内口过松、重度陈旧性宫颈裂伤或子宫脱垂;严重全身性疾病
	放置时间	月经干净 3 ~ 7 日,无性交;人工流产后立即放置;产后 42 日恶露已净,会阴伤口愈合,子宫恢复正常;剖宫产术后半年放置;自然流产于转经后放置,药物流产 2 次正常月经后放置;哺乳期放置应先排除早孕;性交后 5 日内放置为紧急避孕方法之一
	术前护理	1. 介绍手术、测试体温正常后,排空膀胱,签手术同意书。 2. 次超过 37.5℃ 以上者暂不放置
	健康教育	1. 术后休息 3 天,1 周内避免重体力劳动;禁性生活及盆浴 2 周,保持外阴清洁;3 个月内月经或大便时注意有无节育器脱落。 2. 术后 3 个月、6 个月、1 年各复查一次,以后每年复查一次。术后有少量阴道出血及下腹不适,若出现腹痛、发热、出血量大于月经量,应随时就诊
宫内节育器取出	适应证	因不良反应治疗无效或出现并发症者;带器妊娠者;改用其他避孕措施或绝育者;计划再生育者;放置期限已满需更换者;绝经 1 年者
	取器时间	月经干净后 3 ~ 7 天为宜;阴道出血多者随时取出;带器妊娠者于人工流产时取出
	护理	术后休息 1 天,禁止性生活和盆浴 2 周。保持外阴清洁
不良反应及护理	出血	月经过多、经期延长或周期中点滴出血,应更换节育器
	腰酸腹胀	节育器与宫腔大小或形态不符,而致腰酸或下腹坠胀

续表

项目		内容
并发症及护理	感染	发生感染,采取抗生素治疗并取出节育器
	嵌顿断裂	确诊后立即取出。应在 X 线或 B 型超声监视下或借助宫腔镜取出
	异位	发生异位后,应经腹腔镜或阴道将 IUD 取出
脱落及带器妊娠	脱落	发生时间为放置 IUD1 年内,尤其 3 个月内,常在经期脱落
	带器妊娠	行人工流产终止妊娠

(二)阴茎套

阴茎套通过使精液不能进入阴道而达到避孕目的,且有防止性疾病传播的作用。正确使用避孕率高,达 93% ~95% 。

二、激素避孕

激素避孕指女性使用甾体激素达到避孕目的,是一种高效避孕方法。目前国内主要为人工合成的甾体激素避孕药,由雌激素和孕激素配伍组成。复方短效口服避孕药使用方便,避孕效果好,不影响性生活,是短期内不想生育的年轻新婚夫妇首选避孕方法。

【原理】

1. 抑制排卵 通过干扰下丘脑 - 垂体 - 卵巢轴的正常功能,使卵巢不发生排卵。
2. 干扰受精和着床 通过增加子宫黏液黏稠度;改变输卵管的正常分泌和蠕动频率;抑制子宫内膜增生,不利于受精卵着床。

【适应证与禁忌证】

项目	内容
适应证	育龄健康妇女(记忆口诀:有病要用套,无病才用药)
禁忌证	①严重心血管疾病病人;②急、慢性肝炎和肾炎病人;③血液病、血栓性疾病病人;④内分泌疾病如糖尿病需要胰岛素控制者、甲状腺功能亢进者;⑤恶性肿瘤、癌前期病变、子宫或乳房肿块病人;⑥哺乳期妇女;⑦月经稀少或年龄 >45 岁者;⑧产后未满 6 个月或月经未来潮者;⑨年龄 >35 岁的吸烟妇女

三、其他避孕方法

1. 紧急避孕 是指在无保护性生活或避孕失败后的 3 天内,妇女为防止非意愿妊娠而采取的避孕方法。方法有宫内节育器和紧急避孕药物。
2. 安全期避孕法 又称自然避孕法。排卵前、后 4 ~5 天内为易受孕期,其他时间不易受孕,被视为安全期。安全期避孕法并不十分可靠,失败率高达 20% 。

四、女性绝育方法

女性绝育的主要方法为经腹腔镜输卵管结扎术。峡部是输卵管最细的部位,结扎后不容易脱落、出血,故输卵管结扎时常常选择此部位。

1. 适应证
(1)自愿接受绝育术且无禁忌证者。
(2)患有严重的全身性疾病不宜生育者,可行治疗性绝育术。
2. 手术时间选择 非孕妇女在月经干净后 3 ~4 日、人工流产或分娩后宜在 48 小时内施术。哺乳期或闭经排除早孕后再行绝育术。术后休息 3 ~4 周,禁止性生活 2 周。

附：早期终止妊娠方法及护理

妊娠早期采用人工方法终止妊娠称为早期妊娠终止，亦称为人工流产，可分为手术流产和药物流产两种方式。

一、人工流产术

人工流产术是指用药物流产和手术流产终止早期妊娠。手术流产有负压吸引术和钳刮术。

【适应证与禁忌证】

项目	内容
适应证	妊娠 10 周内自愿要求终止妊娠而无禁忌证者；患有严重疾病不宜妊娠者
禁忌证	①生殖器官急性炎症；②各种急性传染病急性发作期；③严重全身性疾病或全身状况不良而不能耐受手术者；④术前相隔 4 小时有两次体温均在 37.5℃ 以上者

【护理措施】

(1)术后在观察室休息 1~2 小时，注意观察腹痛及阴道流血情况。

(2)嘱受术者保持外阴清洁，每日清洁会阴，1 个月内禁止盆浴、性生活。

(3)吸宫术后休息 3 周；钳刮术后休息 4 周；有腹痛或出血多者，应随时就诊。

二、药物流产

药物流产一般适用于妊娠 49 日以内者。目前米非司酮与米索前列醇配伍为最佳方案。

【适应证与禁忌证】

项目	内容
适应证	1. 年龄小于 40 岁的健康妇女、妊娠 7 周内无禁忌证要求药物流产者、B 超排除宫外孕。 2. 手术流产的高危对象，如瘢痕子宫、多次手术流产。 3. 对手术流产有疑虑或恐惧心理者
禁忌证	1. 有使用米非司酮禁忌证，如肾上腺及其他内分泌疾病、妊娠期皮肤瘙痒史、血液病、血管栓塞等病。 2. 使用前列腺素药物禁忌证，如心血管疾病、青光眼、哮喘、癫痫、结肠炎等。 3. 带器妊娠、宫外孕

第二节　孕期保健

一、孕期管理

实行孕产期系统保健的三级管理，着重对高危妊娠进行筛查、监督管理。整个妊娠过程划分为孕早期、孕中期、孕晚期 3 部分。

二、产前检查

1.**腹部检查**　用皮尺测量耻骨联合上缘至宫底的高度，过脐测量腹围或最大腹围，并记录。

2.**子宫底高度测量**　在妊娠 18~32 周时，子宫底的高度（以厘米计）约等于胎儿的妊娠周数。

3.**测量胎心音**　目前医院多用多普勒胎心仪来测胎心音。胎心音正常范围为 110~160 次/分，平均为 140 次/分。

4.**四步触诊法**　检查前应嘱孕妇排空膀胱，然后平躺在检查床上，双腿屈膝，露出腹部。

三、产科复诊

1. **检查次数** 整个孕期需检查 10～12 次。

2. **检查时间** 孕早期检查一次以确定妊娠,根据早孕反应的情况给予适当的指导,如有妊娠剧烈呕吐者给予适当治疗;孕早期补充叶酸,孕妇缺乏叶酸可引起胎儿神经管畸形,如脊柱裂、脊脑膜膨出、无脑儿、小头畸形、脑积水。情况正常者每个孕月检查一次,即在妊娠 6～13^{+6} 周、14～19^{+6} 周、20～24 周、25～28 周、29～32 周、33～36 周各一次,37～41 周每周检查一次。

四、母体和胎儿状况的评估

1. **测量宫底高度和腹围** 根据测量结果估计胎儿大小。

2. **B 型超声波检查胎儿双顶径** 双顶径测量值大于 8.5cm 时提示胎儿成熟。

3. **胎盘功能检查** 间接了解胎儿在宫腔内的状况。胎动与胎盘功能是否良好有关,12 小时胎动 30 次以上为正常。

第三节 生长发育

一、小儿年龄分期

分期	特点
胎儿期	从受精卵形成到胎儿娩出前称为胎儿期,约 40 周。胎儿完全依靠母体生存
新生儿期	1. 自胎儿娩出、脐带结扎到生后满 28 天称为新生儿期。小儿脱离母体开始独立生存,死亡率、发病率较高。 2. 胎龄满 28 周至出生后 7 天,称围生期(又称围产期),死亡率、发病率居第一位
婴儿期	自出生到满 1 周岁之前称为婴儿期。此期为生长发育最迅速的时期,对热量、营养素、蛋白质的需求量相对较高,因消化吸收功能尚不成熟,易发生消化功能紊乱及营养不良。婴儿自身免疫功能尚未成熟,易患感染性疾病。
幼儿期	自 1 周岁后到满 3 周岁前称为幼儿期。此期智能发育较突出,语言、思维和社会适应性的发育日渐增强;应加强防护,防止意外事件的发生
学龄前期	自 3 岁后到 6～7 岁入小学前称为学龄前期。生长发育处于稳步增长状态,自我观念开始形成,好奇多问,模仿性强。此期应培养小儿良好的道德品质和生活能力,为入学做好准备
学龄期	自入小学开始到青春期为学龄期。体格生长发育相对缓慢,智能发育更加趋于成熟,除生殖系统外,各系统器官的发育接近成人。此期求知欲强,是接受系统科学文化教育的重要时期
青春期	从第二性征出现到生殖功能基本发育成熟、身高停止增长的时期为青春期。女孩青春期开始和结束年龄都比男孩早 2 年左右。女孩从 11～12 岁到 17～18 岁,男孩从 13～14 岁到 18～20 岁为青春期。第二性征明显,男性肩宽、肌肉发达、声音变粗、长出胡须;女性骨盆变宽、脂肪丰满;女孩出现月经,男孩发生遗精。此期以成熟的认知能力、自我认同感的建立为显著特征

二、生长发育的规律及影响因素

规律和影响因素	特点
连续性和阶段性	生后 6 个月内生长最快,尤其是头 3 个月出现生后第一个生长高峰,后半年生长速度逐渐减慢,至青春期生长发育速度又加快,出现第二个生长高峰

续表

规律和影响因素	特点
各系统器官发育的不平衡性	神经系统发育先快后慢;生殖系统发育先慢后快;淋巴系统则先快而后回缩;年幼时皮下脂肪较发达;肌肉组织到学龄期才发育加速;心、肝、肾等系统增长,基本与体格增长保持平衡
顺序性	发育遵循由上到下、由近至远、由粗到细、由低级到高级、由简单到复杂的顺序。如出生后运动发育的规律:先抬头,后抬胸,再会坐、立、行(自上到下);从臂到手,从腿到脚的活动(由近及远);手拿物品先会用掌握持,以后发展到能用手指端摘取(从粗到细);先会画直线,进而能画圆、画人(由简单到复杂);先学会观看和感觉事物、认识事物,再发展到记忆、思维、分析、判断(由低级到高级)
个体差异性	在一定范围内由于遗传、性别、环境、教养等因素的影响而存在着相当大的个体差异,体格上的差异一般随年龄增长而越来越显著,到青春期差异更明显
影响生长发育的因素	遗传因素和环境因素是影响小儿生长发育的两个最基本因素

三、体格生长常用指标及测量方法

(一)常用指标

1. 体重 是小儿体格生长的代表,是营养情况的重要指标。新生儿出生体重平均为 3kg。出生后第 1 个月增加 1~1.5kg,3 个月时体重是出生时的 2 倍(6kg),1 周岁时增至出生时的 3 倍(9kg);2 岁时增至出生时体重的 4 倍(12kg)。2 岁以后到 12 岁前体重稳步增长,平均每年增长 2kg。推算公式如下。

(1)1~6 个月:体重(kg) = 出生体重(kg) + 月龄×0.7(kg)。

(2)7~12 个月:体重(kg) = 6(kg) + 月龄×0.25(kg)。

(3)2~12 岁:体重(kg) = 年龄×2 + 8(kg)。

2. 身长(高) 指从头顶至足底的全身长度,年龄越小增长越快,婴儿期和青春期是两个增长高峰。3 岁以下测卧位身长;3 岁以上测身高,取立正姿势,脚尖分开约60°。新生儿出生时身长平均为 50cm,1 周岁时达到 75cm,2 周岁时达到 85cm。

2~12 岁身长(cm) = 年龄(岁)×7 + 75(cm)

(二)小儿体格测量方法

项目	内容
坐高	1. 坐高指从头顶至坐骨结节的长度,出生时坐高为身高的67%。 2. 测量范围 适用于 3 岁以上小儿
头围	1. 头围反映脑和颅骨的发育,出生时平均为 33~34cm,1 岁时 46cm,2 岁时 48cm,5 岁时 50cm,15 岁时 54~58cm(接近成人)。 2. 测量方法 用软尺从头右侧眉弓上缘,经枕骨粗隆从左侧眉弓上缘绕回零点,软尺应紧贴皮肤,左右对称,软尺刻度应精确到 0.1cm
胸围	1. 沿乳头下缘水平绕胸一周的长度为胸围,胸围反映胸廓、胸背肌肉、皮下脂肪及肺的发育程度。 2. 出生时平均为 32cm,比头围小 1~2cm。1 岁时胸围与头围大致相等,约 46cm
腹围	平脐(小婴儿以剑突与脐之间的中点)水平绕腹一周的长度为腹围
上臂围	1. 可通过测量上臂围以普查小于 5 岁小儿的营养状况 2. 评估标准 上臂围 >13.5cm 为营养良好;12.5~13.5cm 为营养中等;<12.5cm 为营养不良
牙齿	乳牙20 颗、恒牙32 颗。生后 4~10 个月乳牙开始萌出,12 个月未萌出者为乳牙萌出延迟。约于2~2.5岁乳牙出齐。2 岁内乳牙数目为月龄减 4~6

续表

项目	内容
囟门	1. 婴儿出生时前囟约为 1.5~2.0cm,1~1.5 岁时应闭合。 2. 前囟过小或早闭见于小头畸形。 3. 前囟迟闭、过大见于佝偻病、先天性甲状腺功能减低症等。 4. 前囟饱满常提示颅内压增高,见于脑积水、脑瘤、脑出血等疾病。 5. 前囟凹陷则见于极度消瘦或脱水者。 6. 后囟出生时很小或已闭合,最迟在生后 6~8 周闭合

第四节　小儿保健

一、新生儿期保健

新生儿保健重点应在生后 1 周内。

要点	内容
合理喂养	产后 1 小时内应帮助新生儿尽早实现第一次吮吸。喂奶后右侧卧位
保暖	新生儿室内温度保持在 22~24℃,湿度 55~65%
预防疾病	按时接种卡介苗和乙肝疫苗。出生两周后应口服维生素 D
早期教养	在教养中起着重要作用的是拥抱和抚摸
家庭访视	①初访:1~2 天内;②周访:5~7 天;③半月访视:10~14 天;④满月访视:27~28 天
疫苗接种口诀:出生乙肝卡介苗,二月脊灰炎正好,三四五月百白破,八月麻疹岁乙脑	

二、婴儿期保健

婴儿期易患感染性疾病和传染病,所以此期儿童的发病率和死亡率仍然较高。

要点	内容
合理喂养	1. 婴儿每日需要能量总量为 100kcal。 2. 食物转换原则　循序渐进,由少到多,由稀到稠,由粗到细,由一种到多种。 3. 断奶时间　10~12 个月,WHO 建议时间为 2 岁。应采用渐进的方式,春秋季较为适宜。 4. 7~8 个月后学习用杯喝奶和水
日常护理	进行空气浴和日光浴,婴儿空腹时不宜日光浴,一般在早餐或午餐后 1~1.5 小时后进行为好

1. 婴儿食物转化方法

月龄/月	食物性状	记忆口诀
0~3	水状/汁状	
4~6	泥状	支(汁)离(泥)破(末)碎
7~9	末状	一汁四泥七末八稠粥
10~12	碎状	

2. 婴儿早期教育

要点	内容
大小便训练	小便训练:生后 3 个月开始;大便训练:出生后 6 个月开始
视、听能力训练	3 个月内的婴儿,在床上悬吊颜色鲜艳、能发声及转动的玩具,以吸引其注意力
动作的发展	7~9 个月,用能够滚动的、颜色鲜艳的软球等玩具逗引婴儿爬行

要点	内容
语言的培养	8~9个月,开始注意培养婴儿有意识地模仿发音,如"爸爸""妈妈"等
生长发育歌	本能反应生来往,二、三抬头笑认妈,四五翻身辨亲疏,六七会坐学咿呀,八九爬行十叫爸妈,十二开步学短话,十三十五试穿衣,十八用勺爱画画,两岁跑跳学唱歌,三岁能脱鞋和袜,五岁认字会加减,渐渐长成大娃娃

三、幼儿期保健

1.饮食保健

食物中优质蛋白应占总蛋白的 1/3~1/2;幼儿 18 个月出现生理性厌食,就餐前 15 分钟做好幼儿心理和生理上的就餐准备。

2.幼儿早期教育

要点	内容
语言的发展	游戏多为平行性游戏,即与其他小朋友一起玩耍,与玩伴之间偶尔有一些语言和玩具的交换
常见心理、行为问题	违拗、发脾气和破坏行为等,家长应针对原因采取有效措施

四、学龄前期保健

学龄前期儿童智力发展快,自理能力和机体抵抗力增强,是性格形成的关键时期。学龄前期早期教育如下。

要点	内容
智力发展	此期游戏多为联合性或合作性游戏。儿童可以按照自己的意见在游戏中表现丰富的想象力
常见心理、行为问题	包括吮拇指和咬指甲、遗尿、攻击性或破坏行为等,家长应针对原因采取有效措施

五、学龄期保健

保护视力和白齿,眼睛和书本保持 1 尺的距离。游戏多为竞赛性游戏,游戏中制订一些规则,完成一个共同的比赛或者目标。学龄儿童不适应上学是此期常见问题,表现为焦虑,恐惧或拒绝上学。家长应该积极引导,让孩子慢慢适应并接受,多培养孩子的专注力。

第五节　青春期保健

青春期是由儿童过渡到成年的时期,是儿童生长发育的最后阶段。

1.供给充足营养　生长发育的第二个高峰期,体格生长迅速,男孩平均每年增长 9~10cm,女孩增长 8~9cm。青春期脑力劳动和体力运动消耗大,必须增加热能、蛋白质、维生素及矿物质等营养素的摄入。

2.健康教育　进行正确的性教育。性教育是青春期健康教育的一个重要内容。

3.防治常见的心理、行为问题　此期最常见的心理、行为问题为多种原因引起的出走、自杀及对自我形象不满而出现的心理问题。

附:预防接种

一、计划免疫

患有中枢神经系统疾病,如脑病、癫痫等有既往病史者,以及属于过敏体质的人不能接种,发热、急性疾病和慢性疾病的急性发作期应缓种。

在儿童出生后 1 个月内,其监护人应当到儿童居住地承担预防接种工作的接种单位为儿童办理预防接种证。

过去曾习惯把由细菌菌体本身制备的免疫制剂称为菌苗,其中由免疫原性强而毒力弱的活菌株经人工培养而成的制剂称活菌苗,如卡介苗;把病毒或立克次体制备的称为疫苗,其中由减毒的活病原体或立克次体制成的称活疫苗,如麻疹活疫苗;把用细菌外毒素经甲醛脱毒制备的称类毒素。

第一类疫苗是指政府免费向公民提供,公民应当依照政府的规定受种的疫苗。

二、儿童计划免疫

1. 儿童计划免疫程序

年龄	接种免疫					备注
出生	卡介苗	乙肝疫苗				
1 月		乙肝疫苗				
2 月	脊髓灰质炎糖丸活疫苗					
3 月	脊髓灰质炎糖丸活疫苗	无细胞百白破疫苗				
4 月	脊髓灰质炎糖丸活疫苗	无细胞百白破疫苗				
5 月		无细胞百白破疫苗				
6 月	乙肝疫苗	流脑疫苗				
8 月			麻风二联疫苗			记忆口诀:出生乙肝卡介苗,二月脊髓炎正好,三四五月百白破,八月麻疹岁乙脑
9 月					流脑疫苗	
1 岁				乙型脑炎减毒疫苗		
18 月		无细胞百白破疫苗	麻风腮疫苗			
2 岁				乙型脑炎减毒疫苗		
3 岁					流脑疫苗(A+C)	
4 岁	脊髓灰质炎糖丸活疫苗					
6 岁		无细胞百白破疫苗	麻风腮疫苗			
小学 4 年级					流脑疫苗(A+C)	
初中 1 年级	乙肝疫苗					
初中 3 年级		无细胞百白破疫苗				

2. 预防接种疫苗的反应及处理

要点	内容
局部反应	接种后数小时至 24 小时左右,注射部位会出现红、肿、热、痛,有时还伴有局部淋巴结肿大或淋巴管炎
全身反应	一般于接种后 24 小时内出现不同程度的体温升高,多为中低度发热,持续 1~2 天

3. 异常反应

要点	表现
过敏性休克	数秒或数分钟之内发生,烦躁不安,面色苍白,四肢湿冷,立即皮下或静脉注射 1:1000 肾上腺素0.5~1mL,必要时可重复注射
晕针	立即使患儿平卧,头稍低,保持安静,饮少量热开水或糖水,一般可恢复正常
过敏性皮疹	荨麻疹最为多见
全身感染	严重免疫缺陷者或继发性免疫功能遭受破坏者

4. 预防接种的注意事项

要点	内容
选择皮肤消毒剂的注意事项	1. 疫苗接种时皮肤消毒剂应使用75%乙醇溶液、涂擦直径>5cm,待干后方能进行接种。 2. 禁用2%碘酊进行皮肤消毒。 3. 对乙醇过敏者,如果是接种卡介苗、麻疹疫苗以及其他各类需要皮内或皮下接种的减毒疫苗,可以使用季铵盐消毒剂(如苯扎溴铵 500~2000mg/L)进行皮肤消毒,作用 2~5 分钟;如果是需要进行肌内注射的疫苗(如乙肝疫苗等),可以用碘伏消毒
应禁忌或暂缓接种疫苗的情况	1. 患有皮炎、化脓性皮肤病、严重湿疹的小儿不宜接种。 2. 体温超过 37.5℃,有腋下或淋巴结肿大的小儿不宜接种,应查明病因治愈后再接种。 3. 患有严重心、肝、肾疾病和活动性结核病的小儿不宜接种。 4. 神经系统包括脑发育不正常及有脑炎后遗症、癫痫病的小儿不宜接种。 5. 严重营养不良、严重佝偻病、先天性免疫缺陷的小儿不宜接种。 6. 有哮喘、荨麻疹等过敏体质的小儿不宜接种。 7. 当孩子腹泻时,尤其是每天大便次数超过 4 次的患儿,须待恢复两周后,才可服用脊髓灰质炎疫苗。 8. 近期注射过多价免疫球蛋白者,6 周内不应接种麻疹疫苗。 9. 感冒、轻度低热等一般性疾病患儿,视情况可暂缓接种。 10. 空腹饥饿时不宜预防接种

第六节　妇女保健

1. 青春期保健　分为三级。

分级	表现
一级预防	青春期女性生理、心理、社会行为特点,为培养良好的健康行为而给予保健指导
二级预防	学校保健,定期体格检查,早期发现各种疾病和行为异常,减少或避免诱发因素
三级预防	指青春期女性疾病的治疗和康复。青春期保健以预防为重点

2. 围婚期保健　包括婚前医学检查、围婚期健康教育及婚前卫生咨询。

3. 生育期保健　通过加强孕产期保健,及时诊治高危孕产妇,降低孕产妇死亡率和围生儿死亡率。

4.围产期保健 是指从妊娠前开始历经妊娠期、分娩期、产褥期、哺乳期、新生儿期,持续为孕产妇和胎、婴儿提供高质量预防疾病和保护健康的措施,以降低围生儿及孕产妇死亡率。

5.围绝经期保健 围绝经期是指妇女从接近绝经时出现的与绝经有关的内分泌、生物学和临床特征起至绝经后1年内的时期。

第七节 老年保健

一、老年人的特点

【生理特点】

生理部位		特点
感觉系统	视觉	容易发生老年性白内障,还容易发生青光眼
	听觉	老年性耳聋,甚至听力丧失
	嗅觉	嗅觉迟钝
	味觉	味觉敏感性降低
呼吸系统	胸廓	呼吸功能降低
	呼吸道	易引起呼吸道感染
	肺	肺换气效率降低
消化系统	食管	易引起吞咽困难和食管内食物潴留
	胃肠道	易致贫血、骨质疏松
泌尿系统	肾	肾脏开始萎缩,尿液浓缩功能降低
	膀胱	易发生尿急、尿频、尿失禁及夜尿增多等现象
	尿道	排尿速度减慢、排尿不畅,导致尿失禁
内分泌系统	甲状腺	基础代谢率降低,可影响脂代谢,易使血中胆固醇水平增高
	肾上腺	引起物质代谢紊乱、应激反应能力降低
	胰腺	胰岛细胞功能降低,导致糖尿病的发病率增高
运动系统	骨骼	导致骨质疏松症、骨软化症及骨折
	关节	关节囊和肌腱韧带变硬,导致关节的灵活性减弱

【心理特点】

远期记忆的保持相对比近期记忆保持得好。液态智力随年龄增长明显减退。

【患病特点】

(1)临床症状及体征不典型。

(2)多种疾病共存。

(3)病程长、病情重。

(4)易发生意识障碍。

(5)易发生水、电解质紊乱。

二、老年人的日常保健

项目		内容
饮食与营养保健	营养需求	蛋白质要求 质优量足;老年人应根据自身特点,将每日热量摄入控制在6.72～8.4MJ 即可,其中 60%～70% 由膳食中的碳水化合物提供,20%～25% 由膳食中的脂肪提供,5%～10% 由膳食中的蛋白质提供;每日脂肪摄入量以 50g 为宜,应减少膳食中饱和脂肪酸和胆固醇的摄入量,以富含不饱和脂肪酸的植物油为主;补充无机盐和微量元素,如钙(每日 800mg)、铁等;应保证充足的水分供给,一般每日饮水量不少于 2000mL,以保持尿量在 1500mL
睡眠与休息保健	原则	老年人的睡眠时间相对较短,一般每日约为 6～8 小时
活动与运动保健	原则	每日 1～2 次,每次 30 分钟
	常用的健身方法	1.散步　每日步行 30～60 分钟,每分钟 80～90 步,步行过程中,应注意使自己的脉搏保持在 110～120 次/分为宜。 2.游泳　游泳的姿势不限 。 3.其他活动　如跳舞、太极拳等
日常安全的防护	跌倒的防护	老年人在变换体位时,动作不宜过快,以免发生直立性低血压;在行走时,速度也不宜过快,迈步前一定要先站稳;老年人洗浴时,时间不宜过长(一般不超过 20 分钟)
	用药安全	应遵医嘱尽量减少用药品种。降压药是老年人常用药物之一,最佳的服用时间为每日 7:00、15:00 和 19:00;睡前不宜服用降压药,以免诱发脑卒中

三、老年人心理保健

1. 常见心理问题　焦虑、抑郁、孤独等。

2. 主要的防护措施

(1)指导老年人保持良好的心态,学会自我疏导和自我放松。

(2)鼓励老年人培养广泛的兴趣爱好,积极参加各种力所能及的文体、社会活动。

(3)针对各种病因,积极治疗,控制症状,防止复发。

第十八章　中医基础知识

一、中医学的基本概念

基本概念	内容
整体观念	人体是一个有机的整体,在结构上不可分割,在功能上相互协调、相互作用
辨证论治	1. 辨证　是将四诊(望、闻、问、切)所收集的资料、症状和体征,通过分析、综合,辨清疾病的原因、性质、部位和邪正之间的关系,概括、判断为某种证。(辨证是确定治疗方法的前提和依据) 2. 论治　是根据辨证的结果,确定相应的治疗方法。(论治是辨证的目的) 3. 辨证论治　是中医诊断和治疗疾病的基本原则。 学习提示:辨证可理解为明确疾病的病因,论治是根据病因确定治疗方法

二、中医的基础理论

基础理论	内容			
阴阳学说	1. 概念　代表着事物相互对立又相互联系的两个方面。 2. 内容　阴阳相互对立、阴阳相互依存、阴阳相互消长、阴阳相互转化			
五行	五行　指金、木、水、火、土五种物质及其运动变化。 1. 相生　金生水,水生木,木生火,火生土,土生金。 2. 相克　金克木,木克土,土克水,水克火,火克金。 3. 相乘　木乘土,土乘水,水乘火,火乘金,金乘木。 4. 相侮　木侮金,金侮火,火侮水,水侮土,土侮木			
藏象	五脏	化生和贮藏精气,包括心、肝、脾、肺、肾		
		生理功能	1. 心　一主血脉,二主神志。开窍于舌,其华在面。心与小肠相表里。 2. 肝　主疏泄;主藏血;主筋;开窍于目,其华在爪。肝与胆相表里。 3. 脾　主运化;主统血;主肌肉和四肢;开窍于口,其华在唇。脾与胃相表里。 4. 肺　主气;司呼吸;主宣发肃降;通调水道;主皮毛,开窍于鼻。肺与大肠相表里。 5. 肾　主藏精;主人体的发育与生殖;主水液;主纳气;主骨,生髓;通于脑,下系二阴,其华在发,开窍于耳。肾与膀胱相表里	
	六腑	受盛和传化水谷,包括胆、胃、大肠、小肠、膀胱、三焦		
		生理功能	1. 胆　贮藏和排泄胆汁,并主决断。 2. 胃　主受纳与腐熟水谷。 3. 小肠　受盛化物,泌别清浊。 4. 大肠　接受小肠下传的糟粕,吸收其中多余的水分,使之成大便排出体外。 5. 膀胱　贮尿和排尿。 6. 三焦　有总司人体的气化作用,为水液代谢的通路	
	五脏六腑的关系	表里关系。脏为阴,腑为阳,阳为表,阴为里。心与小肠,肺与大肠,脾与胃,肝与胆,肾与膀胱,一脏一腑,一阴一阳,一表一里		

续表

基础理论		内容
气、血、津液	精	狭义之"精",即通常所说的生殖之精;广义之"精",泛指一切精微物质,包括气、血、津液和从食物中摄取的营养物质,故称为"精气"
	气	1. 气是构成人体和维持人体生命活动的最基本物质,包括:元气、宗气、营气、卫气。 2. 主要功能 推动作用、温煦作用、防御作用、固摄作用、气化作用
	血	1. 血为运行于脉中,循环流注全身,具有营养与滋润作用的红色液体 2. 主要功能 滋润、濡养和运载作用
	气血关系	气能生血、气能行血、气能摄血,气为血之帅;血能载气、血能养气,即血为气之母
	津液	人体内一切正常水液的总称,包括各脏腑组织器官的内在液体及其正常的分泌物。质地较清稀、流动性大者为津,质地较稠厚、流动性小者为液
病因与发病		病因主要有六淫、疬气、七情、饮食、劳倦伤、外伤和虫兽等
	六淫	1. 六淫是风、寒、暑、湿、燥、火六种外感病邪的总称。 2. 致病特点 外感性、季节性、环境性、相兼性
	疬气	1. 疬气指一类具有强烈致病性和传染性的外感病邪。 2. 致病特点 发病急骤,病情危笃,传染性强,易于流行,特异性强,症状相似
	七情	1. 七情 指喜、怒、忧、思、悲、恐、惊七种情志变化。七情属于正常的精神活动范围,而太过或持久刺激则使人发病。 2. 喜伤心、怒伤肝、忧伤肺、思伤脾、恐伤肾
	痰饮	痰和饮都是水液代谢障碍所形成的病理产物。稠浊者称为痰,清稀者称为饮

三、中医的四诊

四诊	内容
望诊	望诊可分为全身望诊、局部望诊。 1. 全身望诊 望神、色、形体、姿态。 2. 局部望诊 (望头面、五官、躯体、四肢、二阴、皮肤);舌诊(望舌体、舌苔);望排泄物(望痰涎、呕吐物、大便、小便等);望小儿指纹
闻诊	闻诊包括听声音和嗅气味两种内容。 1. 闻声音 主要是用耳听取病人的语言、呼吸、咳嗽、呕吐、腹鸣等声音。 2. 嗅气味 主要是用鼻嗅呼吸、口腔、分泌物和排泄物的气味
问诊	问一般情况、主诉、现病史、既往史、个人生活史、家族史等
切诊	切脉(或脉诊)是中医独特的诊断方法,是医者用手按寸口而得动脉应指的形象,来辨别病证的部位、性质以及正邪盛衰的一种诊断方法。 方法:寸、关、尺(以中指按在关部,示指按寸部,无名指按尺部)

四、中医辨证方法

(一)八纲辨证

八纲辨证是运用表、里、寒、热、虚、实、阴、阳八纲对疾病的病位外内、病势浅深、虚实属性,以及致病因素与人体抗病能力的强弱对比状态等进行分析辨别的辨证方法。

（二）表里辨证

要点	病变部位	起病	病情	病程	典型症状	舌象	脉象
表证	在表	急	轻	短	恶寒和发热并见	舌苔不变化	浮
里证	在里	可急可缓	重	长	单纯发热或畏寒	舌苔多有变化	沉

（三）寒热辨证

要点	面色	四肢	寒热	口渴	大便	小便	舌象	脉象
寒证	苍白	不温	恶寒喜温	不渴或热饮不多	稀溏	清长	舌淡苔白润	迟或紧
热证	红赤	灼热	恶热喜凉	口渴喜冷饮	干结	短赤	舌红苔黄干	数

（四）虚实辨证

要点	病程	体质	形态	疼痛	大便	小便	舌象	脉象
虚证	久病	虚弱	精神萎靡，体倦乏力，少气懒言	隐痛喜按	稀溏	清长	舌淡嫩,少苔	细弱
实证	新病	壮实	精神兴奋，声高气粗	疼痛拒按	干结	短赤	苔厚腻	实而有力

（五）脏腑辨证

脏腑辨证是在认识脏腑生理功能、病变特点的基础上,将四诊所收集的症状、体征及有关病情资料,进行综合分析,从而判断疾病所在的脏腑部位、病因、病性等,是为临床治疗提供依据的辨证归类方法。

五、中医治病八法

八法包括汗法、吐法、下法、和法、温法、清法、消法和补法。

1.汗法　运用发汗的方药,使病人出汗而逐邪外出的一种治法。

2.吐法　引导病邪或有害物质,使其从口涌吐的方法。

3.下法　用通泻大便的方法,排出蓄积。

4.和法　用和解或疏泄的方药的方法。

5.温法　祛除寒邪和补益元阳的方法。

6.清法　治疗热证,有清热保津、除烦解渴作用。

7.消法　消散、消导、破消,具有渐消缓散、破坚消积作用。

8.补法　补益人体阴阳气血之不足或脏腑虚损,以增强机体功能。

六、中药

要点	内容
性能	1.四气　即中药的寒、热、温、凉四种药性。 2.五味　是指酸、苦、甘、辛、咸五种味道

要点		内容	
服药方法	概述	口服给药是临床使用中药的主要给药途径	
	服药时间	1. 峻下逐水药晨起空腹时服药,可利于药物迅速入肠发挥作用,而且可以避免晚间频频起床影响睡眠。 2. 驱虫药、攻下药及其他治疗肠胃道疾病的药物宜饭前服用,有利于药物的消化吸收,故多数药物都宜饭前服用。 3. 对肠胃道有刺激性的药物、消食药宜饭后服用,减轻药物对胃肠的刺激。 4. 安神药,宜在睡前30分钟至1小时服用。 5. 缓下剂,宜在睡前服用,以便于次日清晨排便。 6. 涩精止遗药,宜在晚间服用。 7. 截疟药,宜在疟疾发作前2小时服药。 8. 急性病不规定时间服用。 9. 无论饭前服或饭后服用,服药与进食都应间隔1小时左右	
	服药量	1. 一般疾病服药,每日1剂,每剂分2~3次服用;病情危重者,可每隔4小时左右服药1次。 2. 汗药、泻下药,一般以得汗、得下为度,以免汗、下太过,损伤正气。 3. 呕吐病人服药宜小量频服,以免引起呕吐	
	服药温度	1. 汤药多宜温服,寒证用热药,热病用寒药。 2. 辛温发汗解表药用于外感风寒表实证,不仅药宜热服,服药后还要加盖衣被	
汤剂的煎法	煎药用具	砂锅最常用,不锈钢锅、搪瓷锅、玻璃烧杯也可采用,忌用铁锅	
	煎药前浸泡	煎药前用冷水浸泡30分钟至1小时为宜	
	煎药时加水要适量	第一煎加水至超过药面3~5cm为宜,第二煎加水至超过药面2~3cm为宜	
	煎药用火	通常遵循"先武后文"的原则。一般在未沸腾前用武火,沸后用文火,以免水分迅速蒸发,影响药物有效成分的浸出	
	煎药时间	1. 一般药 第一煎于沸后煮30分钟,第二煎于沸后煮25分钟。 2. 解表药 第一煎于沸后煮20分钟,第二煎于沸后煮15分钟。 3. 滋补药 第一煎于沸后煮60分钟,第二煎于沸后煮50分钟	
	特殊煎法	包括先煎、后下、包煎、烊化、另煎、兑服、冲服等	

七、常用拔火罐方法

方法	内容	
投火法	把酒精棉球或纸片点燃后,投入罐内,乘火最旺时,将罐扣在应拔部位	
闪火法	将燃着的酒精棉球快速在罐里绕一圈后迅速撤出,将罐扣在应拔部位	
滴酒法	在罐内壁中间滴入95%乙醇1~3滴,摇匀,点火燃着后,将罐扣在应拔部位	
贴棉法	将酒精棉球贴在罐内壁的中部,用火点燃后,将罐扣在应拔部位	
水吸法	将火罐放在锅内,加水煮沸,然后用镊子将罐口朝下夹出,迅速用凉毛巾紧扣罐口,将罐扣在应拔部位	
抽气吸法	先将抽气罐的瓶底紧扣在穴位上,用注射器或抽气筒抽出罐内空气	

第十九章 法规与护理管理

第一节 与护士执业注册相关的法律法规

《中华人民共和国护士管理条例》简称《护士条例》,于 2008 年 5 月 12 日开始实施。护士必须在取得护士执业证书进行执业注册后,才能从事护理工作。

1. 护士执业注册条件

(1)18 周岁以上具有完全民事行为能力。

(2)取得普通中等卫校的毕业文凭或高等医学院校大专以上毕业文凭,普通全日制 3 年以上,8 个月以上护理临床实习。

(3)必须通过护士执业资格考试。

(4)健康标准 无精神病史、无色盲、色弱、双耳听力障碍。无影响履行护理职责的疾病、残疾或功能障碍。

2. 护士执业的注册申请与管理

要点	内容
首次护士执业注册	护士首次执业注册应当自通过护士执业资格考试之日起 3 年内提出执业注册申请,提交申请人身份证明、学历证书及专业学习中的临床实习证明、护士执业资格考试成绩合格证明、申请人 6 个月内的健康体检证明以及医疗卫生机构拟聘用的相关材料,接受审核。护士执业注册有效期为 5 年
变更护士执业注册	执业地点发生变化的,应办理执业注册变更。护士变更执业注册也需提交护士变更注册申请审核表和申请人的护士执业证书,受理及注册机关应在 7 个工作日内进行审查,护士变更注册后其执业许可期限也为 5 年
延续护士执业注册	应于有效期届满前 30 日提出申请
重新护士执业注册	对注册有效期届满未延续注册的、受吊销护士执业证书处罚且自吊销之日起满 2 年的护理人员,需要重新进行执业注册

3. 保障护士合法权益

(1)应当为护士提供卫生防护用品,并采取有效卫生防护措施和医疗保健措施。

(2)应当执行国家有关工资、福利待遇等规定,按照国家有关规定为在本机构从事护理工作的护士足额缴纳社会保险费用。

(3)对在艰苦边远地区工作,或者从事直接接触有毒有害物质、有感染传染病危险工作的护士,所在医疗卫生机构应当按照国家有关规定给予津贴。

(4)应当制订、实施本机构护士在职培训计划,并保证护士接受培训,根据临床专科护理发展和专科护理岗位的需要,开展对护士的专科护理培训。

4. 护士执业过程中,违反法定义务应当承担的法律责任

(1)发现病人病情危急未立即通知医师的。

(2)发现医嘱违反法律、法规或者诊疗技术规范的规定,未依照《护士条例》第十七条的规定提出或

者报告的。

（3）泄露病人隐私的。

（4）发生自然灾害、公共卫生事件等严重威胁公众生命健康的突发事件，不服从安排参加医疗救护的。

第二节　与护士临床护理工作相关的法律法规

一、与护士临床护理工作相关的法律法规

《中华人民共和国传染病防治法》列入的法定传染病共 39 种，其中甲类 2 种（鼠疫和霍乱）、乙类 26 种、丙类 11 种。

1. 传染病分为甲类、乙类和丙类　甲类传染病有鼠疫和霍乱。传染性非典型肺炎（SARS）、人感染高致病性禽流感（包括 H5N1、H7N9 等亚型）、甲型 H1N1 流感（原称"人感染猪流感"）和肺炭疽虽被列入乙类传染病，但按照甲类传染病管理。

2. 发现甲类传染病或按照甲类传染病管理的乙类传染病人，应在 2 小时内报告卫生防疫机构；乙类、丙类传染病应在 24 小时内上报。

3. 甲类传染病处理措施

（1）对病人、病原携带者，予以隔离治疗，隔离期限根据医学检查结果确定。

（2）对疑似病人，确诊前应单独隔离治疗。

（3）对密切接触者，在指定场所进行医学观察和采取其他必要的预防措施。

（4）患甲类传染病、肺炭疽死亡的，应进行终末消毒处理，尸体就近火化。

4. 预防　为预防传染病，国家实行有计划的预防接种制度。

二、《中华人民共和国侵权责任法》相关要求

《中华人民共和国侵权责任法》由全国人大常委会通过，自 2010 年 7 月 1 日施行。以下情形属于侵犯病人隐私：

（1）未经病人许可而允许学生观摩。

（2）未经病人同意公开病人资料。

（3）乘机窥探与病情无关的身体其他部位。

（4）其他与诊疗无关故意探秘和泄露病人隐私。但如病人患有传染病、职业病以及其他涉及公共利益和他人利益的疾病都不应当隐瞒。

三、《中华人民共和国献血法》相关要求

1. 献血制度

（1）我国实行无偿献血制度，提倡 18 周岁至 55 周岁的健康公民自愿献血。

（2）血站是采集、提供临床用血的机构，是不以营利为目的的公益性组织。

（3）各级人民政府负责统一规划并负责组织、协调有关部门共同做好献血工作。

（4）各级卫生行政部门负责监督管理献血工作。

2. 献血注意事项

（1）一次献血 200mL，不可超过 400mL，连续献血应间隔不少于 6 个月。

（2）献血前：前 3 日不可服药，前 4 小时不宜进食高脂肪、高蛋白食物，不宜进行剧烈运动。

（3）献血后：针眼处压迫 5～10 分钟，至少 24 小时内勿被水浸湿；当天可正常工作，但不可参加体育比赛、通宵娱乐。

四、《人体器官移植条例》相关要求

人体器官移植，是指摘取人体器官捐献人具有特定功能的心脏、肺脏、肝脏、肾脏或者胰腺等器官的

全部或者部分,将其植入接受人身体以代替其病损器官的过程。从事人体细胞和角膜、骨髓等人体组织移植,不适用本条例。

(1)县级以上地方人民政府卫生主管部门负责本行政区域人体器官移植的监督管理工作。

(2)人体器官捐献应当遵循自愿、无偿的原则。

(3)公民捐献其人体器官应当有书面形式的捐献意愿,并有权予以撤销。

(4)公民生前表示不同意捐献其人体器官的,任何组织或者个人不得捐献、摘取该公民的人体器官。

(5)公民生前未表示不同意捐献其人体器官的,该公民死亡后,其配偶、成年子女、父母可以以书面形式共同表示同意捐献该公民人体器官的意愿。

(6)任何组织或者个人不得摘取未满18周岁公民的活体器官用于移植。

(7)活体器官的接受人限于活体器官捐献人的配偶、直系血亲或者三代以内旁系血亲,或者有证据证明与活体器官捐献人存在因帮扶等形成亲情关系的人员。

(8)在摘取活体器官前或者尸体器官捐献人死亡前,医师应当向所在医疗机构的人体器官移植技术与伦理委员会提出摘取人体器官审查申请。

第三节　医院护理管理的组织原则

护理组织管理是运用现代护理管理科学的组织理论,通过组织设计,建立适合的工作模式,把人员进行分工和协助,将时间和空间各个环节合理地组织起来,有效地运用护理人员的工作能力,高效地完成护理目标。

要点	内容
等级和统一指挥的原则	如护理组织上划分为护理部主任—科护士长—病区护士长—护士的管理等级结构
管理层次的原则	近年来,出现了加宽管理宽度,减少层次,使组织趋于扁平结构的趋势
职责与权限一致的原则	组织中的一些部门或者人员所负责的任务,应赋予相应的职权
集权和分权结合原则	集权是把权力相对集中在高层领导者手中,分权是把权力分配给每一个管理层和管理者
任务和目标一致的原则	强调各部门的目标与组织的总目标保持一致
执行与监督分设原则	执行机构与监督机构分开设立,赋予监督机构相对独立性

第四节　临床护理工作组织结构

一、护理组织结构

	组织结构	管理模式
院长领导	护理副院长—护理部主任—科护士长—护士长	垂直管理
主管医疗护理副院长领导	护理部主任—科护士长—护士长	三级管理
床位<300张	总护士长—护士长(无护理部主任)	二级管理
主管院长领导	护理部主任—科护士长—护士长,科护士长纳入护理部合署办公	扁平化二级管理

护理部是医院管理中的职能部门,既是医院的参谋机构又是医院的管理机构;护士长是医院病房和基层单位的管理者,病房护理管理实行护士长负责制。

二、护理工作模式

护理的工作模式主要有个案护理、功能制护理、小组护理责任制护理、系统性整体护理。

护理工作模式	内容	优缺点
个案护理	一对一 一个病人的全部护理由一名护士全面负责。适用于危重、大手术后病人	优点:责任明确,责任心较强。 缺点:人力较大,成本高
功能制护理	流水线作业 以工作中心为主,如主班护士、治疗护士、药疗护士等	优点:分工明确,效率高,人力少易管理。 缺点:对病人病情和护理缺乏整体性
小组护理	一组对一组 一个或一组护士负责一组病人的护理方式	优点:任务明确,氛围好,效果满意。 缺点:责任不到人,病人缺乏归属感
责任制护理	一主 X 辅 病人从入院到出院,由责任护士和其辅助护士负责	特点:整体性、连续性、协调性、个体化,目前优质护理服务示范医院倡导的模式
系统性整体护理	是以病人和人的健康为中心,以现代护理观为指导,以护理程序为核心,为病人提供心理、生理、社会、文化等全方位的最佳护理	

第五节 医院常用的护理质量标准

一、护理质量标准体系结构

1.护理质量标准 是衡量护理质量的准则。

2.护理质量标准体系结构 包括要素质量、环节质量、终末质量。

要点	内容	
要素质量	提供护理工作的基础条件质量,是构成护理服务的基本要素	医院前期配置的人、财、物质量如何
环节质量	护理工作活动过程质量,含管理工作及护理业务技术活动过程	护理过程执行是否严格
终末质量	病人所得到的护理效果的质量	关注最后的护理效果

二、护理质量标准

护理质量标准分为四大类:护理技术操作质量标准、护理管理质量标准、护理文书书写质量标准及临床护理质量标准。

要点	内容
护理技术操作质量标准	1.三查 操作前、操作中、操作后。 2.病人四无 无压疮、无坠床、无烫伤、无交叉感染。 3.七对 床号、姓名、药名、剂量、时间、浓度、用法 4.病人六洁 口腔、头发、皮肤、指(趾)甲、会阴、床单位
护理文书书写质量标准	客观、真实、可靠、准确、及时、完整,重点突出,医学术语
临床护理质量标准	1.特级专人 24 小时护理;一级密切观察病情,每小时 1 次巡视;无菌物品灭菌合格率 100%。 2.急救物品五定 数量品种定点安,定期消毒定人管,定期检查和维修
手术室	无菌手术感染率小于 0.5%;三类切口感染有追踪登记制度;每月定期进行细菌培养和监测
记忆歌诀	三短六洁五及时七知道 1.三短 头发、胡须、指甲短。 2.六洁 口腔、头发、皮肤、指(趾)甲、会阴、床单位。 3.五及时 观察、报告、处置、抢救及时、接瓶拔针及时。 4.七知道 姓名、诊断、病情、护理问题、治疗原则、饮食、护理措施

第六节　医院护理质量缺陷及管理

一、医疗事故

医疗事故是指医疗机构及其医务人员在医疗活动中,违反医疗卫生管理法律、行政法规、部门规章和诊疗护理规范、常规,或因过失造成病人人身损害的事故。

医疗事故分为四级。

分级	内容
一级医疗事故	病人死亡,重度残疾的
二级医疗事故	病人中度残疾、器官组织损伤导致严重功能障碍的
三级医疗事故	病人轻度残疾,器官组织损伤致一般功能障碍的
四级医疗事故	造成病人明显人身损害的其他后果的
记忆歌诀	一级死亡重残疾,二级中残器损严功障,三级轻残器损和功障,四级人身损害和其他

1. 医疗事故的预防和处理

(1)抢救急危病人应当在抢救结束后6小时内据实补记。

(2)病人有权复印或者复制其病历资料。

(3)医疗事故发生后应逐级上报。

(4)二级以上的医疗事故,医疗机构应当在12小时内向所在地卫生行政部门报告,所在地卫生行政部门需于7日内移送上一级卫生行政部门处理。

2. 有下列情形之一的,不属于医疗事故

(1)在紧急情况下为抢救垂危病人生命而采取紧急医学措施造成不良后果的。

(2)在医疗活动中由于病人病情异常或者病人体质特殊而发生医疗意外的。

(3)在现有医学科学技术条件下,发生无法预料或者不能防范的不良后果的。

(4)无过错输血感染造成不良后果的。

(5)因患方原因延误诊疗导致不良后果的。

(6)因不可抗力造成不良后果的。

3. 医疗事故中医疗过失行为责任程度

(1)完全责任:医疗事故损害后果完全由医疗过失行为造成。

(2)主要责任:医疗事故损害后果主要由医疗过失行为造成,其他因素起次要作用。

(3)次要责任:医疗事故损害后果主要由其他因素造成,医疗过失行为起次要作用。

(4)轻微责任:医疗事故损害后果绝大部分由其他因素造成,医疗过失行为起轻微作用。

二、护理差错

护理差错指护理活动中过失造成病人直接或间接的影响,但未造成严重后果,未构成医疗事故的。

三、护理质量缺陷的预防和处理

1. 护理质量缺陷的控制　关键在预防。

2. 护理事故的处理　当事人报告科室护士长及科室领导,科室护士长立即向护理部报告。

3. 护理差错的处理　当事人立即报告护士长及科室领导,护士长应在24小时内填写报表上报护理部。

四、护理质量缺陷的控制

1. 在护理安全管理中,要本着预防第一的原则,做好环节安全管理,重视事前控制。

2. 坚持全面质量管理的思想,运用品质圈活动,对工作环境、影响质量的因素,运用 PDCA 循环的护理管理基本方法,对护理质量和安全持续改进。

3. PDCA 循环管理法

(1)P 计划:即检查质量,找出问题,查出原因,制订具体实施计划。

(2)D 实施:即贯彻和实施预定的计划和措施。

(3)C 检查:即检查预定目标执行情况。

(4)A 处理:即总结经验教训,存在问题转入下一个管理循环中。

第二十章　护理伦理

第一节　护士执业中的伦理和行为准则

护理伦理学是护理实践中护理人员与病人、与其他医务人员、与社会之间关系的道德意识、道德规范和行为准则的科学。

1. **护理伦理学研究对象**　护士与病人、与护士及其他医务人员、与社会之间、与护理科学、医学科学发展之间的关系。

2. **护理伦理学研究内容**　基本理论、规范体系、基本实践、道德难题。

3. **护理伦理基本准则的具体内容**　救死扶伤、防治和护理疾病,(最基本的)实行社会主义的医学人道主义,全心全意为人民的健康服务。

4. **护理伦理基本原则**　包括尊重原则、不伤害原则、公正原则、有利原则等。

原则	内容
尊重原则	1. 广义的尊重原则不仅强调尊重病人及其家属的人格尊严,而且包括尊重病人的自主权利。 2. 病人的自主权主要表现为病人对自己所患疾病及拟采取护理措施等相关问题的知情同意权。 3. 最能代表尊重病人自主的方式是知情同意
有利原则	护士始终把病人健康利益置于首位,并将其作为选择护理行为的首要标准,多为病人做善事,做有利于病人健康利益的事。在西方又称行善原则
不伤害原则	是指护士在为病人提供护理服务时,努力使病人免受各种不应有的身体伤害、精神伤害及经济伤害
公正原则	1. 公正原则是指护士应公正地对待每一位病人,使有同样护理需求的病人得到同样的护理待遇。每一个社会成员都具有平等、合理享受卫生资源或享有公平分配的权利,享有参与卫生资源的分配和使用机会的权利。 2. 公正原则对护士的要求 (1) 公正地分配医疗卫生资源:按照医学标准、社会价值标准、家庭角色标准、科研价值标准、余年寿命标准等综合权衡,在比较中进行筛选,以确定稀缺卫生资源享用者资格。 (2) 以平等的态度对待病人:对病人不分职业、地位、财产状况,都应一视同仁。 (3) 公正解决护患纠纷:在护理工作中发生护患纠纷或护理差错事故时,护士应站在公正的立场

第二节　护士的权利与义务

护士在医疗实践过程中依法享有权利,权利与义务是相互依存、不可分割的整体,没有无权利的义务,也没有无义务的权利。

要点	内容
护士的权利	1. 自主护理权 这是临床护士的一项基本权利。 2. 特殊干涉权 是指在特定情况下限制病人自主权以维护病人、他人或社会的根本利益。如心肌梗死病人需绝对卧床,有的病人经抢救后自觉已无大碍、拒绝卧床,护士可行使特殊干涉权,要求患者卧床休息。 3. 人格尊严和人身安全不受侵犯权。 4. 工资、福利待遇的保障权。 5. 职业卫生防护权。 6. 职称晋升、学习培训权。 7. 获得表彰和奖励权
护士的义务	1. 遵守医疗卫生法律、法规和诊疗护理规范的义务。 2. 正确执行医嘱的义务。 3. 如实记录和妥善保管病历的义务。 4. 及时救治病人的义务 在紧急情况下为抢救生命垂危病人时,护士应先行实施必要的紧急救护措施。 5. 向病人解释和说明的义务。 6. 尊重和保护病人隐私的义务。 7. 参与突发公共卫生事件救护的义务

第三节 病人的权利与义务

在特定条件下,护士通过医疗、护理等活动与病人建立起来的一种特殊的人际关系,即护患关系。

要点	内容
病人的权利	1. 基本医疗权 是指病人享有就医的权利。 2. 知情同意权 是指病人享有知晓病情、诊断、治疗护理方案、预后和诊疗费用等情况,并自主选择诊疗方案的权利。知情同意权包括知情权和同意权。 3. 隐私保密权 是指病人要求医方不得侵犯自身隐私的权利。 4. 医疗监督权 病人有权对医护人员的职业道德、收费标准、医疗护理行为等方面进行监督。 5. 医疗诉讼权 如遇医疗事故等,病人及家属可向卫生行政部门或法院对医护人员提出诉讼。 6. 免除社会责任权。 7. 被照顾和被探视权。 8. 复制个人病历资料权 发生医疗事故争议时,患方可对客观资料要求复印,而对主观病历资料患方虽不能要求复印,但可以要求封存,并提交给医疗事故技术鉴定专家组
病人的义务	1. 配合医疗护理的义务。 2. 尊重医护人员的义务。 3. 保持和恢复健康的义务。 4. 维护医院秩序和遵守医院规章制度的义务。 5. 缴纳医疗费用的义务。 6. 支持医学教育和科研的义务等

第二十一章 人际沟通

第一节 人际沟通的类型及影响因素

要点	内容
人际沟通的类型	1. 语言沟通是以语言文字为媒介的一种准确、有效、广泛的沟通形式。根据语言的表达形式,语言沟通可分为口头语言沟通和书面语言沟通两种形式。 2. 非语言沟通是通过非语言媒介,如表情、眼神、姿势、动作等类语言实现的沟通
人际沟通的影响因素	1. 环境因素　影响人际沟通的环境因素主要包括噪声、距离和隐秘性。 2. 个人因素　影响人际沟通的个人因素主要包括生理因素和心理因素。 (1)生理因素:①永久性生理缺陷,包括感官功能不健全(如听力、视力障碍)、智力不健全(如弱智、痴呆)等。②暂时性生理不适,包括疼痛、饥饿、疲劳等暂时性生理不适因素。 (2)心理因素。 (3)文化因素。 (4)语言因素

第二节 护理工作中的人际关系

要点	内容
人际关系基本概念	1. 人际关系的定义　是指人们在社会生活中,人与人之间的相互关系。相互认知是建立人际关系的前提,情感互动是人际关系的沟通手段。 2. 人际关系的特点　主要特点包括社会性、复杂性、多重性、多变性和目的性。其中,多重性是指人际关系具有多因素和多角色的特点。 3. 人际关系与人际沟通的关系 (1)建立和发展人际关系是人际沟通的目的和结果。 (2)良好的人际关系也是人际沟通的基础和条件。 (3)人际沟通和人际关系在研究侧重点上有所不同:人际沟通重点研究人与人之间联系的形式和程序,人际关系则重点研究在人与人沟通基础上形成的心理和情感关系
影响人际关系因素	仪表、空间距离与交往频率、相似性与互补性、个性品质

要点	内容
人际认知理论	1. 人际认知　人际认知包括对他人的仪态、表情、心理状态、思想性格、人际关系等方面的认知。 2. 认知效应　心理学将人际认知方面具有一定规律性的相互作用称为人际认知效应。 (1)首因效应:亦称第一印象,是首次接触时,根据对方的仪表、风度、言语、举止等所作出的综合性判断。 (2)近因效应:在人际交往过程中,人们往往会比较重视新的信息,而相对忽略陈旧的信息。 (3)社会固定印象:亦称刻板印象,是指某个社会文化环境对某一社会群体所形成的固定而概括的看法。 (4)晕轮效应:亦称月晕效应或光环效应,是指在人际交往过程中对一个人某种人格特征形成印象后,以此来推测此人其他方面的特征,从而导致高估或低估对方。 (5)先礼效应:是指在人际交往过程中向对方提出批评意见或某种要求时,先用礼貌的语言行为起始,以便对方容易接受,从而达到自己的目的。 (6)免疫效应:是指当一个人已经接受并相信某种观点时,便会对相反的观点产生一定的抵抗力,即具有一定的"免疫力"。 3. 人际认知效应的应用策略
护患关系的性质与特点	1. 帮助与被帮助系统的关系。 2. 一种专业性的互动关系。 3. 一种治疗性的工作关系。 4. 护患关系后果的主要责任者。 5. 实质是满足病人的需要
护患关系基本模式	1. 主动－被动型　亦称支配服从型模式,是最古老的护患关系模式。此模式关系的原型为母亲与婴儿的关系。此模式过分强调护士的权威性,忽略了病人的主动性,因而不能取得病人的主动配合,严重影响护理质量。 2. 指导－合作型　是近年来在护理实践中发展起来的一种模式,也是目前护患关系的主要模式。此模式将病人视为具有生物、心理、社会属性的有机整体。 (1)此模式的特点是"护士告诉病人应该做什么和怎么做",模式关系的原型为母亲与儿童的关系。 (2)在临床护理工作中,此模式主要适用于急性病人和外科手术后恢复期的病人。 3. 共同参与型　是一种双向、平等、新型的护患关系模式。此模式以护患间平等合作为基础,强调护患双方具有平等权利,共同参与决策和治疗护理过程。此模式的特点是"护士积极协助病人进行自我护理",模式关系的原型为成人与成人的关系。在临床护理工作中,此模式主要适用于具有一定文化知识的慢性疾病病人
护患关系发展过程	1. 初始期　亦称熟悉期,是护士与病人的初识阶段,也是护患之间开始建立信任关系的时期。此期的工作重点是建立信任关系,确认病人的需要。 2. 工作期　是护士为病人实施治疗护理的阶段,也是护士完成各项护理任务、病人接受治疗和护理的主要时期。此期的工作重点是解决健康问题,最终满足病人的需要。 3. 结束期　经过治疗和护理,病人病情好转或基本康复,已达到预期目标,可以出院休养,护患关系即转入结束期。此期工作重点是与病人共同评价护理目标的完成情况,并根据尚存的问题或可能出现的问题制订相应的对策

要点	内容
影响护患关系的主要因素	1. 信任危机　信任感是建立良好护患关系的前提和基础。 2. 角色模糊　是指个体（护士或病人）由于对自己充当的角色不明确或缺乏真正的理解而呈现的状态。 3. 责任不明　责任不明与角色模糊密切相关。 4. 权益影响　寻求安全、优质的健康服务是病人的正当权益。 5. 理解差异　由于护患双方在年龄、职业、教育程度、生活环境等方面的不同，在交流沟通过程中容易产生差异，从而影响护患关系
护士在促进护患关系方面的作用	1. 明确护士的角色功能。 2. 帮助病人认识角色特征　分析影响病人角色适应的因素，努力帮助病人尽快适应病人角色，避免、缓解可能出现的角色不良。 3. 主动维护病人的合法权益。 4. 减轻或消除护患之间的理解分歧
影响护士与病人家属关系的主要因素	1. 角色期望冲突　病人家属对医护人员期望值过高，引发护士与病人家属关系的冲突。 2. 角色责任模糊。 3. 经济压力过重
影响医护关系的主要因素	1. 角色心理差位　医护双方各有自己的专业技术领域和业务优势。 2. 角色压力过重。 3. 角色理解欠缺　医护双方对彼此专业、工作模式、特点和要求缺乏必要的了解，导致工作中相互埋怨、指责。 4. 角色权利争议　医护常常会觉得自己的自主权受到对方侵犯

第三节　护理工作中的语言沟通

要点	内容
语言沟通的类型	1. 口头语言沟通　就是人与人之间通过对话来交流信息、沟通心理。 2. 书面语言沟通　是用文字符号进行的信息交流
交谈的基本类型	1. 个别交谈与小组交谈　小组交谈是指三人或三人以上的交谈。为了保证效果，小组交谈最好有人组织；参与人员数量最好控制在 3~7 人，最多不超过 20 人。 2. 面对面交谈与非面对面交谈。 3. 一般性交谈与治疗性交谈　护患之间交谈多为治疗性交谈

续表

要点	内容

护患交谈的技巧	1. **倾听** 在护患交谈过程中,护士应特别注意以下几点:①目的明确;②控制干扰;③目光接触:护士应与病人保持良好的目光接触,用30%~60%的时间注视病人的面部,并面带微笑;④姿势投入;⑤及时反馈:护士应适度地给病人发出反馈;⑥判断谨慎;⑦耐心倾听;⑧综合信息。
	2. **核实** 是指在交流过程中,为了验证自己对内容的理解是否准确所采用的沟通策略,是一种反馈机制。
	  (1)重述。
	  (2)澄清:护士根据自己的理解,将病人一些模棱两可、含糊不清或不完整的陈述描述清楚,与病人进行核实,从而确保信息的准确性。
	3. **提问** 是收集信息和核对信息的重要方式。
	  (1)开放式提问:又称敞开式提问,即所问问题的回答没有范围限制,病人可根据自己的感受、观点自由回答,护士从中了解病人的真实想法和感受,其优点是护士可获得更多、更真实的资料;其缺点是需要的时间较长。
	  (2)封闭式提问:又称限制性提问,是将问题限制在特定的范围内,病人回答问题的选择性很小,通过简单的"是""不是""有""无"等即可回答,其优点是护士可以在短时间内获得需要的信息;其缺点是病人没有机会解释自己的想法。
	4. **阐释**
	5. **移情** 即感情进入的过程。移情是从他人的角度感受、理解他人的感情。
	6. **沉默** 一种交谈技巧,在倾听过程中,护士可以通过沉默起到以下作用:①表达自己对病人的同情和支持;②给病人提供思考和回忆的时间,诉说和宣泄的机会;③缓解病人过激的情绪和行为;④给自己提供思考、冷静和观察的时间。
	7. **鼓励**

第四节　护理工作中的非语言沟通

1. **非语言沟通** 是借助非语言符号,如人的仪表、动作、表情等,以非自然语言为载体所进行的信息传递。特点如下。

特点	内容
真实性	非语言沟通往往比语言沟通更能够表露、传递信息的真实含义。非语言行为常常是无意识的
广泛性	通过非语言信息了解对方的想法和感觉
持续性	持续的过程
情景性	在不同的情境中,相同的非语言符号表示不同的含义

2. **护士目光交流技巧** 在护患沟通过程中,护士应正确应用目光交流技术,特别注意注视的角度、部位和时间。

要点	技巧
注视角度	护士注视病人时,最好是平视,以显示护士对病人的尊重和护患之间的平等关系。在沟通过程中,护士可根据病人所处的位置和高度,灵活借助周围地势来调整自己与病人的目光,尽可能与病人保持目光平行。在与患儿交谈时,护士可采取蹲式、半蹲式或坐位;与卧床病人交谈时,可采取坐位或身体尽量前倾,以降低身高等

续表

要点	技巧
注视部位	护患沟通时,护士注视病人的部位宜采用社交凝视区域,即以双眼为上线、唇心为下顶角所形成的倒三角区内,使病人产生一种恰当、有礼貌的感觉。如果注视范围过小或仅盯住病人的眼睛,会使病人产生紧张、不自在的感觉
注视时间	护患沟通过程中,护士与病人目光接触的时间应不少于全部谈话时间的30%,也不超过谈话全部时间的60%;如果是异性病人,每次目光对视时间应不超过10秒

3. 护士微笑的艺术　微笑是最有吸引力、最有价值的面部表情,但只有真诚、自然、适度、适宜的微笑才能真正发挥其作用。

要点	内容
真诚	发自内心的微笑
自然	护士自然的微笑能够为病人送去生的希望
适度	护士对病人微笑时应适度
适宜	护士的微笑一定要与工作场合、环境、病人的心情相适宜

4. 触摸　触摸是非语言沟通的一种特殊形式,包括抚摸、握手、拥抱等。触摸在护理工作中的作用包括以下几方面。

作用	内容
健康评估	如护士触摸腹痛病人的腹部,了解是否有压痛、反跳痛、肌紧张等
给予心理支持	产妇分娩时,护士抚摸产妇的腹部或握住产妇的手,产妇会感到安慰,甚至感觉疼痛的减轻
辅助疗法	根据有关研究发现,触摸可以激发人体免疫系统,使人的精神兴奋,减轻因焦虑、紧张而加重的疼痛,有时还能缓解心动过速、心律不齐等症状,具有一定的保健和辅助治疗作用

第五节　护理工作中的礼仪要求

1. 礼仪的原则

原则	内容
遵守原则	
自律原则	礼仪规范由"对待他人的做法"和"对待自己的要求"两部分组成,其中最重要的就是对自我的要求,其中需要重视自我要求、自我约束、自我控制、自我检点、自我反省,对待个人的要求是礼仪的基础和出发点。
敬人原则	互尊互敬、友好相待、和睦共处
宽容原则	多理解、体谅、容忍他人,而不要求全责备、过分苛求、咄咄逼人
平等原则	平等是礼仪的核心,对人应以诚相待,一视同仁
从俗原则	在人际交往中,往往因国情、民俗、文化背景等差异导致礼仪要求的不同
真诚原则	以诚待人,表里如一,言行一致
适度原则	把握分寸,合乎规范

2.护理礼仪的特征

特征	内容
规范性	遵守的行为规范
强制性	具有一定的约束力和强制性
综合性	体现出护士的科学态度、人文精神和文化内涵
适应性	具有适应能力
可行性	注重礼仪的有效性和可行性

3.护士基本行为礼仪

要点	内容
站姿	双腿直立,两膝和脚跟并拢,脚尖分开
坐姿	抬头,上身挺直,下颌微收,目视前方;挺胸立腰,双肩平正放松;上身与大腿、大腿与小腿均成90°,双膝自然并拢,双脚并拢,平落于地或一前一后;坐在椅子的前部1/2或2/3处即可;双手交叉相握于腹前
走姿	上身正直、抬头,下颌微收,双眼目视前方,面带微笑